谭谈中医
——谭凤华临证医案集

谭方　谭杲　编著

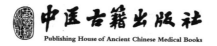

中医古籍出版社
Publishing House of Ancient Chinese Medical Books

图书在版编目 (CIP) 数据

谭谈中医：谭凤华临证医案集 / 谭方，谭杲编著
. -- 北京：中医古籍出版社，2024.4
ISBN 978-7-5152-2768-9

Ⅰ.①谭… Ⅱ.①谭… ②谭… Ⅲ.①中医学 – 中医
临床 – 经验 – 中国 – 现代 Ⅳ.① R249.7

中国国家版本馆 CIP 数据核字 (2023) 第 195014 号

谭谈中医 ——谭凤华临证医案集
谭 方 谭 杲 编著

责任编辑 刘 婷
封面设计 宝墨元
出版发行 中医古籍出版社
社 址 北京市东城区东直门内南小街 16 号（100700）
电 话 010-64089446（总编室） 010-64002949（发行部）
网 址 www.zhongyiguji.com.cn
印 刷 廊坊市靓彩印刷有限公司
开 本 710mm×1000mm 1/16
印 张 19.75
字 数 280 千字
版 次 2024 年 4 月第 1 版 2024 年 4 月第 1 次印刷
书 号 ISBN 978-7-5152-2768-9
定 价 88.00 元

序

　　余世居鲁西，早岁迁京，虽年逾花甲，但家乡事，尤其对谭氏民间医学难症、世家之医道从不忘怀。积祖国医学对疾病之诊疗经验，颇臻完备。似此宝贵经验，亟应加以整理发扬。

　　吾鲁西民间难症，向以谭氏中医享誉。五传至凤字辈、精勤不倦，经验丰硕，盖家学渊源，有以致之。

　　余与凤华兄，曩昔同窗于河北医学院邯郸分院，历有年所，深知其医德高尚，医术精湛。方期其丕展鸿才，造福病人。

　　侄方、杲，追随几案多年，深得谭家之秘。将其多年的医事记录加以整理，并以平日诊疗之体会撰成《谭谈中医——谭凤华临证医案集》一书，兹将付梓，问序于余。余以该书之作，颇能反映出谭氏医学在民间医疗之特色，所述经验，实亦集谭氏经验之大成。对于民间医疗各病辨证提纲挈领，说理清晰易懂，凡病同而证不同者，其治法亦不同，启人以临证施治之严谨。并附有临证较好的方剂和方歌。事关发扬民间医学之善举，特为之序，以资介绍焉。

中华中医药学会常务理事

中国科协科技人才奖项评审专家　　谭凤森

2023 年 8 月 6 日于北京鼓楼外

前　言

　　谭凤华，河北馆陶人，出身于五代中医世家，自幼承父亲鲁西名医谭之彬亲授。刻苦攻读，发奋为医，从事中医工作 50 余年，博览医籍，曾在鲁西、冀南、豫北一带实地体验，医理通彻，实践丰富，疗效卓著。毕业于河北医学院邯郸分院，曾任馆陶谭氏中医门诊部主任。1993 年晋升为副主任医师，担任谭庄村乡村医生。1998 年被卫生部（现卫生健康委）医政司等单位评为全国优秀乡村医生、河北省优秀乡村医生称号。几十年来，他不断探索疑难杂症的中医治疗新途径。

　　本书收载了谭凤华老中医数十年在行医中的病例，均为记录完整、理法方药齐全、疗效确定的病案。

　　谭老治法上，综家传的基础，博采古今名医的治疗经验和用药。在治疗中，通过药物的加减，对当中确有疗效的，记录在案。尤其在农村，病不到一定程度，一般是不会找医生诊治，什么病都会遇到，大到癌症，小到脚鸡眼。其中不乏男、女、老、幼，内、外、妇、儿各科都会有人就诊。谭老在长期的治疗中善于探究病机，详述治则方药，对一些难病、重症有胆有识，抓住主证，断然开方，常以寻常之方，出奇制胜，积累了丰富的经验。如：心悸虽由气血阴阳亏虚、痰饮血瘀而成，谭老却分别用补心、养心、清心、救心、利心、泄心、开心、温心、舒心、滋心 10 种方法分别治疗，独树一帜；治疗脑膜瘤，以气滞血瘀、痰瘀互结，结合脏腑辨证，见识功殊；凡此，皆是几十年行医之结晶。

谭老善用经方、成方。铭记经方成方数百首，还有自成体系的经验方。更善用民间单方、验方，只要治疗效果好，亦喜欢录用。尤其对经方、时方，运用灵活，加减自如，数方合一方，严谨灵活。常言"病无常例，治亦无常方"。组方用药，比例恰当，首先要辨证精确；辨证与用药比例相辅相成，缺一不可，都要精准，否则疗效差。

由于本书所记录医案时间跨度长，部分药材如穿山甲等已不在现行《中华人民共和国药典》中收载。考虑到野生动物资源保护及药材稀缺情况，临床医师在借鉴时可选用功用相当的药材替代。

谭老学验俱丰，吾辈将谭老病案加以整理，又因时间仓促，水平有限，虽每案经谭老亲自审阅修改，错误仍然难免，敬请同道不吝指正。

北京市和平里医院　谭方
北京康健数字化健康管理研究院　谭杲

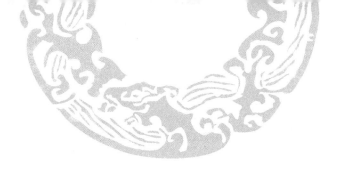

目　录

上篇　行医病案

下篇　临证验方

上篇　行医病案

一、内科

（一）发热

（1）张某某，男，45岁，1985年3月16日初诊。

病史：连续3天，夜间发热39～40℃左右，持续7～8小时余，得汗即退，口渴唇干，不欲饮，发热前背憎寒，肢冷，周身乏力，夜寐不安，小便浑黄，大便正常。舌苔花剥、后部薄黄，脉沉细缓。

辨证：湿热久羁，失于清透，伤及阴分。

治则：养阴清热透邪，通利膀胱水道之法治之。

方药：白芍6g，青蒿9g，炙鳖甲6g，地骨皮9g，炒知母6g，炒黄芩6g，浙贝母9g，麦冬9g，石斛9g，陈皮6g，通草6g，白茅根15g。水煎服，3剂。

3月19日二诊：服药3剂后，背寒肢冷消失，夜间烧退，夜眠好转，汗出自解，尿量增多，肢倦乏力，苔脉同前。按上方去鳖甲、通草、白茅根，加当归9g、秦艽9g、白术9g、党参9g。水煎服，3剂。

3月22日三诊：服药3剂后未再发热，精神、胃纳均好，乏力改善，二便调，口中发黏，吐白黏痰，舌苔薄白，脉沉缓。按二诊方去青蒿、地骨皮、浙贝母，加清半夏9g、茯苓10g、生甘草6g。水煎服，3剂，诸症消失。

（2）刘某某，男，40岁，1989年5月12日初诊。

病史：自1989年4月18日，夜间加班，外感发热，始终未愈。经住院输液治疗后，每日午后发热，体温38℃左右，寒少热多，第二天早晨渐退，全身无力，口苦咽干，食欲减少，大便时干时稀，小便黄热，面色暗黄，少气懒言。舌苔薄白、中间露舌质，脉两寸弱、关尺脉沉而弦滑。

辨证：湿热留于少阳，蕴郁不解，欲入阴分。

治则：和解透邪，清热益阴。

方药：拟用小柴胡汤加减。柴胡 6g，黄芩 6g，青蒿 12g，北沙参 10g，地骨皮 9g，白扁豆 12g，石斛 9g，秦艽 6g，通草 6g，甘草 6g。水煎服，3 剂。

5 月 15 日二诊：服药 3 剂，夜间发热渐退，诸症减轻，饮食好转，四肢酸而乏力，小便微黄，舌苔薄白、中间露舌质，脉沉滑缓，病已向愈，余热未清，按上方去柴胡，加连翘 9g、炒山药 12g、白芍 9g、玉竹 9g。水煎服，3 剂，诸恙消失而痊愈。

（3）李某某，男，28 岁，1993 年 10 月 8 日初诊。

病史：两年来周期性高热，每月必发，体温 38.5～39.5℃，昼夜无别，无前驱症状，发热时伴有周身及关节酸痛，头晕，乏力，持续 3～5 日，最后 1～2 天汗出溱溱，体温即恢复正常，诸症亦消失，唯感全身倦怠乏力而已。1991 年为每月中旬发热，1992 年为每月下旬发热，现为每月上旬且以日晡时发热为甚。患者自 1992 年 5 月起至 1992 年 8 月止曾先后 6 次住某医院，完善检查唯血象时有偏高，经口服阿奇霉素治疗或不经治疗，体温均能恢复正常。观其貌，面黄体瘦，双目无神。细询其病情，方知除上述症状外，手脚及鼻尖易出汗。舌尖红、苔薄白，右脉虚弦而滑、左脉弦细无力。

辨证：脾胃气虚，肾精不足。

治则：补中益气，甘温除热。

方药：拟用补中益气汤加减。生黄芪 12g，白术 10g，陈皮 6g，升麻 3g，柴胡 6g，党参 10g，当归 10g，怀牛膝 9g，制何首乌 10g，鳖甲 12g（先煎），甘草 6g。水煎服，3 剂。

10 月 11 日二诊：服药 3 剂，热已退，关节酸疼，头晕，乏力消失。

补中益气汤加 3 味中药，制何首乌可补肝肾而益精血，李时珍谓其为"滋补良药，不寒不燥，功在地黄、天门冬诸药之上"。鳖甲具益阴退热之功；怀牛膝除能舒筋健骨、补肝益肾外，尚有宣导下行之力，故阴火得牛膝可下降于中。组方之义在于使元气振而中气复，肾水旺而阴火降，以求解除气虚发热之痼疾。经患者要求连服 15 日后，周期性高热一直未再复发。

（4）耿某某，女，44 岁，2014 年 3 月 18 日初诊。

病史：1995 年 10 月因子宫肌瘤做手术后午后低热，夜间烦躁，自汗，晨起全身无力，右胁胀痛，心下痞满，纳食少，二便调，时有失眠。舌苔白、根后稍黄腻，脉沉细弦。

辨证：肝胃不和，气血失调。

治则：解表退热，调和肝胃。

方药：柴胡 6g，炒白芍 10g，制香附 10g，炒枳壳 6g，生白术 9g，醋青皮 6g，葛根 15g，连翘 10g，砂仁 3g，炒酸枣仁 9g，生牡蛎 10g。水煎服，3 剂。

3 月 21 日二诊：服药 3 剂，低热已退，仍胁胀满，睡眠转好，易惊，脐腹作痛，舌苔薄白稍黄，脉沉缓弱。按上方去枳壳、青皮、生牡蛎，加炒枳实 6g、木香 6g、川楝子 6g、炒神曲 6g、柏子仁 9g、生甘草 6g。水煎服。服药 5 剂，痊愈。

按语：发热为临床多见症状，但其病机不外乎阳盛与阴虚两大方面，治宜补其不足，泻其有余。一般外感高热易治，内伤低热难疗。而且低热临床表现复杂，气虚、血虚、气血两虚、阴虚、阴寒、湿热、肝胃不和等，均可出现低热。谭老主要掌握了"伏其所主，先其所因"的关键，再加审证精细，用药得宜，配伍灵活，因而疗效显著，绝非见热即用寒凉退之。特别是低热，偏虚者多，偏实者少，误用寒凉必伤清阳，本病未除，又添新症，必难取效。由此可见，谭老治病不但掌握病机和辨证，而且方与法合，治阴不损阳，益气不伤阴，从而取得良好疗效。

（二）咳嗽

1. 风热咳嗽

徐某某，男，42 岁，1991 年 7 月 6 日初诊。

病史：感冒 10 余日，鼻塞声重，咽痛咳嗽，痰吐不爽，稍有发热，身痛不适。舌苔根白厚、尖红，脉浮数。

辨证：热郁于肺，失其肃降。

治则：宣肺清热，润燥宁肺止咳。

方药：炙前胡 6g，桔梗 9g，知母 9g，霜桑叶 6g，桑白皮 9g，炒苦杏仁 9g，忍冬藤 9g，薄荷 3g，芦根 15g，车前草 10g，甘草 6g。水煎服，7 剂。

患者服用 3 剂后热退咳止，咽痛身痛均消失，应患者要求再服 3 剂痊愈。

2. 风寒咳嗽

丁某某，女，38 岁，1998 年 1 月 12 日初诊。

病史：素患咳嗽，伴有喘息，日前外出天气酷寒，咳嗽不止，怕冷咽干。舌苔薄白，脉象紧数。

辨证：风寒袭肺，腠理不固，因咳嗽日久，肺气受损导致。

治则：宜疏散风寒，宣肺止咳。

方药：炙麻黄 3g，清半夏 6g，炙紫菀 6g，炒苦杏仁 9g，射干 6g，桑白皮 6g，前胡 6g，紫苏叶 6g，五味子 6g，柴胡 6g，桂枝 3g，桔梗 6g，车前草 9g，炙甘草 6g。水煎服，7 剂。

患者素有咳嗽哮喘，因外出感受风寒而引起急性发作，以射干麻黄汤合华盖散加减治之最宜，上方连服 7 剂，诸症均愈。本方对于冬日外感风寒，导致急性气管炎患者，用之疗效颇佳。

3. 喉源性咳嗽

薛某某，女，50 岁，1999 年 5 月 11 日初诊。

病史：患者因食辛辣和过咸食品咳嗽1月余，特别是睡前咳嗽半小时方能入睡。咽喉不适，咽痒，咳嗽发作时心动过速，吐痰不利，咽喉红稍胀，胸部胀满而闷。舌苔白、稍腻，脉滑。据述曾经医院检查，诊断为支气管炎、咽喉炎。服用西药其效不显。

辨证：痰湿壅阻，肺气不降。

治则：降气，止咳，利咽，化痰。

方药：清半夏9g，炙紫菀9g，苦桔梗10g，川贝母3g，炙麻黄3g，柴胡6g，紫苏叶6g，冬桑叶6g，炒苦杏仁10g，射干9g，薤白10g，陈皮10g，百部6g，鲜芦根20g，车前草10g，炙甘草6g。水煎服，7剂。

5月18日二诊：服药7剂后咳嗽已去八九，咽红咽痒、胸闷胀消失，夜晚已能安然入睡，按上方继续服7剂而痊愈。

按语：咳嗽之症，其因甚多，病情变化亦甚复杂。肺主气，上连喉咙，开窍于鼻，司呼吸，外合皮毛。外邪侵袭，或从口鼻而入，或从皮毛而受。肺卫受感，肺气壅遏不宣，失于肃降，从而引起咳嗽。谭老认为，由于四时气候变化不同，人体感受外邪不同和食物及气味的刺激等不同，因而临床咳嗽也有风寒、风热及咽喉刺激引起咳嗽之分。风为百病之长，其他外邪多随风邪入侵，先伤肺系。正如清朝陈氏修所言："肺为脏腑之华盖，呼之则虚，吸之则满，只受得本脏之正气，受不得外来之客气，客气干之则呛而咳矣。"但治疗方法上，不外未发时以养为主，既发时以祛邪为先。临床切须辨明寒热虚实、邪正消长情况，分清主次，灵活用药。

4. 湿痰咳嗽

赵某某，女，50岁，2000年6月11日初诊。

病史：咳嗽1月余，痰色白黏，胸闷脘胀，甚则喘促，头晕，乏力，口干，便秘。舌苔薄白，脉滑数。

辨证：肺胃两热，失于肃降。

治则：清热宣肺，降气止嗽。

方药：拟用苏子降气汤加减。炒紫苏子6g，橘红6g，姜厚朴6g，苦杏仁 10g，白前 6g，川贝母 6g，桔梗 9g，炙紫菀 6g，炒枳壳 9g，天花粉 10g，车前草 10g。水煎服，7 剂。

本例患者共服用 7 剂咳嗽消失，诸症痊愈。

按语：湿痰从脾胃滋生，上渍于肺，发为咳嗽，痰色白黏，胸闷脘胀。谭老认为，治痰先清气，气降则痰清。临床常用苏子降气汤去半夏、前胡、当归、沉香，加生石膏、知母、川贝母、栀子、桔梗、苦杏仁等清热化痰；加黄芩、白前、旋覆花、益智仁、海浮石、车前草等燥湿化痰，用之有效。

此例湿痰咳嗽、口干便秘、舌苔黄、脉数，知其肺胃两热，法取清宣润降。以苏子降气汤去半夏（嫌其温燥），用川贝母取其清化，加白前去前胡兼治其喘，佐以枳壳、桔梗宽胸畅气，苦杏仁、紫菀、天花粉宣肺化痰止嗽，防止热盛伤阴。药味不多，但面面俱到。

5. 凉燥咳嗽

刘某某，男，40 岁，2001 年 10 月 26 日初诊。

病史：患者脘腹胀满，进食嘈杂呕逆，多梦，近日外感流涕，头痛恶寒，咳嗽吐白痰，胸闷脘满，脊背酸楚，肢体发热，二便调，饮食可。舌苔薄白，脉象濡缓。

辨证：中焦失调，湿热郁内，骤感凉燥，肺气失宣。

治则：急则治标，治宜苦温佐以甘辛。

方药：拟用杏苏散加减。炒苦杏仁 10g，紫苏梗 10g，半夏 9g，陈皮 6g，茯苓 12g，香附 12g，桔梗 10g，枳壳 6g，竹茹 10g，通草 6g，前胡 9g，生甘草 6g。水煎服，7 剂。

11 月 3 日二诊：服药 7 剂周身轻爽，咳嗽消失，外感症状去除而痊愈。

按语：燥属六淫之邪，秋季天气肃而燥胜。沈目南曾谓"燥属次寒"，感其气者，多伤肺系。因气候变化，又有温燥、凉燥之不同。若久晴无雨，秋阳燥热，则病多温燥，症见干咳无痰，头痛身热，鼻燥，咽干，咳甚则胸痛，舌尖红、苔薄黄或白干，脉象浮数。治以辛凉，佐以苦甘，应清燥救肺汤加减；若秋深气凉，骤束肺气，则病多凉燥，症见头痛，恶风，无汗，鼻干咽塞，咳嗽多痰，胸脘作闷，舌苔白腻，脉濡。治以苦温，佐以辛甘，应杏苏散加减。

谭老久居鲁西、冀南一带，气候干湿不一，秋季骤凉，感凉燥者比较多见，故临床常用杏苏散。本例素体中焦失调，湿热郁内，骤感凉燥，肺气失宣。谭老认为，肺主一身之气，气化则湿也化，即有兼邪，也与之俱化，所以宣肺温散为先。方用杏苏散，宣肺行气，温散风寒，使外燥内湿得以两清，诸症自除。

6. 久嗽

（1）孙某某，男，48岁，1999年12月2日初诊。

病史：久病咳嗽，近因天气骤冷，复感外寒而发身热、头痛、咳嗽，咽干不欲饮，胸闷，痰多、色白，大便偏干。（原有慢性支气管炎。）舌苔白腻，脉浮紧。

辨证：外寒犯肺，引动宿痰，咳嗽复发。

治则：疏风宣肺，降气化痰。

方药：拟用苏子降气汤加减。炒紫苏子6g，化橘红9g，川厚朴9g，炙前胡10g，法半夏9g，炙麻黄3g，炒苦杏仁9g，炒枳壳6g，炒栀子6g，生甘草6g。水煎服，7剂。

12月9日二诊：服药7剂，身热退，咳减，痰少，便调，腰酸乏力。舌脉同前。按上方去苦杏仁，加干姜3g、细辛3g、五味子3g。7剂。

服药7剂，久嗽完全缓解，基本平复。

（2）马某某，男，21岁，2000年4月19日初诊。

病史：患者咳嗽已达4～5年，晨夜较重，痰色白黏，咽干气急，大便干，小便短赤。胸透心肺正常。舌苔薄白、质赤，脉沉弦而滑。

辨证：肺失宣降，热郁伤津。

治则：宣肺降气，清热化痰。

方药：拟用苏子降气汤加减。炒紫苏子6g，橘红6g，川厚朴6g，白前6g，炒苦杏仁10g，川贝母6g，知母6g，青黛3g，蛤粉10g，桑白皮10g，炒栀子 6g。水煎服，7 剂。

4月26日二诊：服药 7 剂后多年的咳嗽停止，痰也消失。

（3）黄某某，女，58 岁，2001 年 8 月 6 日初诊。

病史：久患咳嗽，痰中带血丝，经常发作。昨日感受风寒，诱发宿疾，咳嗽多痰，痰中带血，大便干，眠食尚可。舌苔白厚，脉沉细弦。

辨证：肺失清肃，络伤血溢。

治则：降气，化痰，止血。

方药：拟用苏子降气汤加减。桑白皮 10g，炒紫苏子 6g，橘红 6g，炒枳壳 9g，川厚朴 9g，炒苦杏仁 9g，降香 6g，炙紫菀 9g，枇杷叶 6g，瓜蒌子 10g，当归 10g，川贝母 6g。水煎服，7 剂。

8月13日二诊：服药 7 剂，痰中无血丝，咳嗽减轻，仍全身无力。按上方去降香，加石斛 10g。7 剂。服完 7 剂后，嗽止，痰消，获得痊愈。

（4）薛某某，男，11 岁，2007 年 3 月 21 日初诊。

病史：咳嗽已 4 年，遇冷则发。今又咳嗽兼喘 10 余日，有白痰，晨夜较重，胃纳减少，胸满，有汗。舌苔白厚、尖红，脉细滑。

辨证：气逆痰阻，肺失宣降。

治则：宣肺降气化痰。

方药：拟用苏子降气汤加减。桑白皮 6g，炒紫苏子 6g，橘红 3g，桔梗 3g，地骨皮 6g，川厚朴 3g，清半夏 6g，白前 3g，炒苦杏仁 3g，炒栀子 2g，射干 2g。水煎服，7 剂。服药后咳喘均愈。

3月28日二诊：咳痰均愈。嘱其注意饮食及寒温，仍照前方再服 7 剂，以期巩固。

1年后咳嗽又见复发，晨间及午前较重，有黄痰，严重时则呕吐，遂来谭老处就诊。胃纳欠佳，腹胀，肺胃两热，痰气不降。舌苔薄白，脉濡滑。再拟降气、清热、化痰法化裁。药用：桑白皮 6g，炒紫苏子 6g，橘红 36g，姜川厚朴 2g，清半夏 6g，炒神曲 6g，生石膏 6g，竹茹 6g，炒枳壳 3g。水煎服，7 剂。

（5）宁某某，男，18岁，2009年6月27日初诊。

病史：咳嗽半年余，中西医屡治未愈，痰中带血，胸闷气逆，神疲乏力，心烦少寐，胃纳呆少。胸透两肺纹理清晰。舌苔白腻，脉滑数。

辨证：湿痰化热，伤及肺络。

治则：清热化痰，降气止血。

方药：拟用苏子降气汤加减。炒紫苏子6g，化橘红6g，降香9g，川厚朴6g，前胡6g，白前6g，炙紫菀6g，炒栀子6g，知母6g，浙贝母10g，藕节炭9g。水煎服，7剂。

7月4日二诊：服药7剂后咳嗽减轻，痰中已不再见血，仍少食乏力。按上方去知母、降香，加炒神曲6g、竹茹10g。水煎服，7剂。

服药7剂后，诸症消失。

按语： 咳嗽日久不愈，多属内伤脏腑，或因湿痰，或因肝火，伤及于肺而作咳嗽。《医林绳墨》曰："咳嗽一病，不止一端，治咳之法，不拘一理，因其病而药之可也。"谭老治内伤咳嗽，常用苏子降气汤加减，与痰有关者，兼调其脾，与火有关则清其肝，察其痰色，审其缓急，脉证合参，以定佐使。

以上列举5例久嗽患者，方药配伍各有不同。第（1）例为外寒引动宿痰作嗽，适逢冬季，佐以麻、杏宣发温散取效，继用干姜、细辛、五味子，开合并用，以利呼吸而收功。第（2）、第（4）例久嗽痰白，晨夜较重，知其偏热，法取清化，第（2）例加知母、川贝母、青黛、蛤粉以清肺肝，第（4）例加生石膏、竹茹、神曲以清肺胃。第（3）、第（5）例久嗽痰中带血，同用降气止血法，第（3）例加瓜蒌子配当归，以润其便，第（5）例加竹茹清肺制肝，神曲和中消导，调其升降，除烦安寐。

综上观之，谭老用苏子降气汤是伏其所主，随症加减变化，乃先其所因。遣方用药，灵活机动。

（三）痰喘

（1）吕某某，男，52岁，2000年1月29日初诊。

病史：3年以来每逢冬季即喘咳气逆，痰涎壅盛，少食乏力，急躁易怒。舌苔淡黄、厚，脉沉弦滑。

辨证：肝热肺郁，痰热壅滞。

治则：清热，化痰，降气。

方药：拟苏子降气汤加减。炒紫苏子6g，化橘红6g，姜川厚朴6g，炙白前6g，炒苦杏仁10g，炒枳壳6g，炒黄芩6g，炒栀子6g，竹茹10g，生牡蛎15g，旋覆花9g。水煎服，7剂。

2月5日二诊：服药7剂，喘咳已停止，痰热未尽。仍按上方去旋覆花、牡蛎，加瓜蒌子10g、桑白皮6g、炙枇杷叶10g。水煎服，7剂。

服药7剂后，久喘缓解。恐来年再犯，继续服用本方1个月而停药。

（2）赵某某，女，65岁，2009年12月2日初诊。

病史：咳喘1个月，胸满，黄痰多，口干不欲饮，饮食无味，大便干，尿黄，消瘦乏力，脘痞恶心。舌苔白厚、微黄，脉细滑数。

辨证：痰热上壅，肺失肃降。

治则：清热化痰，降气止喘。

方药：拟苏子降气汤加减。炒紫苏子6g，炒苦杏仁10g，化橘红6g，姜厚朴6g，桑白皮9g，黄芩6g，炒栀子6g，炒神曲10g，炙枇杷叶10g，通草6g。水煎服，7剂。

12月9日二诊：服药7剂，痰喘大减，仍按上方，去桑白皮、炙枇杷叶，加焦山楂6g。水煎服，7剂。

服药7剂，诸症消除。

（3）许某某，女，41岁，2005年5月11日初诊。

病史：因以前患有气管炎，久嗽不愈，湿痰上涌，甚则喘急，胸脘痞闷，不思饮食。舌苔白滑，脉缓滑。

辨证：湿痰中阻，气逆不降。

治则：化痰，降逆，止咳，平喘。

方药：拟用苏子降气汤加减。炒紫苏子 6g，化橘红 6g，炒苦杏仁 10g，姜川厚朴 6g，清半夏 9g，桔梗 6g，炙白前 6g，炒枳壳 6g，枇杷叶 10g。水煎服，7 剂。

5 月 18 日二诊：服药 7 剂，痰嗽均减，不再胸闷，饮食增加，按照上方加桑白皮 9g、生牡蛎 12g。服用 7 剂，完全缓解。

按语：痰喘其病虽在肺，但与脾、肾有关。脾为生痰之源，痰浊上壅，肺失宣降，即发为痰喘。一般治疗多用三子养亲、二陈等法，加厚朴、苦杏仁豁痰理气。谭老认为，痰喘一证，清气为先，气行则痰行，气降则喘平，故常用苏子降气汤加栀子、黄芩以清热，桑白皮、苦杏仁、白前、枇杷叶以宣降，旋覆花、牡蛎消痰散结，治疗痰喘，均取良效。

第（1）、第（2）例同属痰热上壅，法宜清化，但影响及肝、胃不同，所以佐药也异。第（3）例湿痰中阻，法取温化，佐以桔梗、枳壳、苦杏仁、枇杷叶宣肺宽中降逆。佐使不同，而使苏子降气汤发挥了不同的疗效。方与法合，药随症减，既有原则，而又灵活，其病岂有不除之理。

（四）虚喘

（1）陈某某，女，40 岁，1992 年 6 月 30 日初诊。

病史：自幼有哮喘病，自 1990 年后喘息频繁发作，四时皆发，每次犯病初感倦怠、嗜睡，继而闷满上气喘息，坐卧不安，全身大汗，恶风恶寒，喉无痰音，难以入睡，心虚喜按，饮食正常，口干不欲饮，大便干燥，2 日 1 次，小便量少、色赤，月经正常，面色晦暗，形体消瘦，气短喘息，呼多吸少，音低断续不已。舌苔薄白，脉寸尺均弱、两关沉细数。

辨证：肺气虚弱，卫阳不固，肾失摄纳，气不归元。

治则：补肺定喘，固肾纳气。

方药：拟用麦味地黄汤加味。熟地黄 10g，茯苓 9g，炒山药 10g，牡丹皮 6g，泽泻 9g，山萸肉 6g，麦冬 12g，五味子 3g，蛤蚧尾 1 条，砂仁 6g（后下）。水煎服，7 剂。

7 月 7 日二诊：自述服药 7 剂喘息已减轻，已能轻微活动，腰能直立，食欲较好，唯吐痰较多，色白而黏，二便同前。按原方去蛤蚧尾，加法半夏 9g、化橘红 6g、车前草 10g。水煎服，7 剂。

7 月 14 日三诊：服药 7 剂喘息已平，能起床活动，仍气短微咳，其他无变化。按上方数倍量加工成细粉打水丸，每次 6～9g，每日 2 次，早、晚服用。长时间用药以巩固疗效，防止复发。

按语：现代医学中慢性喘息型支气管炎，类似中医当中之虚喘，多由外感、劳累引发，故四时都有。究其病因，中医认为，肺主出气，肾主纳气，阴阳相交，呼吸乃和。若气机升降出纳失常，呼吸急促，甚至张口抬肩为喘息。虚喘病在肺肾，多由肺不降气、肾不纳气、精气内虚而致，如《景岳全书·喘促》云："秋脉不及，则令人喘，呼吸少气而咳……劳则喘息汗出。"是指肺虚喘。肾为气之根，与肺同司气体之出纳，故肾虚下元不固，或肺虚气无所主，致肾失摄纳，气不归元，阴阳不相接续，气逆于肺而喘，是指肾虚喘。主证是气促而喘，遇劳加重，治应固肾纳气。

谭老认为本例自幼得病，喘息时犯时止。据其久病肺肾两虚，脾湿生痰，查其面色晦暗形瘦，音低断续，舌苔淡白，脉寸尺沉弱，知病不在表，故治以补肺定喘、固肾纳气。方用麦味地黄汤加蛤蚧，肺肾并治，益精定喘。砂仁醒脾固肾养胃，或加橘红、半夏燥湿化痰，肺、脾、肾三经并治，诸症渐平。据此体会，临床审证求因，辨证施治，分清标本，非常重要。

（2）陈某某，女，24 岁，1994 年 11 月 12 日初诊。

病史：患者自幼即患喘息，喘时并有鸣声。喘重时，口唇及面部发紫绀，张口抬肩，鼻翼扇动。喘轻时亦有痰鸣，吐泡沫样痰，胸闷，同时伴有心悸，头痛头晕，食欲不振，视物不清，大便干燥，小便黄，月经提前、量少、色淡，有痛经，白带不多，腰酸腿痛，失眠多梦，胃脘不适，恶心，易感冒。其喘冬天重，夏天轻，头身沉重多汗，下肢浮肿。胸透心肺正常。

舌红、苔薄黄，脉沉细数。

辨证：肺热郁闭，肾不纳气。

治则：清热宣肺，益肾纳气，止嗽平喘。

方药：生石膏 15g（先煎），肉苁蓉 12g，地龙 12g，桂枝 10g，清半夏 10g，苦杏仁 10g，五味子 10g，麻黄 8g，甘草 5g，蛤蚧尾 1 对（捣碎，分 3 次用）。水煎服，3 剂。

11 月 15 日二诊：连服 3 剂，喘咳明显减轻，胸不闷，喘息无痰声，脉沉滑，舌尖红。继按原方加桔梗 10g、何首乌 15g、茯苓 15g、桑白皮 15g、琥珀 1g、朱砂 0.5g（后 2 味同研冲服）。连服 3 剂，咳喘已完全消失。

按语：本例患者为肾虚肺热，肾虚则不纳气，肺热则清肃不行，肺气上逆而为哮喘，治宜清热宣肺，益肾纳气，止嗽平喘。

（3）张某某，女，39 岁，1999 年 11 月 20 日初诊。

病史：自从 16 岁开始患有咳喘，每到气候变化季节发作较频。近十几天来喘息又犯，咽中痰鸣，痰多，呈稀白色，身倦神疲，自汗出，身不热，胸满纳呆，面色苍白，身体消瘦，心悸，气短，头眩，夜寐欠安。舌质淡、苔薄腻，脉虚数而浮、关尺不任寻按。

辨证：胸阳不敛，气虚冲逆。

治则：补气固脱，降逆豁痰。

方药：瓜蒌 15g，钩藤 15g，生代赭石 12g，地龙 12g，白芍 12g，生牡蛎 12g，苦杏仁 10g，胆南星 10g，浙贝母 10g，磁石 10g，南沙参 12g，人参 5g，五味子 10g，清半夏 9g，车前草 15g。水煎服，3 剂。

11 月 23 日二诊：服药 3 剂后，咳喘减轻，汗止，食欲增加，其他正常，脉象略敛，是胸阳稳固，脾胃犹虚。遂于原方去瓜蒌之滑润，加健脾和胃之剂。药用：生代赭石 15g，生山药 15g，焦白术 15g，生薏苡仁 15g，茯苓 12g，地龙 12g，生牡蛎 12g，炒苦杏仁 10g，浙贝母 10g，清半夏 10g，南沙参 12g，人参 5g，芡实 10g，沉香 6g，车前草 12g，甘草 6g。水煎服，7 剂。

11月30日三诊：服药7剂，咳喘已不显著，食欲恢复。后以此方去地龙、牡蛎、车前草，加桔梗10g。调理月余而愈。

按语： 患者咳喘已20余年，平时常出现头晕、失眠，气短怔忡，其胸阳素虚可知。今喘息10余日，畏寒肢厥，虚汗淋沥，胸阳衰弱之象已完全毕露。而脉象寸虚而浮数，不任重按，是胸阳不敛，有摇摇欲脱之象。必须迅予补气固脱，降逆豁痰，使胸阳充盛固摄，逆气下行，痰不上泛。再用祛痰平喘之剂，则正气固而邪气平，喘息自然停止。

（4）刘某某，男，48岁，2008年3月19日初诊。

病史：患者20多年来，心悸、气短、胸闷、咳喘，多在晚间及晨起时较重，全身无力，头身沉重，恶寒多汗（盗汗及自汗），食欲尚可，大便不畅、时溏，睡眠欠佳，小便发黄。既往有风湿性心脏病史，并有时脱肛。面色苍白，消瘦，语言无力，喘促不能平卧。舌质淡、舌苔薄白，脉弦细无力。

辨证：中气不足，肾不纳气。

治则：温补中气，育阴安神，化痰止嗽平喘。

方药：生山药15g，山茱萸15g，五味子10g，磁石10g，陈皮10g，枳壳10g，胆南星10g，浙贝母10g，苦杏仁10g，阿胶12g（烊化服），紫河车6g，甘草6g，蛤蚧尾1对，人参5g，琥珀1g，朱砂0.5g（后2味同研冲服）。水煎服，3剂。

3月22日二诊：服药3剂后，明显好转，食欲渐增，夜能安寝，身觉有力，脉弦虚较前有力，舌尖红。此乃肾阴阳虚损不能纳气而现气促似喘，肺气失降的虚喘证。治宜补肾纳气，养肺降逆，止嗽平喘法治疗。药用：麦冬15g，南沙参12g，炒苦杏仁12g，百合10g，五味子10g，清半夏10g，浙贝母10g，黄芩10g，阿胶10g（烊化服），紫河车6g，款冬花10g，枳壳10g，甘草6g。水煎服，7剂。

3月29日三诊：连服7剂，不再喘咳，胸不再闷，睡眠好，身觉有力。后以此方配成丸药常服而未复发。

按语： 肺为气之主，肺虚则气无所主，故气短、胸闷、语言无力。肺气虚弱，卫外不固，则自汗恶寒，甚至心脾阳虚，心悸肢冷。舌淡、脉细，亦为阳气虚损之象。喘促日久，体瘦神疲，为病深及肾。本例根据脉诊为心肾气虚作喘，兼有湿邪不化。其病因为中气不足，肾不纳气，治宜温补中气，育阴安神，化痰止嗽平喘。获得较好的疗效。

（5）牛某某，男，60岁，2010年11月16日初诊。

病史：患者咳嗽喘促已有30余年，冬季严重其他季节较轻，平时稍微活动，即喘咳不已，虽经中西医治疗，都无明显效果。此次咳喘发作已半个多月，咳嗽有痰，呈清稀样黏液，呼吸气促不能平卧，喉中辘辘有痰声，形体消瘦，面色深红而不光泽，精神困顿，不思饮食，步履迟缓，腰膝酸痛，足软无力。舌质红、苔黄厚，脉沉弦偏滑。

辨证：肺中郁热，肺失宣降。

治则：清宣肺热，降逆止嗽平喘。

方药：生石膏18g（先煎），鲜茅根15g，地龙12g，黄芩12g，麻黄10g，桑白皮10g，炒苦杏仁10g，浙贝母10g，枳壳10g，前胡10g，桔梗6g，甘草6g，车前草15g，鲜芦根30g。水煎服，3剂。

11月19日二诊：服药3剂，咳喘减轻，夜已能卧，痰已减少。原方继续服用7剂。

11月26日三诊：痰已消失，咳喘亦轻，食欲好转，精神清健，脉沉弦，遂以育阴宣肺降逆定喘之剂。药用：生山药15g，狗脊15g，生杜仲12g，枸杞子12g，麦冬12g，紫河车6g，阿胶10g（烊化冲服），清半夏10g，前胡10g，生石膏10g（先煎），炒苦杏仁10g，桔梗6g，麻黄6g，浙贝母6g。连服7剂，咳喘不作，腰腿酸痛亦显著减轻，精神恢复，食欲增加。后以此方配成丸药，调理而愈。

按语： 哮喘为肾阴虚之证，初起时应宣肺化痰、止嗽定喘以治标，待咳轻喘平，方能育阴润肺以固本。若治标而固，喘息稍定，旋即复发。若肾气已固，摄纳力强，可以逐渐痊愈，经久不发。唯患病较久，肺气虚弱，肾阴阳虚损，必需宣肺平喘、补肾纳气，同时并用。麻杏石甘汤为清热宣肺平喘之方，用时必须用量与病机相适应。脉虚者，用量宜小；脉实者，用量宜大；阴虚甚者，应以滋阴纳气为主，而辅以宣肺降逆平喘。如肾虚不甚者，亦应以育阴与宣肺降逆平喘药同时并用。其用量之比重，配伍之君佐，都应与病情、机体的具体情况和脉象虚实的变化相适应，决不可拘定一方，机械用药。否则，失去辨证的意义。

今患病已30余年，肺气已伤，肾虚不敛，故咳喘气促，形消神疲。如纯系肺气虚损之咳喘，不应暴发痰涎壅盛。今面色深红，舌质殷红、苔黄厚，皆属肺中郁热，清肃之令不行，痰浊壅塞，肺失清降。更兼腰背酸痛，两腿痿软无力，皆为肾阴阳虚损之明证。左脉沉弦，为水不涵木，肝阳上泛之象；右脉沉滑，为脾肺热郁之征。治宜清宣肺热，降逆止嗽平喘以治标，待肺热肃清，再用养阴潜镇以治本，而获效果。

（6）许某某，男，59岁，2014年10月26日初诊。

病史：哮喘已有8年余，秋冬季节必发。曾用肾上腺素、氨茶碱，哮喘吸入气雾剂仅暂时控制。曾用过多种治疗方法均不能减少发作。近因气候变化和情绪冲动，咳嗽气逆不时发作，又因劳累喘息发作，咳嗽胸闷，呼吸困难，痰涎涌溢，夜间不能平卧，喉间痰鸣，咳呛频频，痰白稀薄，虚汗淋沥，面色苍白，形容憔悴。两肺听诊均布满哮鸣音。舌尖红、苔黄腻，脉弦虚沉滑。

辨证：肾阳虚损，肺热郁闭。

治则：补肾纳气，清热宣肺平喘。

方药：生石膏12g（先煎），地龙12g，瓜蒌子12g，麻黄9g，五味子10g，清半夏10g，炒苦杏仁10g，浙贝母10g，前胡10g，枳壳10g，沉香6g，款冬花9g，桑白皮12g，车前草12g，蛤蚧尾1条。水煎服，3剂。

10月29日二诊：服药3剂咳嗽喘促大见减轻，已能入睡。原方继服3剂，喘逆全平，咯痰亦爽，肺部哮鸣音消失，唯食少脘满，舌质偏红、苔黄腻，脉象虚数。此乃肺热宣散，肾阳虚损之证，宜宣肺平喘法治疗。药用：肉苁蓉 15g，玄参 15g，紫苏子 10g，瓜蒌子 12g，地龙 12g，炒苦杏仁 10g，款冬花 10g，清半夏 10g，黄芩 10g，浙贝母 10g，甘草 6g。连服 3 剂，喘平咳止，有饥饿感，精神清爽。按上方继续服用而痊愈。

按语： 因喘促日久，身体瘦弱，形容憔悴，是病深及于肾，肾阳衰微，则动后喘甚，虚汗淋沥。今又见舌尖红、苔黄腻，亦属肺中郁热。故治先清热宣肺平喘，后再补肾纳气以固其本，待肾阳恢复则喘息自平。

（7）任某某，男，51 岁，2009 年 9 月 3 日初诊。

病史：患者痰喘多年，屡治屡发，近又感冒，不发热，声粗气喘，呼吸不畅，胸闷脘满，痰白难咯，饮食一般，大便略干，小便正常，有时失眠。舌质红、苔黄腻，脉象沉滑数。

辨证：久患痰喘，脾肺两虚，肃降失职，痰热内壅。

治则：理肺定喘，清热化痰。

方药：拟定喘汤加减主之。白果 6g，紫苏子 6g，款冬花 10g，炒苦杏仁 10g，法半夏 9g，化橘红 6g，茯苓 10g，桑白皮 10g，黄芩 6g，海蛤粉 10g，车前草 10g，甘草 6g。水煎服，7 剂。

9 月 10 日二诊：服药 7 剂，痰喘大有好转，效不更方。继续服用本方 1 个月痰喘痊愈。

按语： 痰喘一证，病因繁多，外感内伤等多种疾病，均可引起。一般认为，有邪者为实，无邪者属虚。张景岳曾言："实喘者有邪，邪气实也；虚喘者无邪，元气虚也。"故实喘者多为风寒、痰浊壅阻肺气所致；虚喘者多为精气内虚，肺肾出纳失常引发。因肺主气，肾纳气，所以痰喘其病主要在肺，而关系到肾。叶天士曾言："在肺为实，在肾为虚。"实喘者呼吸深长且快，气粗声高，脉象数而有力，病势急骤，其治在肺，应予祛邪利气；虚喘者呼吸短促难续，深吸快，气怯声音低微，脉象微弱或浮大中空，病势徐缓，时轻时重，过劳则甚，治重于肾，应予培补摄纳。

本例痰喘，谭老认为虽由外邪引发，但无表证，脉证只见痰热交阻于肺，肺失肃降。故知病之标在肺，本在脾，如古人所言："脾为生痰之源，肺为贮痰之器。"先是脾虚聚湿生痰，上犯于肺，影响气机出入，后又感受外邪壅遏肺气而发病。谭老用定喘汤，脾肺并治，因无表邪，用药只宜清降不可宣表；恐麻黄宣散伤其肺卫，使气虚喘剧，所以去之；加海蛤粉咸润清热祛痰，使热清气降、郁开痰消，肺能肃降，从而达到标本同治的目的。

（五）肺痈

（1）闫某某，女，25岁，1999年2月18日初诊。

病史：患者因发热胸痛5天而去医院检查，1个多月以来，经常咳嗽，痰白色或带青色。发热后痰转黄色，右侧胸痛，咳嗽及呼吸时疼痛明显。入院检查：体温39.5℃。右胸上部叩诊浊音，语颤增强，听到湿啰音，左肺亦有散在性湿啰音。白细胞增高。胸部CT有空腔影。诊断为：肺炎，胸腔积液，右肺脓疡。住院治疗静脉滴注青霉素等抗菌药，1周后体温有所下降但停药即反复；体温的反复使患者失望。故请谭老用中医治疗。察其舌质红、苔白腻微黄，脉象弦滑稍数。

辨证：风温时邪，壅结于肺。

治则：宣肺清解，化痰排脓。

方药：桑叶10g，桑白皮10g，全瓜蒌30g，浙贝母9g，薏苡仁30g，冬瓜子30g，赤芍15g，金银花30g，苦桔梗9g，白茅根30g，鲜芦根50g。水煎服，3剂。

2月21日二诊：身热渐退，今晨体温37℃。咳嗽胸痛，咯痰腥臭，口干欲饮，小便色赤。舌根黄腻，脉象细数。守前法出入。药用：金银花40g，桔梗15g，冬瓜子30g，黄芩10g，鱼腥草30g，川贝母6g，浙贝母6g，薏苡仁30g，生甘草9g，炒苦杏仁10g，炒桃仁10g，白茅根30g，鲜芦根30g。水煎服，3剂。

2月24日：服上方3剂后，午后低热亦退，咳嗽、咯痰、胸痛诸症均见减轻。后基本按上方加减，服用1个月。

3月25日四诊：痰量大减，已无腥臭。纳谷已香，体重增加。胸透见空腔已变小，炎症在吸收中。苔薄，脉细。余邪未尽，正气不足，治拟兼顾。药用：生黄芪10g，南沙参10g，炒白术10g，冬瓜子20g，炒苦杏仁10g，薏苡仁15g，鱼腥草30g，桔梗6g，甘草6g，鲜芦根30g。水煎服，10剂。上方服完基本痊愈，未再服药。

按语：肺痈的主要症状为咳吐脓痰腥臭。该患者就诊时，虽出现身热、咳嗽、胸痛、口渴，但并无咳吐脓痰，因此中医辨证尚难诊为肺痈，而只能辨为风温。祖国医学对肺痈的描述，首见于《金匮要略》，并提出用苇茎汤［芦根（别名苇茎）、桃仁、薏苡仁、冬瓜子］治疗。苇茎汤的作用为清化痰热，活血排脓。本例即采用苇茎汤，并在此方原则基础上加味。除加化痰排脓的桔梗、浙贝母等药外，谭老特别加用清热解毒的药物，如鱼腥草、黄芩、金银花等。热退之后，则转向扶正，用黄芪、白术、南沙参等健脾养肺，邪正兼顾，以期加速痊愈。

（2）杨某某，女，38岁，2007年9月28日初诊。

病史：患者因高热39.6℃，咳嗽频频，痰黄有腥味，伴剧烈胸痛而做CT胸片检查：显示左中下块状及条状阴影，左侧位有明显舌叶肺不张存在。诊断为肺脓肿，肺不张。经用青霉素等治疗，出现皮疹等反应而停药。目前体温略减，但胸痛咳嗽等症未除，痰不多，有腥味，体温37.5℃。舌红、苔黄，脉象小滑带数。

辨证：热毒壅肺，蕴成脓痰。

治则：清肺化痰，排脓解毒。

方药：鱼腥草50g，鹿衔草15g，黄芩15g，败酱草30g，桔梗9g，矮地茶15g，金银花30g，仙鹤草30g，党参10g，白术10g，甘草6g。水煎服，7剂。

10月5日二诊：上方服完，咳嗽见减，但胸痛未除。胸透复查，肺部阴影有吸收好转，但肺不张未变。仍守前法出入。原方加黄芪12g、川芎6g。水煎服，7剂。

10月12日三诊：咳嗽等症消失，胸透肺部炎症又有吸收，但感神疲乏力。治拟清热祛痰，益气健脾，攻补兼施。药用：败酱草15g，鱼腥草50g，鹿衔草15g，仙鹤草30g，金银花15g，矮地茶30g，党参10g，白术10g，桔梗6g，鲜芦根50g，甘草6g。水煎服，20剂。

11月2日四诊：除疲乏、耳鸣外无不适。胸透复查，肺部炎症已大部消散，肺不张亦逐渐恢复。仍用原方再服10剂。

11月12日五诊：诸症悉除，X光胸片显示肺部炎症完全吸收，肺不张亦全部恢复，以西洋参片泡水饮以善其后。

按语：肺痈之为病，祖国医学认为是痰热恋肺，壅塞肺络，因此痰黄有腥味，并见胸痛甚剧。治疗原则，首先应清肺化痰、排脓解毒，故重用鱼腥草、矮地茶、黄芩、金银花、败酱草等药；必要时辅以托补之法（如黄芪），使邪能迅速外达。其次，在痰热渐退，咳嗽等症减轻的基础上，可加入益气健脾的药物，增强身体的抵抗力，照顾到整体，以提高疗效。在本病例中，就用了仙鹤草、党参、白术等药，攻补兼施。在症状解除以后，邪去正衰阶段，为迅速恢复健康，培本善后之法，用西洋参片泡水饮用，也是整个疗程中不可少的措施。

（3）许某某，女，41岁，2009年2月19日初诊。

病史：患者3日前胸闷，午后突觉身热、微汗出，无明显恶寒，测体温37.2℃，未引起患者重视。等到夜间，开始出现咳嗽、咳黄脓痰、胸闷等症，身热明显，患者自服止咳化痰药物后入睡。次日觉疲乏无力，头部昏沉，咳引胸痛，黄脓痰增多，故就诊于当地医院，诊断为：大叶性肺炎，静脉滴注青霉素等药物治疗1周，病情没有大的好转，故前来就诊。察其舌质红、苔薄黄，切其脉滑数。

辨证：痰热瘀肺，肺气壅滞。

治法：清热化痰，宣肺排脓。

方药：用射干麻黄汤合千金苇茎汤加减。射干10g，炙麻黄8g，生石膏30g（先煎），苦杏仁10g，黄芩15g，芦根15g，薏苡仁20g，冬瓜子

15g，紫菀 10g，款冬花 10g，浙贝母 10g，生甘草 6g。水煎服，3 剂。

2月22日二诊：服上方 3 剂，脓痰基本消失，身热、胸闷明显减轻，但仍伴咳嗽、咽干，此为痰热渐清、阴液亏虚渐显之象，故前方酌加沙参 15g，麦冬 15g，以滋肺阴，7 剂，巩固疗效。

按语：《金匮要略·肺痿肺痈咳嗽上气病脉证治第七》曰："咳而胸满，振寒，脉数，咽干不渴，时出浊唾腥臭，久吐脓如米粥者，为肺痈。"可见肺痈者，临床以咳嗽、胸痛、发热和吐痰腥臭，甚则咳吐脓血为特征，症见发热阵寒、咳嗽、胸痛、气急，甚则咳喘不得平卧、吐出腥臭脓性黏痰、或咳吐脓血等。本案患者虽无咳吐脓血，但其咳嗽、胸痛、发热等症并见，故谭老以"肺痈"之症治之。本案患者以咳嗽、吐黄脓痰、胸痛、发热为主症。发热、咳黄脓痰者，痰热瘀肺；咳引胸痛者，肺气壅滞。故本案当以清热化痰、宣肺排脓为法，方用射干麻黄汤合千金苇茎汤加减。方中麻黄宣通肺气，调畅气机，利于脓痰排出；射干开结消痰；石膏、黄芩清解肺热，以截肺痈之源；苦杏仁、紫菀、款冬花温润除痰、下气止咳；芦根清肺热以利窍；冬瓜子清热化痰、利湿排脓，两者配合，清肺宣壅，涤痰排脓；薏苡仁上清肺热而排脓，下利肠胃而渗湿；三药合用，共奏清热、排脓、逐瘀之功，为治疗肺痈成脓的常用有效方法。

（4）李某某，男，61 岁，2010 年 3 月 17 日初诊。

病史：患者从年初始患咳嗽，胸际不畅，未以为意，近日咳嗽加剧且有微喘，痰浊而多，味臭，有时带血，胸胁震痛，稍有寒热，眠食不佳，小便深黄，大便干燥。舌苔黄厚，脉滑数。

辨证：寒邪犯肺，蕴热成痈。

治则：泻肺解毒，涤痰清热。

方药：鲜芦根 30g，桑白皮 10g，鲜茅根 30g，旋覆花 12g（包），代赭石 10g（包），地骨皮 10g，生薏苡仁 20g，化橘红 6g，炒桃仁 10g，冬瓜子 20g（打），陈橘络 10g，炒苦杏仁 9g，北沙参 12g，苦桔梗 9g，仙鹤草 18g，粉甘草 6g。水煎服，7 剂。

3月25日二诊：服药7剂寒热渐退，喘平嗽轻，痰减仍臭，已不带血，眠食略佳，二便正常，尚觉气短、胸闷，仍遵原法出入。药用：鲜芦根30g，瓜蒌18g，鲜茅根30g，薤白10g，旋覆花12g（包），代赭石6g（包），炙白前6g，炙紫菀6g，半夏曲10g，百部6g，炙化橘红6g，枇杷叶9g，炒桃仁6g，薏苡仁18g，苦桔梗6g，炒苦杏仁9g，冬瓜子（打）24g，粉甘草6g，北沙参10g。水煎服，7剂。

4月1日三诊：服药7剂，诸症均减，唯有气短，身倦脉现虚弱，此乃病邪乍退，正气未复之故。药用：北沙参12g，枇杷叶6g，白茯苓10g，南沙参10g，半夏曲10g，朱茯神10g，苦桔梗6g，炒白术10g，三七粉3g（分2次冲服），炒枳壳6g，化橘红6g，白及粉3g（分2次冲服），甘草6g。服用14剂后诸症消失而获得痊愈。

按语：肺痛一症，多涉风寒咳嗽之后郁热而发，治应排脓为主。不论已成未成，皆当涤荡痰垢，无使壅塞，则余证易愈。谭老先生以千金苇茎汤、桔梗汤和泻白散加减以排解脓毒，涤痰清热，益气止血，逐去有形之秽浊；继用六君子汤加味，养肺补虚，以竟全功。

（5）吕某某，男，50岁，2009年4月16日初诊。

病史：咳嗽10余年，半月前曾咳血，经某医院检查，诊为支气管扩张。现症：痰量极多，每日约有400～500mL，色黄绿如脓，且有晦暗血色，味腥臭，两胁疼痛，食欲不振。苔黄垢，脉弦数。

辨证：内热久郁，浊气熏蒸，腐化如脓，气失宣畅。

治则：祛痰、清热、解毒。

方药：炙前胡9g，炙紫菀9g，化橘红9g，炙白前9g，炙紫苏子9g，陈橘络6g，冬瓜子20g，白芥子3g，旋覆花12g（包），代赭石6g（包），鹿衔草15g，款冬花6g，枇杷叶6g，苦桔梗6g，黄芩9g，金银花20g，鱼腥草30g，炒苦杏仁9g，鲜芦根50g。水煎服，7剂。

4月23日二诊：服药7剂后诸症均有好转，痰液减少已无血色。按上方继续服用10剂。

5月2日三诊：服药10天后，痰液基本消失，咳亦随之减少，无两胁痛，食欲好转。但有时感觉心悸头晕。药用：白茯苓12g，朱茯神12g，化橘红10g，玄明粉5g，陈橘络10g，法半夏6g，炒枳壳9g，苦杏仁10g，远志肉9g，黛蛤散6g，生龙骨、生牡蛎各10g，厚朴6g，川贝母6g，款冬花3g，知母9g，苦桔梗9g，粉甘草6g。继续服用1个月。

6月3日四诊：1个月后诸症消失，偶有不定时咳嗽一两声，病已基本痊愈，改服中成药以善其后。

每日早上服用犀黄丸6g。晚上服用气管炎丸20粒。

按语：本案为一慢性支气管扩张病例，病程长达10余年，治之极为棘手。一般用药病情不会减轻，但辨证已清，即应守法有恒。治疗历经2个多月，各诊方药有变，而化痰清热解毒之法，则贯彻始终。谭老尤以犀黄丸，一用到底。此药本治痈肿，其解毒排脓之力甚强，用于支气管扩张，化脓痰，清肺热，疗效也佳。此后每年秋后春初均要服上一段时间，至今数年未再犯病。

（六）胸胁痹痛（胸膜炎）

（1）张某某，男，26岁，1999年8月16日初诊。

病史：患者初起干咳、胁痛、潮热，继而动则气促。经医院胸透诊断为右侧炎性胸膜增厚并与膈肌发生粘连，病已3个月不断作痛。自觉胸中胀闷，咳则气喘，痰中曾带血丝。舌红，脉浮弦数。

辨证：湿热蕴于上焦，日久化燥伤阴。

治则：清燥润肺，养阴利湿。

方药：金银花30g，忍冬藤30g，鲜白茅根60g，薏苡仁30g，冬瓜子20g，丝瓜络20g，旋覆花15g（布包），苦杏仁泥10g，延胡索10g，竹茹10g，鲜芦根60g，瓜蒌皮10g，桔梗10g，枳壳10g。水煎服，7剂。

8月23日二诊：连服7剂。诸症减轻，效不更方继续再服7剂。

8月30日三诊：药后不适感觉全部消失，为防复发继服上方半个月而获得痊愈。

按语：此例胸膜仅有炎性增厚，并与膈肌发生粘连，伴有干咳、发热、胀闷，动则气逆似喘，深呼吸时有牵引胸胁痛感。从舌红脉数推断，为湿热化燥，致上焦津液被灼。故重用甘寒之鲜芦根以清上焦之热而滋阴液；更用白茅根清热泻火；忍冬藤以散热解毒；旋覆花软坚下气；冬瓜子清利热毒；薏苡仁清热利湿；丝瓜络通络散结；瓜蒌皮除胸中郁热；苦杏仁下气平喘；枳壳消胀；桔梗利膈；竹茹润燥；延胡索止上下内外诸痛。全方共奏滋阴润燥、清热泻火、解毒下气平喘之功，使药物直达病所，从而达到速愈之目的。

（2）邢某某，女，61岁，2008年8月7日初诊。

病史：患者在1个月前已有发热、畏寒，干咳少痰，纳食不振，口干喜冷饮，胸痛。近1周来气急加重，低热起伏不定，逐渐消瘦。遂去医院检查：体温37.4℃，呼吸24次/分。右胸呼吸运动减弱，语颤明显降低，叩诊浊音，呼吸音近乎消失，心浊音界左移。胸片示右侧胸腔积液，诊断为：胸膜炎、胸腔积液。舌苔白腻中剥，脉象滑数。

辨证：痰热蕴结，胸阳不展。

治则：清化痰热，行气通阳。

方药：全瓜蒌20g，薤白12g，姜半夏9g，川黄连6g，炒枳壳6g，茯苓10g，泽泻15g，车前草15g。水煎服，7剂。

8月14日二诊：上方连服7剂后，心悸气急、胸痛胸闷明显好转。苔薄黄，脉象小滑。继续按上方再服7剂。

8月21日三诊：服用半月后胸透复查，右侧胸膜积液液面减少。仍予原方半个月，体温恢复正常，气急、胸痛胸闷等症已基本消失。再经胸透复查，胸腔积液继续吸收好转，以后按原方加减服1个多月，胸腔积液全部吸收痊愈，随访5年未复发。

按语：《金匮要略》中"悬饮""胸痹"和《伤寒论》中"结胸"的证候，与胸膜炎的证候均有相似之处。悬饮可用十枣汤治疗，也可用控涎丹治疗，对泻水饮有一定作用，适用于体质壮实者。谭老以胸痹用瓜蒌薤白白酒汤治疗，小结胸用小陷胸汤（黄连、半夏、瓜蒌）治疗。本例采用瓜蒌薤白白酒汤合小陷胸汤治疗，其病机为痰热蕴结胸膈，以致气机不利，胸阳不展，因而出现身热、胸痛、咳嗽、气急等症。方用黄连、半夏、瓜蒌、车前草清化痰热；枳壳行气；瓜蒌、薤白通阳；茯苓、泽泻利水，健脾泻热行气。痰滞借气化而易于消除，病遂得愈。

（3）李某某，男，42 岁，2012 年 10 月 22 日初诊。

病史：数日以来，寒热，咳嗽，气促，胸痛咳时加重，食欲不振，周身倦怠，经医院诊断为胸膜炎，胸腔有少量积液。舌苔薄白，脉浮数。

辨证：外邪乘肺，表里不和，水饮停积。

治则：和表里，调气机，清热逐饮。

方药：冬瓜子 30g（打），化橘红 6g，甜瓜子 30g，旋覆花 12g（包），代赭石 10g（包），陈橘络 6g，赤茯苓 12g，鲜芦根 30g，紫丹参 15g，赤芍 10g，鲜茅根 30g，粉牡丹皮 10g，青橘叶 10g，白苦杏仁 6g，北柴胡 6g，炒枳壳 6g，苦桔梗 6g。水煎服，3 剂。

10 月 25 日二诊：服药 3 剂，寒热稍退，诸症减轻，原法加减继续服用。药用：冬瓜子 30g（打），车前子 10g（布包），赤茯苓 12g，冬瓜皮 30g，车前草 15g，赤芍 10g，紫丹参 15g，全瓜蒌 24g，粉牡丹皮 12g，旋覆花 12g（包），代赭石 10g（包），薤白 10g，光苦杏仁 6g，青橘叶 10g，炒鸡内金 10g，桔梗 6g，炒枳壳 6g，陈皮 6g，青皮 6g。水煎服，3 剂。

10 月 28 日三诊：服药 3 剂，寒热全除，小便增多，1 日 10 多次，胁间已不甚痛，咳嗽亦轻，经医院透视积液消失。脉现濡软，正气未复，药用：南沙参 10g，化橘红 6g，北沙参 10g，旋覆花 12g（包），代赭石 6g（包），陈橘络 6g，白术 10g，青橘叶 10g，茯苓 12g，清半夏 10g，光苦杏仁 6g，炒鸡内金 10g，冬瓜子 30g（打），炙甘草 3g。水煎服，7 剂。

药后再无任何不适症状，脉仍濡软，正气未复，拟六君子汤加味直至痊愈。

按语：胸膜炎症，中医无此病名，临床所见有胸腔积液者，多与悬饮之证相类。方用柴胡、芦根解表；茅根、赤芍、牡丹皮清热；冬瓜子、甜瓜子、车前草、赤茯苓、橘红、苦杏仁祛痰逐饮；丹参、旋覆花、代赭石、橘叶、橘络、枳壳、桔梗、青皮、陈皮活血调气止痛。诸药配合，服药 6 剂即见胸水吸收，疼痛减轻，寒热消除，达到迅速收效之目的。

（七）胃脘痛

1. 食积胃痛

王某某，女，16 岁，1993 年 10 月 12 日来诊。

病史：昨天午饭后，突然恶心不适，随即呕吐，胃脘疼痛胀满颇剧，嗳气，稍进饮食疼痛更甚，大便溏、小便黄，体倦无力夜寐不安，月经正常。舌苔厚腻，脉沉而弦。

辨证：饮食积滞，中焦气机升降失常。

治则：调气和中，消导化滞。

方药：炒香附 10g，炒枳实 6g，姜半夏 9g，白芍 10g，春砂仁 3g，延胡索 6g，厚朴 6，乌药 6g，姜竹茹 6g，炒鸡内金 10g，炒莱菔子 12g，陈皮 10g，甘草 6g。水煎服，3 剂。服 1 剂后，痛止胀消。

按语：经云："食则呕，胃脘痛，腹胀善噫，心下隐痛，所谓食则呕者，物盛满而上溢故也。"张洁古以三焦分别三因："上焦吐属于气；中焦吐属于积；下焦泻属于寒。"景岳云："呕吐一证，最当详辨虚实，实者有邪，去其邪则愈。虚者无邪，则全由胃气之虚也。"秦景明云："胸前满闷嗳气作痛，痛则呕吐，得食愈痛，按之亦痛，此食积呕吐之症也。"本方以温胆汤加减，调气和中止痛，和胃化滞止呕，使胃气得降，故诸症随药而解。

2. 气郁胃痛

赵某某，男，67 岁，1994 年 3 月 17 日初诊。

病史：常年胃痛，时有发生，服用多种药物时轻时重，现胃呆纳少，嗳气腹胀，胃脘胀痛，两胁痞满，右侧肩背也痛，大便干燥，数日 1 次，小便正常。1991 年曾做钡餐检查为慢性胃炎。舌苔白厚腻，脉沉弦而缓。

辨证：肝胃不和，气郁食滞。

治则：行气解郁，泄肝降胃气。

方药：厚朴 9g，台乌药 9g，炒白芍 10g，制香附 12g，百合 10g，炒神曲 6g，茯苓 10g，陈皮 6g，火麻仁 9g。水煎服，3 剂。

3 月 20 日二诊：服药 3 剂，胃痛好转，大便畅通，两胁痞满，肩背仍痛，舌苔、脉象同前。按上方去火麻仁，加炒枳壳 9g、当归 10g、佛手 10g、木香 6g、炒麦芽 10g、炒莱菔子 15g。水煎服，3 剂。

3 月 23 日三诊：又服药 3 剂，不再胃痛，饮食大增，肩背痛、胁满腹胀消失，舌苔薄白，脉沉稍缓。嘱服香砂养胃丸以善其后。

按语： 肝郁气滞之胃脘痛，症见胃脘及两胁胀痛，连及后背，痛处游移不定，捶按较舒，食后胀甚，嗳气频作，舌苔薄白，脉沉弦。多由肝气郁结，横逆犯胃所致。一般治疗以疏肝理气为主，由于理气药多香燥，故应当少用，以免伤及阴液，影响治疗。谭老认为，气滞作痛，应辨证新久虚实。新病气滞多实，治宜辛通；久病则气郁化火，容易伤阴劫液，治宜柔润。由于肝为刚脏，性升苦急，若情志怫郁，病易反复，故最后改用丸药以巩固疗效。实践证明，谭老辨证用药确有经验。

3. 脾胃虚寒脘痛

吴某某，女，42 岁，1999 年 11 月 12 日来诊。

病史：胃痛 3 年余，时发时止，每食生冷寒凉则剧，得热食则稍缓，有时因劳动受寒亦会引起隐痛不止，脘腹稍胀，大便不干。经医院胃部钡餐检查，诊断为慢性胃炎。舌淡、苔薄白润，脉沉细。

辨证：胃阳久虚，寒滞阻于中宫，胃气不得和降。

治则：温中散寒，行气和中。

方药：炒香附 12g，高良姜 6g，吴茱萸 9g，姜半夏 6g，炒栀子 6g，甘松 6g，炒枳壳 6g，厚朴 9g，陈皮 6g，春砂仁 6g，延胡索 6g，枇杷叶 6g，甘草 6g，生姜片 3 片。水煎服，3 剂。

11 月 16 日二诊：服药 3 剂，胃中舒服，未再疼痛，脘腹胀满减轻，矢气多，舌脉同前，按上方加炒白术 10g，再服 3 剂。

11 月 19 日三诊：服药后，胃脘未再发生疼痛，改服谭氏"舒胃"胶囊（家传方：当归、白芍、炒白术、枳实、木香、台乌药、厚朴、高良姜、甘松、槟榔、香附、黄连、麦冬、延胡索、煅瓦楞子、甘草等。精选药物炮制加工成细粉，装 0 号胶囊），每次 3 粒，每日 3 次。连续服用 1 个月之后，吃生冷寒凉食品再未出现过胃痛。

按语：脾胃虚寒之胃痛，症见胃脘隐痛不休，喜暖喜按，身倦无力，四肢冷喜温，或遇寒凉骤发，胃脘剧痛，怕冷喜暖，呕而喜热饮，舌淡、苔薄白润，脉沉细。本症多由脾胃虚弱，中阳不运，寒从内生；或感受寒气，贪食生冷，寒从外入得病。一般治疗寒从内生者宜温脾健胃，治疗受寒于外者宜温中散寒。谭老临床常以金元四大家朱丹溪之"心胃痛须分新久，若明知身受寒，口食冷物而得，其初当与温散或温利之，若得之稍久则成郁，郁久必生热，热久必生火，若温散、温利，即助火添邪。由是方中以山栀为热药之向导，则邪易除，正易复，痛易安"。来指导实践，每多取良效。

4. 胃溃疡

（1）张某某，男，58 岁，1997 年 10 月 16 日初诊。

病史：患者胃痛 3 年，时发时止，经常泛嗳气，饮食失调或遇寒凉饥饿则发作，得食则缓解，平素喜热饮。经医院胃镜检查胃小弯溃疡。3 天前，不慎饮食，又复外感寒凉以致引发脘痛不休，胀满，嗳气频频，泛酸，有时食后欲呕，不泛酸时口唇干燥，胃内嘈杂不适，热敷、按压均能减轻，但痛不止，影响劳作及睡眠，周身无力，大便微溏，面色萎黄，无华，身体消瘦。舌质淡、苔白，脉沉细。

辨证：脾胃不足，气阴两亏。

治则：健脾益气，滋阴清热。

方药：人参 6g，玉竹 9g，生地黄 15g，麦冬 9g，生白芍 9g，焦白术 12g，厚朴 9g，延胡索 6g，川楝子 6g，海螵蛸 12g，炒栀子 6g，生甘草

6g。水煎服，7剂。

10月24日二诊：服药7剂诸症好转，胃痛已止，胀满、嗳气稍缓，饮食尚可，大便正常。舌质红、苔薄白，脉沉细。按上方去川楝子，加台乌药6g、枳实6g、青皮9g、陈皮10g、蒲公英15g。水煎服，7剂。

10月30日三诊：胀满嗳气消失，食欲增加，面色好转，自觉有力。舌苔白，脉细弱。继续服用谭氏"舒胃"胶囊，每次3粒，每日3次，饭前半小时服用。服用3个月后再做胃镜复查，胃内未发现明显病变。

按语： 本案属于胃阴虚之胃脘痛，多口干唇燥，胃不知饥，不思饮食，口淡无味甚则干呕，舌质淡、苔白，脉沉细。多由久病脾胃虚弱，饮食减少，不能化生精微，阴液亏乏；或肝郁化火，伤及脾胃之阴所致。一般治疗以养阴和胃为主，可用叶氏养胃汤、魏氏一贯煎之类。谭老认为，胃阴虚之说始于清代叶天士。叶氏认为，胃阴虚所致胃脘痛、虚痞、不食、口干唇燥、烦渴不寐、大便不爽，皆因胃中津液不足之故。治宜用降胃气之法，既不是辛开苦降，也非苦寒下夺，以损胃气，而是以甘平或凉润，以养胃阴，使津液恢复通降。用药应忌香燥，以免损伤胃阴。本例属肝胃气痛，郁热伤阴，谭老用养胃汤加金铃子散、白芍、炒栀子、生甘草柔肝泄降，养阴和胃，继以焦白术、青皮、陈皮酸甘化阴，柔肝和胃。立法用药肝胃同治，以甘平濡润稍佐苦酸泄降，以期根除夙疾。

（2）李某某，男，36岁，1998年10月21日初诊。

病史： 患者素有溃疡病已近3年，胃脘疼痛，泛酸，恶呕时作，胃脘胀满有压痛，半夜较剧，曾4次住院治疗，无明显效果。腹部柔软，上腹部有压痛点。曾做胃镜检查为胃片状糜烂，形成溃疡面，蠕动排空功能缓慢，窦部及球部黏膜不清，边缘模糊，有压痛和壁龛。舌尖红、苔黄腻，脉右部沉弦滑。

辨证： 肝郁气滞，胃失和降。

治则： 健脾和胃，制酸止痛。

方药： 海螵蛸12g，法半夏10g，生栀子10g，枳壳10g，五灵脂10g，延胡索 6g，木香 9g，枇杷叶 6g，黄连 6g，吴茱萸 6g，甘草 6g。水煎服，7 剂。

10 月 28 日二诊：服药 7 剂，胃痛大减，胃脘不胀。唯消化缓慢，胃灼热，嗳气，干哕。舌淡红、苔白腻，脉沉弦。为脾胃虚弱，消化不良。方药稍做修改。药用：煅瓦楞子 20g，生山药 15g，炒白术 10g，炒枳实 9g，姜半夏 9g，沉香 10g，五灵脂 10g，枇杷叶 6g，黄连 5g，吴茱萸 5g，甘草 6g。水煎服，7 剂。

11 月 4 日三诊：胃已不痛，胃胀满消失，食欲恢复，身觉有力，无不适感。嘱其注意饮食和情绪波动，要少食、慢食，忌甜食及生、冷、辛、辣不易消化之食物，心情愉快。后继续服用谭氏"舒胃"胶囊，每日 3 次，每次 3 粒，饭前半小时服用，促使溃疡愈合。共服用 3 个月，病未复发。半年后复做钡餐造影，未见溃疡。

按语： 此为肝郁气滞，食热壅塞，胃失和降所致。宜先和胃降逆，理气止痛以治标，使胃痛缓解，胀满消失，食欲恢复，再消除溃疡，促进溃疡愈合以治本。

（3）刘某某，男，41 岁，1999 年 2 月 24 日初诊。

病史：胃脘痛已 5～6 年，常有嗳气，泛酸，胃感刺痛，痛时喜按，口干不欲饮，大便不燥、小便黄浊。经中、西医治疗多年效果不明显。胃镜检查：胃溃疡。舌质红、苔黄腻，两脉沉滑无力。

辨证：脾胃虚弱，食热留滞。

治则：健脾和胃，制酸止痛。

方药：煅瓦楞子 20g，党参 10g，白术 12g，生山药 12g，栀子 10g，清半夏 10g，木香 10g，五灵脂 10g，延胡索 10g，沉香 6g，黄连 6g，高良姜 6g，甘草 3g。水煎服，7 剂。

3 月 2 日二诊：连服 7 剂，胃脘不痛，胀满减轻，食欲渐增，自觉有力。上方去五灵脂，加当归 10g、白芍 12g、乌药 6g、炒槟榔 9g、炒香附 12g、川厚朴 9g、陈皮 6g。水煎服，7 剂。

3月9日三诊：服药7剂后，胃痛显著减轻，再继服上方7剂后，改用谭氏"舒胃"胶囊，服用2个月后钡餐造影，见溃疡面基本愈合。

按语：病久必虚，胃痛喜按，气短音低，两脉沉滑无力，是食热留滞，胃肠损伤，中气虚弱导致的嗳气、泛酸之象。

（4）郝某某，男，44岁，2000年10月6日初诊。

病史：因工作繁忙，饮食无定时，进食仓促，食后时胃灼热，胃脘隐隐作痛。后因过食油腻，胃痛大作。曾服中药7剂治愈。以后每逢秋季天冷，胃痛便发，历时3年多，时好时作。胃脘经常疼痛，泛酸嗳腐，脘满灼胃，食少纳呆，身倦无力。曾做胃镜检查为胃溃疡。舌质淡、苔薄黄腻，脉沉弦。

辨证：肝气郁滞，胃气损伤，食热壅滞。

治则：健脾和胃，制酸理气止痛。

方药：海螵蛸12g，生山药12g，炒白术10g，香附10g，延胡索9g，五灵脂10g，法半夏10g，木香10g，生栀子10g，枳壳10g，枳实10g，沉香6g，黄连5g，高良姜9g，甘草6g。水煎服，7剂。

10月13日二诊：连服7剂，胃痛消失，胀满轻减，泛酸不作，食欲渐展，脉不沉而弦势渐缓，是胃和正复之象，后以健脾和胃、理气止痛、制酸降逆之剂。药用：瓦楞子20g，炒白术10g，当归10g，白芍12g，延胡索10g，木香10g，乌药6g，川厚朴10g，枳实9g，槟榔10g，炒香附12g，黄连6g，高良姜9g，沉香6g，甘草6g。水煎服，7剂。

10月20日三诊：服药7剂后各项症状减轻，继续服用7剂后，症状消失，疼痛未作，食欲增进，精神清爽。嘱其减去汤药，每日只服"舒胃"胶囊每次3粒，日服3次，连续服用，同时注意饮食，保证睡眠，忌愤怒、情绪紧张及生冷、辛辣、甜食等刺激性食物。

按语：本例患者胃痛腹胀、泛酸、消化不良、恶心、腹痛拒按、脉沉弦，是因饮食不节、肝气郁滞、胃气损伤导致的溃疡。首先要调整饮食，养成良好的饮食习惯方能使胃彻底地康复。

（5）田某某，女，38岁，2001年9月18日初诊。

病史：胃痛泛酸已有7～8年，去年做胃镜检查出胃溃疡，经治疗时轻时重，经常腹胀脘满，泛酸嗳腐，食欲不振，腹痛拒按。舌质红、苔黄腻，脉沉弦。

辨证：食热郁滞，胃失和降，运化失司。

治则：健脾和胃，制酸导滞，止痛。

方药：煅瓦楞子20g，生山药12g，炒白术10g，生栀子10g，当归10g，白芍10g，姜半夏10g，川厚朴9g，枳壳10g，木香10g，炒香附12g，高良姜9g，黄连5g，甘草6g。水煎服，7剂。

9月25日二诊：服用7剂后，疼痛、腹胀减轻，饮食好转。唯泛酸胸闷，胃中灼热，嗳气连绵。舌尖红、苔薄黄，脉象右部沉弦略数。此为肝气不畅，脾失健运，胃气不降所致，宜疏肝健脾和胃制酸法治疗。药用：生山药15g，煅瓦楞子18g，海螵蛸10g，代赭石10g，高良姜9g，姜半夏10g，炒香附12g，生栀子10g，炒白术10g，木香6g，枳壳10g，黄连5g，甘草6g。水煎服，7剂。

10月2日三诊：服药7剂，胃热泛酸、胸满嗳气显著减轻，胃痛未作，腹部不胀，精神清健。舌淡、无苔，脉沉弦不数。嘱其注意休息和饮食，避免精神激动，改用"舒胃"胶囊，每次3粒，每日3次。连续服用3个月，胃痛、胃酸、胃胀未再发生。

2002年3月22日上消化道钡餐造影，见壁龛消失，后未复发。

按语：此例患者以胃痛为主，呈周期性发作，一般与季节变化、过度疲劳、饮食不节、情绪冲动有关。疼痛部位皆位于胃脘，痛处明显拒按，胃溃疡压痛，多在胃脘正中或稍偏左处，十二指肠溃疡则偏右。其痛多为隐痛、胀痛或灼痛，同时伴有胃脘胀满不适、恶心、呕吐、嗳气、泛酸、胃中嘈杂等症。此病是一种顽固疾患，中医的辨证治疗对消除症状、减轻痛苦有显著疗效。如彻底治愈，须用辨证论治与局部治疗相结合，同时要注意饮食搭配，特别是忌食生冷、辛辣、刺激性食物及甜的食品，稳定情绪，适当休息。

5. 十二指肠溃疡

（1）宛某某，男，36 岁，1986 年 11 月 8 日初诊。

病史：胃痛间断发作 4 年余，每逢秋冬反复发作。1 个多月前疼痛又发，多发生于餐后 1 个半小时左右，时有半夜发生，少量进食疼痛可减轻，大便干黑（有隐血），小便黄，喜暖畏寒，喜按，胃纳欠佳，面色萎黄无华，消瘦。曾做钡餐造影检查为十二指肠球部溃疡。舌淡红、苔白腻，脉细弦。

辨证：脾胃虚寒，气滞中焦。

治则：健脾和胃，温中行气畅中。

方药：焦白术 9g，炒党参 10g，茯苓 9g，炒白芍 9g，姜半夏 9g，木香 9g，陈皮 6g，延胡索 9g，砂仁壳 6g（后下），炒枳实 6g，炒谷芽 20g，海螵蛸 12g，甘松 6g，高良姜 6g，生甘草 9g。水煎服，7 剂。

11 月 15 日二诊：服药 7 剂后胃脘疼痛未再发作，饮食渐香，时有胸闷，夜寐不安。舌苔白，脉同前。守前方出入。药用：焦白术 9g，炒党参 10g，茯苓 9g，姜半夏 9g，炒赤芍 9g，木香 9g，陈皮 6g，厚朴 6g，炒枳实 6g，丹参 9g，高良姜 6g，甘松 6g，海螵蛸 10g，生甘草 6g，大枣 5 枚。水煎服，7 剂。

11 月 22 日三诊：服上药后，除有时夜间稍有疼痛外，无其他不适感觉，守上方再进 7 剂后，改服谭氏"舒胃"胶囊，每日 3 次，每次 3 粒，共服 2 个月，后来未再发生疼痛和不适感。

按语：胃脘疼痛一症，以肝气犯胃和脾胃虚寒最为常见，而十二指肠球部溃疡又以脾胃虚寒者居多。疼痛喜热喜按、得食痛减、半夜作痛等皆是脾胃虚寒的表现。谭老以香砂六君加高良姜、甘松以温中散寒、行气畅中，继以丹参、赤芍祛瘀通络助之，而获全效。

（2）刘某某，男，55 岁，1998 年 9 月 25 日初诊。

病史：患十二指肠球部溃疡及胃溃疡 10 余年，时常胃脘作痛，按压即轻，胃呆纳少，时有泛酸欲呕，善怒而太息，消瘦，面色萎黄。舌淡、苔薄白，脉细弦。

辨证：肝胃气滞。

治则：疏肝理气，和胃止痛。

方药：以柴胡疏肝汤加减治之。柴胡 9g，当归 10g，茯苓 10g，白术 10g，炒香附 10g，白芍 10g，延胡索 6g，枳壳 10g，川楝子 10g，吴茱萸 3g，厚朴 9g，煅瓦楞子 15g，陈皮 12g，砂仁 5g（后下），黄连 3g，麦冬 10g，炙甘草 6g。水煎服，7 剂。

10 月 6 日二诊：服药 7 天后诸症基本消失。近日因饮食不注意胃内稍有不适。舌淡、苔白，脉沉细。守原方再进 7 剂，不适症状消失。为巩固疗效服用谭氏"舒胃"胶囊，每日 3 次，每次 3 粒，共服 3 个月。饮食、体力、面色、舌脉均恢复正常而获痊愈。

按语：本例患者属肝胃不和之胃病，谭老治以疏肝理气、和胃止痛，以柴胡疏肝汤和芍药甘草汤为基础，添加吴茱萸、砂仁、麦冬、黄连温凉并用，寒热兼使，对消化性溃疡表面有较快的愈合作用，对溃疡引起的各种不适症状也有迅速缓解止痛的效果。

（3）许某某，男，26 岁，2003 年 10 月 9 日初诊。

病史：患者因饮食不节，患慢性胃炎已 3 年余，时有胃脘疼痛，嗳气吞酸。近日来症状加重，做胃镜检查，诊为十二指肠球部溃疡。现胃脘部经常胀满不适，泛酸，嗳气，面色萎黄不华，上腹部偏右有局限性压痛，按之腹壁柔软。胃镜检查，见十二指肠球部有 1cm 左右的圆形龛影。舌质淡红、苔薄白，脉弦紧。

辨证：肝郁气滞，胃失和降。

治则：和胃降逆，制酸止痛。

方药：煅瓦楞子 20g，当归 10g，白芍 12g，生栀子 10g，法半夏 10g，炒香附 10g，桂枝 10g，五灵脂 10g，延胡索 10g，生代赭石 10g，川厚朴 9g，枳壳 10g，黄连 5g，高良姜 10g，甘草 3g。水煎服，7 剂。

10 月 16 日二诊：服用 7 剂后，症状明显减轻。又连服 7 剂，胃脘部稍有隐痛，无泛酸、嗳气，时感口酸、胃胀。舌质淡红、苔薄白，脉已不紧。是胃气渐和，气机宣畅，宜按前方加减，药用：当归 12g，白芍 12g，生栀子 10g，白术 10g，炒槟榔 10g，乌药 9g，枳壳 10g，木香 10g，五灵脂 10g，炒香附 10g，煅瓦楞子 20g，法半夏 9g，黄连 5g，甘松 10g，甘草 3g。水煎服，7 剂。

10 月 23 日三诊：服 7 剂后，胃已不再疼痛，饮食较前好转。按上方继续服用半个月改用"舒胃"胶囊，每日 3 次，每次 3 粒，服用 3 个月未见胃痛、胃酸。

2004 年 3 月开始少量饮酒也未再发生疼痛和不适，面色红润，体重亦增，诸症消失痊愈。

按语：此系久病失治，抑郁伤肝，肝气失于疏达，横逆犯胃，胃失和降所致。胃气以下行为顺，故治宜和胃降逆，制酸止痛，祛瘀生新，促使溃疡面彻底消除，达到根除之目的。

（八）痞满

（1）陈某某，男，46 岁，1995 年 6 月 9 日初诊。

病史：近两年以来，每于饭后即感脘腹痞满不适，时有感觉胀痛，嗳气腹胀，大便稍干，头晕，腰酸，身倦，四肢无力，精神萎靡。舌质淡、苔稍黄，脉沉细缓。

辨证：脾失健运，运化失调。

治则：和胃健脾，行气消痞。

方药：当归 10g，白芍 12g，炒枳实 9g，木香 6g，砂仁 6g，生白术 9g，厚朴 9g，陈皮 12g，炒莱菔子 10g，炒槟榔 9g，姜半夏 9g，生甘草 3g。水煎服，7 剂。

6 月 26 日二诊：服药 7 剂后腹胀基本消失，因忙农活中断服药，近几日又发生脘满腹胀，其他尚好。舌质灰白、苔稍黄腻，脉滑缓。按上方去炒莱菔子、厚朴，加炒栀子 6g、茯苓 10g、焦三仙各 6g。水煎服，7 剂。

7月3日三诊：又服药7剂，诸症消失，舌苔薄白，脉同前。按二诊方去木香，加炒香附12g。继续服药7剂，以巩固疗效。

（2）田某某，男，38岁，1998年5月26日初诊。

病史：年后因和他人争吵，而后引起胸闷，两胁胀满，脘腹不适，经服用开胸顺气丸和木香顺气丸后，胸闷、两胁胀满消失。近两月出现脘满，腹胀，胃不知饥，饮食时有恶心，大便不爽、小便黄，头晕少眠。再次服用开胸顺气丸、木香顺气丸作用不大，随来就诊。舌苔略黄腻，脉滑大。

辨证：肝、脾、胃不和，气逆热郁。

治则：疏肝行气，健脾和胃消痞。

方药：当归10g，白芍10g，柴胡6g，炒香附12g，生白术9g，厚朴9g，木香5g，炒枳实6g，茯苓10g，黄连3g，砂仁5g（后下），陈皮6g。水煎服，7剂。

6月3日二诊：服药7剂后，胸胁胀满大有好转，脘腹舒适，大小便基本正常，头晕睡眠好转，饮食欠佳，舌苔黄润，脉滑缓。按上方去当归、陈皮、柴胡，加炒槟榔9g、炒麦芽10g、炒神曲10g、青皮6g、通草3g。水煎服，再服7剂病愈。

（3）杨某某，女，55岁，1992年3月22日初诊。

病史：近半年以来，每于餐后胃脘胀满时出现疼痛感，嗳气，食欲不振，便干，夜晚睡眠不佳，四肢酸软无力，消瘦，精神萎靡。曾做钡餐造影检查诊断为胃下垂。舌苔白，脉细缓。

辨证：中气不足，脾失健运。

治则：补中益气，和胃健脾。

方药：炙黄芪20g，党参12g，当归12g，焦白术12g，升麻6g，炒山药15g，茯苓10g，炒白芍9g，炒枳壳6g，春砂仁5g（后下），陈皮6g，炙甘草3g。水煎服，7剂。

3月29日二诊：服药6剂后，食欲增加，诸症均有减轻，自觉精神好转，前方加炒神曲10g、炒麦芽10g。水煎服，7剂。

4月5日三诊：药后脘腹不适症状已去十之八九，四肢有力，面色好转，饮食正常，大便正常，嘱服用谭氏"舒胃"胶囊，每日3次，每次3粒。1个月后，再无脘腹痞胀及不适症状出现。

按语：痞满一证，由于饥饱不节，七情失偏，或劳役过度致伤胃阳。痞者塞也，满者闷也。《伤寒论》载："心下痞，按之濡。"病属气分，外不胀急，内不知饥，也不知食。临床有外感痞满与杂病痞满之不同，如《保命集》曰："脾不能行气于肺胃，结而不散则为痞，伤寒之痞，从外之内，故宜苦泄，杂病之痞，从内之外，故宜辛散。"然杂病之痞满也有寒热虚实之不同，如胃虚气滞、伤食、寒滞停痰、寒凉伤胃、脾虚失运、心脾郁结、肝胃不和、肺失肃降、中气久虚等，都可导致痞满。故临证详辨寒热虚实，从外、从内，审证用药。谭老认为，杂病痞满多由情志不畅，饮食停滞，损及脾胃所致，证多虚实互见，故调理脾胃，用药平和，补而不滞，消不伤正，以归芍枳术之类，每多取效。尚有肝、脾、胃不和，气逆热郁的情况，应以柴胡疏肝汤和香砂枳术丸加减，疏肝和胃，泄热消痞，而获得良效。

（4）刘某某，男，38岁，2008年11月15日初诊。

病史：患者平日嗜好烟酒。3天前因食热辣食物，即自感食道阻塞，伴灼热疼痛、恶心欲吐、胸中痞闷、坐卧不安，咳痰黄稠，口黏腻，食欲欠佳，睡眠差，小便可、大便不爽。舌红、苔黄腻，脉弦滑。

辨证：痰热互结。

治法：宽胸除痞，清热化痰。

方药：小陷胸汤合栀子豉汤加味。半夏12g，黄连9g，栀子9g，瓜蒌2g，淡豆豉10g（后下），炒莱菔子15g，川贝母9g。水煎服，7剂。

11月22日二诊：服药7剂，胸中痞闷灼热减轻，食欲佳，夜寐能安，呕恶不作，情绪好转。原方继续服用，胸中痞闷、灼热、疼痛基本消失，饮食正常，诸症消失而停药。

按语：痞证即气不升降，满而不痛，按之濡，《伤寒论》谓"按之自濡，但气痞耳"。临床上可分为虚实两种，诚如《景岳全书》所云："有邪有滞而痞者，实痞也；无邪无滞而痞者，虚痞也。"本案患者平素嗜好烟酒，故素有痰饮内停；食入热辣饮食，热灼津液，导致痰热互结，结于胸膈，故见胸中痞闷而灼热疼痛；痰热内阻，扰乱心神，故见胸中懊憹。《伤寒论》云："小结胸病，正在心下，按之则痛，脉浮滑者，小陷胸汤主之。""发汗、若下之而烦热，胸中窒者，栀子豉汤主之。"可见小陷胸汤善荡涤胸中积热痰阻；栀子豉汤善宣热除胸膈之烦，于此，正中病所；又因患者痰多黄稠，故加川贝母以清热滋阴化痰。全方组成简单，直中病处，疗效显著。

（九）呃逆

（1）李某某，女，32岁，1999年11月22日初诊。

病史：1周前因心情不畅，而开始发生呃逆，逐渐加重，除睡眠时外，几无片刻休止。1周来经中西医治疗，未见效果。现呃逆频频，在言语对答之时，亦未见歇止。胃脘胀闷隐痛，向两侧放射，纳食减少，有时泛吐酸水，口苦而干，头痛头胀，口臭。舌质淡胖，脉象濡细。

辨证：肝逆犯胃，胃失和降。

治则：舒肝理气，和胃降逆。

方药：炒柿蒂6g，公丁香3g，旋覆花9g（包），姜半夏9g，黄连2g，陈皮6g，乌药6g，炙枇杷叶9g，代赭石20g，姜竹茹6g。水煎服，2剂。

11月24日二诊：服上方1剂，呃逆持续1天没再发生，服完2天停药呃逆亦未发作。近日胃脘仍觉胀闷，余症略减，舌脉如前。再按原方加川厚朴9g、枳壳6g，再续服5剂病获痊愈。

按语：呃逆亦名打嗝。多由饮食不节，生冷伤胃，或过食辛热炙煿，胃有燥热，以及情绪不舒，肝逆犯胃，气失和降所致。本案病由情志抑郁而起，以致肝气怫郁，痰滞交阻，上逆犯胃，症见呃逆泛酸，胃脘胀闷隐痛，口干苦，头胀痛。病已周余，势甚顽固。处方用丁香、柿蒂以温中降逆；旋覆花、代赭石、乌药、川厚朴、枳壳、陈皮以理气和胃；枇杷叶以滑利气机；并用黄连、半夏、竹茹取其辛开苦降，并力以赴，得奏速效。

（2）王某某，69岁，男，2000年3月28日初诊。

病史：患者不断犯呃逆多年，屡愈屡犯。1个月前因饮食不当，呃逆又发。复又因用苦寒药伤胃，遂致呃逆频频，昼夜不已，呃声低微，腹部胀满不适，纳减神疲，时有咳嗽，吐痰不利，大便微溏，舌淡、苔薄，脉沉细而弱。

辨证：胃气虚弱，寒邪内客。

治则：温中散寒，降逆止呃。

方药：炒柿蒂12g，旋覆花6g（包），公丁香6g，砂仁6g（后下），姜半夏9g，陈皮9g，川厚朴9g，荜茇6g，高良姜9g，炙甘草6g，生姜3片。水煎服，3剂。

3月30日二诊：服上方2剂，呃逆立止，咳嗽减轻，饮食稍增，脉较前有力，仍按上方继服5剂，诸症消失未再复犯。

按语：胃气本亏，复又因饮食不当，寒凉药戕害胃阳，寒气蕴蓄于胃，并循手太阴之脉上膈袭肺。胃失和降，气逆而上，故见呃逆频频，昼夜不已；胃气虚弱，故呃声低微，纳减神疲，腹胀便溏；胃之寒气冲肺，故咳嗽吐痰。舌淡、苔薄，脉沉细而小，皆为胃气虚、寒邪盛之象。方中柿蒂苦涩，降气止呃；丁香温胃泄肺降逆；旋覆花、荜茇、高良姜温胃散寒，降气止呃；砂仁、川厚朴、陈皮醒脾理气和胃；姜半夏、生姜降逆祛痰，散寒止呃；炙甘草补胃和中。全方共奏温中散寒、和胃降逆、止呃之功。

（3）张某某，女，23岁，2006年5月27日初诊。

病史：呃逆3个多月，近日逐渐加重，言语对答时，亦未见歇止。胃脘胀闷，时有隐痛，牵及两胁，胸闷善太息，纳食减少，有时泛吐酸水。舌苔白，脉沉弦。

辨证：肝气郁滞，横犯脾胃。

治则：舒肝和胃，降逆止呃。

应急方：炒柿蒂30g，五味子6g，水煎分2次服。服药后，呃逆明显减轻，一日未再发作，唯觉胃脘胀闷、有时隐痛，泛酸食少，恶冷饮食，此胃寒也。再进疏肝理气、健脾温中之剂。

方药：白芍 12g，青皮 9g，焦白术 10g，茯苓 10g，砂仁 6g（后下），高良姜 9g，代赭石 10g，竹茹 10g，生姜 3 片。水煎服，3 剂。

6 月 1 日复诊：服上方 3 剂，呃逆停止，胸膈畅快，诸症痊愈。

按语：呃逆一证，由胃气上逆动膈而成。凡胃气素虚，肝郁气滞，燥热内盛，痰浊中阻，皆能导致呃逆。故张景岳云："凡杂证之呃，虽由气逆，然有兼寒者，有兼热者，有因食滞而逆者，有因气滞而逆者，有因中气虚而逆者，有因阴气竭而逆者。"诸凡所因，临证时须详辨之，然后分别采用散寒、解郁、清热、消食、补养脾胃、滋阴养液等法，此是治其本也。但呃逆之标，必须时刻顾之，无论何法，都须酌用止呃之品，如丁香、柿蒂、旋覆花等味。应以降冲逆之气、温胃散寒之法治之，不数剂，呃即止。对属情志不畅而引起的，《古今医统大全》尝谓："凡有忿气郁结积怒之人，并不得行其志者，多有咳逆之证。"病者证情，亦合于此，但呃逆之甚，尚属少见。曾经中西医多次治疗，都未获效。谭老首先采用"急则治其标"的方法，先投炒柿蒂、五味子二味同服，柿蒂此乃治呃逆之要药，性苦酸平，归胃经，降逆止呃。不意竟获大效，后继用常规治法，疏肝和胃而愈。

（十）呕吐

1. 一般呕吐

（1）张某某，女，52 岁，1997 年 3 月 26 日初诊。

病史：患者呕吐痰水，胃脘胀已 5～6 天，纳食少，不消化，口渴喜饮，大便四天 1 次，四肢乏力，腰酸，白带多。舌苔白黄中剥，脉沉、右关独细。

辨证：痰郁化热，胃气上逆。

治则：清热化痰，和胃降逆。

方药：用竹茹汤加减。天花粉 10g，金石斛 10g，炒栀子 6g，青竹茹

10g，陈皮 6g，香附 10g，炒枳壳 6g，生枇杷叶 6g，焦山楂炭 6g，炒谷芽 6g。水煎服，3 剂。

3 月 30 日二诊：服药 3 剂，呕吐止，脘胀消，胃纳可，口渴除，大便每日 1 次，白带也减少，舌苔薄白，脉沉细。病情好转，热去津复，仍按前方去生枇杷叶、炒谷芽、天花粉，加清半夏 9g、炒山药 12g。再服 3 剂，病愈。

（2）车某某，女，17 岁，1997 年 12 月 6 日初诊。

病史：饮食后即呕吐已有半年，脘满食少，大便干燥，头晕，失眠，多梦，闭经 11 月余，两腿虚胀。舌苔薄白，脉沉缓。

辨证：脾虚湿郁，痰热内生，阻于中焦，胃气失降。

治则：除饮降逆，和胃泄热。

方药：仿《金匮要略》小半夏汤合大黄甘草汤主之。姜半夏 10g，生姜 3g，大黄 3g，生甘草 3g，陈皮 6g，枳壳 6g，竹茹 10g，生枇杷叶 6g。水煎服，3 剂。

12 月 7 日二诊：1 剂症减，1 剂吐止，眠食均好，口干不欲饮，月经仍未潮，舌脉同前，仍按上方去枳壳、生枇杷叶，加生地黄 12g、当归 6g。水煎服，3 剂。

12 月 10 日三诊：服药 3 剂，呕吐未发，月经来潮，量少色暗红，乏力嗜睡，舌脉同前。脾胃已调，血海渐充，宜活血化瘀，同时调经，理气和胃。药用：当归 10g，生地黄 9g，川芎 6g，赤芍 10g，桃仁 3g，红花 6g，泽兰 10g，牛膝 10g，香附 12g，半夏 9g，陈皮 6g，通草 3g。水煎服，3 剂。服药后全部正常。

（3）薛某某，男，43 岁，2007 年 7 月 2 日初诊。

病史：盛夏湿重之际，脘满胀痛，恶心呕吐，嗳气厌食，口干不欲饮，身倦乏力，大便不爽，小便短黄。舌苔黄厚腻，脉弦滑数。

辨证：肝气犯胃，暑湿伤中，胃失和降。

治则：清暑化湿，理气降浊。

方药：连朴饮合不换金正气散加减治疗。藿香9g，半夏9g，茯苓9g，厚朴6g，陈皮9g，砂仁6g（后下），枳壳6g，竹茹9g，炒栀子6g，吴茱萸3g，炒黄连3g，生姜1片。水煎服，服3剂，不再呕吐。

（4）王某某，女，46岁，1989年3月20日初诊。

病史：因与他人发生矛盾，而致脘腹胀满疼痛，恶心呕吐，今已3个多月之久，经医院多次输液治疗缓解几天后又犯呕吐，求助中药治疗。证见嗳气频繁，烦闷不舒，厌食，口干，消瘦无力，失眠，大便不爽，小便短赤，面色无华。舌苔薄白，脉弦滑。

辨证：肝气郁结，胃失和降。

治则：疏肝解郁，降逆止呕。

方药：党参10g，焦白术12g，茯苓10g，白芍12g，姜半夏9g，香附12g，木香6g，枳壳10g，乌药9g，陈皮10g，砂仁6g（后下），代赭石12g，竹茹20g，甘草3g，生姜10g，伏龙肝50g。泡水滤清，浸泡上药。水煎后澄清频频服用。

3月23日二诊：服药3剂后，呕吐已止，精神好转，睡眠尚可，其他症状减轻。仍按原方加焦三仙各10g，再服3剂，嘱其避免生气，保持心情愉悦。愈后随访数月，未再呕吐。

（5）陈某某，女，19岁，2016年10月16日初诊。

病史：平素性格倔强，稍有不如意之事，即不思饮食，心情不快即发生呕吐，已有3个月之久，脘腹胀满少食，大便干燥，头晕，失眠多梦，月经6个多月未来，两腿稍有虚胀。舌苔白黄花剥，脉沉缓。

辨证：肝郁脾虚，脾湿伤中，肝气乘脾犯胃。

治则：疏肝健脾化湿，和胃降逆止呕。

方药：石斛9g，白芍10g，姜半夏9g，枳壳6g，木香6g，藿香10g，陈皮9g，生枇杷叶6g，炒香附12g，栀子6g，天花粉10g，竹茹10g，生姜3片。水煎服，3剂。

10月19日二诊：服药3剂，呕吐止，其他症状均有缓解，月经未来，苔脉同前。原方去枇杷叶、木香、枳壳，加当归9g、生地黄9g、泽兰叶10g。水煎服，7剂。

10月22日三诊：服药3剂呕吐未再复发，月经来潮，量少色红，舌脉同前。脾胃已调，血海渐充，宜用活血化瘀，调经。药用：当归10g，赤芍12g，川芎6g，生地黄6g，桃仁6g，红花6g，泽兰10g，川牛膝12g，炒香附12g，鸡血藤15g，陈皮6g，大黄6g，甘草3g。服药7剂后，月经量多5天，过后周身感觉轻松，一直未再呕吐，后来月经一直正常。

按语： 呕吐一症，是由胃失和降、气逆于上所致。《圣济总录》谓："呕吐者，胃气上而不下也。"前人以有声无物为呕，无声有物为吐，其实，呕吐常常同时出现，很难分开，一般分为虚实二类：实证多由肝逆犯胃或痰饮内阻所致。《灵枢》所谓"足厥阴所生病者，胸满呕逆""诸逆冲上，皆属于火"。虚证多由脾胃虚弱、胃阴不足、胃虚挟热所致。阴虚成呕，不独胃家为病，所以临证时须详辨寒、热、虚、实，分别论治。如肝逆犯胃者，宜疏肝理气降逆，或泄肝和胃，方用四七汤、左金丸、柴胡疏肝散等，皆为得当之剂；痰饮内阻者应温化痰饮，和胃降逆，可选用小半夏加茯苓汤、平胃散、二陈汤；如见痰郁化热，呕伤津液者，宜清热化痰，可用温胆汤去半夏、茯苓，加石斛、天花粉、栀子以清热除烦；脾胃虚弱者，宜温中健脾，和胃降逆，宜用半夏干姜汤、理中汤等；胃阴不足者，宜滋养胃阴，补虚清热，宜用麦冬汤加石斛、竹茹等；胃虚加热者，应补虚清热，理气降逆，可选用《金匮要略》橘皮竹茹汤，若有痰者可加茯苓、半夏。第（4）、第（5）两例呕吐，皆由情郁而致，木气乘脾克土为其症结所在。故治疗皆不忘疏肝扶脾，而以生姜、半夏、竹茹、陈皮、藿香之辈治其呕吐之标。有因呕吐日久，脾胃虚弱至极，选用大剂量伏龙肝泡水滤清后煎药，辛温入脾胃，其质重又足以降肝之逆，配合群药而收效；有因性格倔强，情志郁闷日久伤其胃阴，呕伤胃津，其脉虽显沉细，但症见呕吐、脘胀、大便干燥，舌苔白黄花剥。谭老知其属实非虚，故舍脉从证，用温胆汤去半夏、茯苓防其伤津，加石斛、天花粉、栀子清热生津，护其胃阴；

两腿虚胀，大便干燥，月经6个多月未行，舌苔白，脉沉缓，属脾阳不振，脾虚而运化失职，而致气血瘀滞，遂以"血府逐瘀汤"加减，诸症消失。

从以上5例所见，方药虽然不同，但降逆和胃以止呕吐是一致的。说明谭老治病必求其本，痰郁、热郁、肝郁、暑湿，辨其阴阳虚实，查其表里寒热，因证遣方，古法今用，获取良效。

2. 神经性呕吐

王某某，男，75岁，1996年12月5日初诊。

病史：自去年11月起，朝食暮吐，水谷混杂，每晚皆作。胃脘胀满，腹中雷鸣，渴喜热饮，饮冷则剧，吐后觉舒。头晕耳鸣，面黄肌瘦，眼睑浮肿，大便艰涩，小便清长。舌质胖嫩、苔白润滑，脉迟细无力。

辨证：脾失温煦，真阳亏乏。

治则：温肾暖脾，降逆止呕。

方药：沉香3g，川厚朴9g，党参12g，白术10g，炮姜6g，法半夏10g，茯苓18g，陈皮10g，生姜9g，附片6g，吴茱萸6g，大枣4枚，炙甘草6g，生姜9g。水煎服，7剂。

12月12日二诊：暮吐已止，仅觉胸脘闷胀，饭后尤甚，肠鸣嗳气，腹部时有胀痛，小溲淡黄，舌质淡、苔薄白，脉左弦大；用抑木扶脾法治之。药用：香附10g，砂仁5g，茯苓12g，党参12g，白术10g，柴胡10g，白芍12g，厚朴10g，枳实10g，青皮6g，生姜6g，甘草3g。水煎服，7剂。

12月19日三诊：药后六部脉弦细，胃不胀痛，食纳增加，头晕目眩，渴喜热饮，用柴芍六君子汤调理脾胃，共服14天，诸症消失痊愈。

按语： 反胃，仲景称"胃反"，所谓"脾伤则不磨，朝食暮吐，宿谷不化，名曰胃反"是也。王太仆云："食入反出是无火也。"张景岳亦指出："反胃系真火式微，胃寒脾弱，不能消谷。"由此可见，火衰、水谷不能熟化是本病之主要病机。

本例系脾肾火衰，不能消谷，治以温补脾肾，降逆止吐。药由三方组成，以附子理中汤温肾暖脾，小半夏加茯苓汤和胃止吐，吴茱萸汤温中降递，再加陈皮疏畅气机。待其脾肾火旺，水谷运化，胃和逆降，腑气下行，自无暮吐之患。此拖延 1 年之久的反胃，连服 7 剂而愈。

3. 顽固性呕吐

（1）井某某，女，41 岁，2004 年 11 月 23 日初诊。

病史：胃痛数年，屡治未愈，经县级医院做胃镜检查，为浅表性胃炎。近半月来，恶心、呕吐，胃不思纳，口干舌燥，中西药物多方治疗未能控制。大便秘结，昨服轻泻药物，今又腹泻不止，小便少，全身乏力，急剧消瘦，面色暗，精神萎靡不振。舌苔白厚腻，脉沉细弱。

辨证：湿热内扰，胃失和降。

治则：辛苦并用，和中止呕。

方药：用二陈汤加味。姜半夏 9g，陈皮 6g，茯苓 12g，姜川厚朴 6g，炒枳壳 3g，姜枇杷叶 9g，藿香 3g，生甘草 3g，生姜 1 片。水煎服，3 剂。

11 月 26 日二诊：服药 3 剂，呕吐已止，脘腹隐痛，易自汗出，舌脉同前。用芍药甘草汤加减。药用：炒杭白芍 10g，生甘草 3g，清半夏 9g，陈皮 6g，茯苓 10g，木香 3g，浮小麦 12g，制香附 12g，炒山药 12g，炒谷芽 6g，生姜 1 片，大枣 2 枚。水煎服，7 剂。

12 月 3 日三诊：服药 7 剂，呕吐未发，脘腹痛除，胃纳亦增，月经来潮，量不多色正，舌苔薄白，脉沉细弱。用八珍汤合二陈汤加减。药用：潞党参 9g，生白术 10g，茯苓 10g，生甘草 3g，当归 10g，炒杭白芍 10g，制香附 12g，清半夏 9g，陈皮 6g，焦山楂炭 6g，炒神曲 6g。水煎服，7 剂。服药 7 剂，一切正常。

（2）周某某，男，42 岁，2006 年 10 月 28 日初诊。

病史：患者于 10 月 26 日，恶心头晕，动则呕吐，脘腹胀满，大便溏泻，尿少，不得安寐，经中西医治疗效不佳，仍呕吐不止，水浆难下，身倦乏力。舌苔白厚腻，脉沉细、关弦。

辨证：湿热停滞，气逆于上。

治则：清热化湿，和中止呕。

方药：用二陈汤加减。姜半夏9g，陈皮6g，吴茱萸2g（拌），炒黄连2g，炒白术6g，姜川厚朴6g，大腹皮6g，泽泻6g，姜枇杷叶9g，生姜1片。水煎服，2剂。

10月30日二诊：服药2剂，呕吐已止，腹胀减轻，但不欲饮，大便未行，小便畅通，夜眠欠佳。舌质红、苔灰白，脉沉细弱。湿热未清，余邪未尽，按上方去厚朴、枇杷叶，加炒杭白芍10g、炒酸枣仁12g、炒枳实6g、茯苓10g。水煎服，3剂。

11月2日三诊：服药3剂，夜晚已能安睡，大便已通，呕吐已愈，但食后脘腹不适，舌脉同前。按二诊方加砂仁6g、焦三仙各6g。水煎服，3剂。

11月5日四诊：服药3剂后，诸症均愈。

按语：呕吐是临床常见病之一，主要是胃失和降，上逆作呕吐。和胃降逆是治疗之常法。上述2例顽固性呕吐，均为湿热内扰。谭老选用二陈汤加味化裁，竟获卓效。其实所用方药与一般并无特别之处，盖胃禀冲和之气，药物调理，必须遵守"治中焦如衡，非平不安"之意，以免伤胃损脾。谭老临证遣药持用轻平，正适合中焦胃气之需要。

（十一）泄泻

（1）于某某，男，42岁，1992年4月28日初诊。

病史：腹泻2个月，腹中冷痛，四肢无力，喜热饮，饮食尚可。舌苔薄白，脉沉细缓。

辨证：脾虚湿困，寒湿作泻。

治则：健脾温中，化湿止泻。

方药：党参10g，生白术12g，炒山药18g，炒白芍9g，炒白扁豆12g，干姜3g，茯苓10g，车前子10g（包煎），炒谷芽12g，炙甘草6g。水煎服，3剂。

5月2日二诊：服药3剂后，腹泻止，腹中不再冷痛，仍感觉下坠感，周身无力，舌苔白，脉沉细缓。由于久泻之后正气未复，中气不足，嘱其服用补中益气丸调理而获痊愈。

（2）李某某，男，58岁，1993年6月17日初诊。

病史：4年前因食生冷不洁食物导致泄泻，开始服用西药好转，日行3次，后来服用西药不起作用，近来五更腹疼即泻，泻后腹疼消失，腹胀食少，腰痛怕凉。舌淡、苔白，脉沉细。

辨证：脾肾阳虚，虚寒泄泻。

治则：温肾暖脾，固肠止泻。

方药：党参10g，土炒白术15g，生山药18g，炒补骨脂12g，炒白扁豆15g，肉豆蔻9g，茯苓12g，吴茱萸9g，薏苡仁18g，陈皮10g，炙甘草6g。水煎服，5剂。

6月22日二诊：服药5剂后腹泻好转，五更不再腹痛，腹泻次数减少，仍有腹胀、食少、腰痛。舌脉同前，仍按前方加青皮6g、炒菟丝子10g、炒白芍9g、焦三仙各10g。水煎服，5剂。

6月26日三诊：服药5剂，腹泻止，腹胀减，胃纳好转，腰痛缓解，按二诊方再服5剂，以巩固疗效。

（3）张某某，男，61岁，1996年9月23日初诊。

病史：泄泻1年余，腹痛阵泻，日达四五次，清冷溏稀，完谷不化，腹稍胀纳呆。头晕嗜睡，精神疲乏，近期每至黎明前肠鸣腹痛，一痛即泻，泻后则安，形寒肢冷，腰膝酸软，他处屡服中、西药物治疗未效。舌质嫩红、舌苔薄白，脉沉细而迟。

辨证：脾肾阳虚泄泻。

治则：温肾健脾，固肠止泻。

方药：熟附片10g，补骨脂10g，五味子6g，炮干姜6g，吴茱萸6g，土炒白术12g，党参12g，茯苓12g，白芍10g，山药15g，白扁豆12g，车前子10g（包煎），炙甘草6g。水煎服，6剂。

9月30日二诊：服上方药6剂后，泄泻好转，日2～3次，五更不再腹痛腹泻，仍有腹部不适，纳呆，舌淡、苔少，脉沉细。上方加砂仁5g（后下）、陈皮9g。水煎服，6剂。

10月6日三诊：泄泻每日2次，不再腹胀、腹痛，饮食好转，按上方稍有出入继续服用半月，诸症消失，而获痊愈。

按语： 泄泻是临床常见病，是指排便次数增多，粪便稀薄，甚者如水样便而言。《灵枢·百病始生》曰："虚邪之中人也，留而不去，传舍于肠胃，多寒则肠鸣泄泻。"《丹台玉案》曰："泄者如水之泄也，势犹舒缓，泻者势似直下，微有不同，而其病则一，故总名之曰泄泻。"本病主要病变在于脾胃与大小肠。其病因有感受外邪、饮食所伤、脏腑虚衰、升降失调等，但其关键在于湿盛与脾胃功能障碍。因胃为水谷之海，脾主运化精微，如果脾胃受病，则对饮食之消化吸收都有障碍，故可致使清浊不分，混杂而下，而形成泄泻。治疗法则应以调理脾胃、祛湿为主，但应随其病因，及其他兼夹病证，辨证施治。张景岳谓："肾为胃之关，肾中阳气不足则命门火衰，阴气极盛之时，则令人洞泄不止。"总之，泻利为腹疾，腹为三阴之会，一脏不调便能致泻。如足太阴脾泻者，脾不运化，清阳不升，不能分别水谷，故泄泻作矣。脾泄日久不愈，甚易于及肾，而成脾肾泄泻。本案之第（2）、第（3）例皆属此类，治法上首选参苓白术之类以补脾之土，渗湿止泻，更以二神丸之善温命门相火熏蒸脾土，所谓"补火生土"。泻久及肾，命门火衰，脾失温煦，以致脾肾阳虚，久泻不止。在治疗上，取附子、补骨脂温补肾命之阳；党参、茯苓、炒白术、甘草、吴茱萸温补脾胃之阳；肉豆蔻、五味子涩肠固脱；车前子利肠中之水。以达调脾补肾、泻止纳增之目的。

（4）李某某，男，25岁，1997年3月16日初诊。

病史：腹泻腹痛半年余，每日大便五六次，每日早晨4时即泄泻，肠鸣，食后腹部胀满，便时腹部滞痛喜按，大便溏稀，常出虚汗，睡眠不安，胃纳尚佳，形体羸瘦，精神萎靡，面无光泽，腹部可见肠蠕动，语音低下，可闻腹内肠鸣音。舌质红、苔薄黄，脉细数。

辨证：中气下陷，脾弱阳虚，湿热未净。

治则：健脾益气，清热导滞，通肠止泻。

方药：炒白术15g，茯苓12g，木香9g，诃子肉10g，补骨脂10g，五味子6g，黄连6g，吴茱萸9g，罂粟壳9g，甘草6g。水煎服，3剂。

3月19日二诊：服3剂后大便次数减少，每日二三次，症状显著减轻，身觉有力。舌淡，脉弦虚。唯病久体弱。原方加党参15g，继续服用6剂。大便次数正常，饮食增加，自觉有力而痊愈。

按语：泄泻日久，中气下陷，清阳不升，脾弱阳虚，黎明即泻。由于便时腹滞痛，舌红，脉细数，为湿热未净，故以清利湿热、健脾益气、导滞固肠法使泻停止。

（5）王某某，男，42岁，1999年5月21日初诊。

病史：腹痛泄泻约4个多月，每日大便五六次，量少而溏软，腹痛喜按，肠鸣较重，食欲尚可，食后作胀，身倦无力，形体消瘦，面色苍白无光泽，腹部可闻肠蠕动，语音低微，心悸气短。舌质淡、苔薄白，脉沉细微。

辨证：中气下陷，肾气不摄。

治则：补气升阳，健脾固肠。

方药：生黄芪20g，炒白术15g，茯苓12g，补骨脂10g，诃子肉10g，五味子6g，木香6g，甘草6g。水煎服，7剂。

5月28日二诊：服药7剂后大便减至每日二三次，消化好转，体力增强。使脾气渐恢复，肠气稍固。脉仍沉微，原方加补气温脾之药再服7剂。药用：生黄芪30g，生山药18g，党参15g，茯苓15g，炒白术12g，诃子肉10g，肉豆蔻9g，补骨脂10g，炮姜6g，罂粟壳6g，五味子6g，炙甘草6g。水煎服，7剂。大便次数显著减少，每日一二次，大便成形，肠鸣不显，食欲增加，精神好转，体力恢复。再按此方继服7剂而痊愈。

按语：腹泻日久，中气下陷，肾气不振，所以久泻不止，脾气下陷则运化失职，食物不得吸收，故形体消瘦，气血虚损，而现心悸气短、面色苍白而不光泽之症状。腹泻，多由伤食积滞或外邪内陷所造成。今腹不坠不痛，喜按，排便无脓液及秽臭之气，是无伤及热邪，可知历时年余，形瘦力耗。脉象沉微都表现出中气下陷、肾气不摄、大肠不固之象。故宜补气升陷，健脾固肠法，使气升、脾固、泄泻得止。

（6）郝某某，女，28岁，2001年10月16日初诊。

病史：半年来经常胃脘部或下腹部疼痛，腹泻为水样便，消化不好。伴有恶心呕吐，气短，头晕，周身无力。近半个月来大便每日三四次，完谷未化，恶心呕吐，口干不欲饮，喜热饮，尿黄，腹痛阵发，痛而欲便，便后痛减，减后复痛，每日晨醒即腹泻，饮食尚可，形体倦怠，语言低微，腹软任按不痛。舌淡、苔薄白，脉细弱。

辨证：脾胃虚寒，水谷壅滞。

治则：温中散寒，理肠化滞。

方药：焦白术12g，生山药18g，肉豆蔻10g，白芍10g，芡实10g，炮附子6g，木香6g，补骨脂6g，吴茱萸6g，炮姜6g，炒麦芽6g，炙甘草6g，大枣3枚。水煎服，7剂。

10月23日二诊：上方服药7剂，腹泻止不再疼痛，继服7剂而痊愈。

按语：患者该病已半年之久，时好时犯，不能进食生冷，且平日易感受外邪，是中气素虚，无以抗御外邪，偶因饮食不节，运化失常，水谷壅滞肠中而成腹泻，经温中散寒化滞14天而获得康复。

（7）张某某，女，32岁，2004年9月26日初诊。

病史：患者因夜间贪凉而未盖被，晨起即觉腹部疼痛，胃脘胀满，食欲不佳，恶心，呕吐清水，大便泄泻，日八九次，无里急后重，口不渴，心不烦，周身倦怠无力，面色苍白，四肢逆冷，水样便，无脓血和黏液，腹软喜按。舌淡、苔薄白，脉沉细微。

辨证：脾阳不振，寒邪留滞。

治则：健脾渗湿，温中散寒。

方药：理中汤合平胃散加减。党参12g，炒白术12g，茯苓10g，干姜

10g，泽泻 10g，陈皮 10g，法半夏 9g，厚朴 6g，炮附子 6g，吴茱萸 6g，炙甘草 6g。水煎服，3 剂。

服完药后腹痛泄泻即愈，脘满亦轻，呕吐不作，诸症消失而愈。

按语：患者平时脾胃虚弱，食少脘满，消化不好，因夜卧受寒出现腹痛作泻，呕吐清水。中气壅滞，升降失常，脾阳下陷出现泄泻，胃气上逆而发呕吐，皆中气虚寒。腹软喜按为脾虚之证。四肢逆冷为脾寒之象。故用四君子汤以健脾阳而助运化；干姜、附子、吴茱萸不但散寒邪，而更能助脾阳之健运，脾气运化，上下协调，吐泻自然不作；厚朴下气宽中；陈皮、半夏止呕降逆；泽泻、茯苓、白术健脾利水。脾健水行，逆降呕止，故服药后呕停泻止而痊愈。

（十二）便秘

（1）任某某，女，20 岁，2000 年 11 月 21 日初诊。

病史：近 1 个月来，脘腹隐痛且胀，大便干燥，四五天 1 次，胃不思纳，身体较胖，经常鼻衄，月经后期，色黑质稠，口干心烦，夜寐不佳，头痛。舌苔黄干，脉沉弦有力。

辨证：阳明热实，传导失常。

治则：清泻阳明，调气除胀。

方药：拟用小承气汤加味。姜川厚朴 9g，炒枳实 6g，酒大黄 6g，炒杭白芍 9g，炒槟榔 6g，木香 6g，火麻仁 9g，炒紫苏子 6g，陈皮 6g。水煎服，3 剂。

11 月 24 日二诊：服药 3 剂，脘腹痛减，大便已通，干硬如球，头痛已止，胃纳好转。舌苔白黏，脉沉缓，阳明热减，中焦未和。再用枳朴二陈汤加减：茯苓 10g，炒枳壳 6g，清半夏 9g，姜川厚朴 6g，白芍 9g，陈皮 6g，炒川楝子 6g，炒神曲 6g，焦山楂炭 6g，生姜 1 片，大枣 3 枚。水煎服，5 剂。服药后恢复正常。

（2）张某某，女，41岁，1998年6月12日初诊。

病史：月经正潮，先期量少，腰酸腿软，经常头痛，大便干燥，胁胀纳呆。舌苔黄厚燥，脉沉缓滑。

辨证：血虚肠燥。

治则：养血润燥，清热通秘。

方药：拟用枳朴二陈汤加味。当归10g，白芍12g，炒枳壳6g，姜川厚朴9g，清半夏9g，陈皮6g，茯苓9g，川芎3g，白芷4g，郁李仁9g，火麻仁9g，生甘草3g。水煎服，3剂。

6月15日二诊：服药3剂，腰腿酸软、胁胀已无，月经已过，头痛已轻，大便已五六天未行，以前经常服泻剂通便，药止复秘，舌苔灰黄，脉沉而无力，拟通便汤：黑芝麻30g，当归15g，白芍20g，火麻仁15g，郁李仁15g，桃仁15g，苦杏仁10g，何首乌20g，枳实10g，厚朴15g，大熟地黄20g，甘草6g。水煎服，3剂。养阴补血，清热攻下，润肠通便。

6月18日三诊：药后大便畅通，周身轻松而痊愈。方中黑芝麻、当归、白芍、何首乌、熟地黄、火麻仁、郁李仁、桃仁都能润燥通便。妙在白芍、苦杏仁、厚朴、枳实配伍其中，宣上润下，宽肠下气；与当归、桃仁活血化瘀结合，润肠通便之力倍增，此因大便久秘之人，多有瘀血之故。白芍、枳实、厚朴通腑泄热，急下存阴。

（3）任某某，女，41岁，1999年6月18日初诊。

病史：能食善饥，消瘦乏力，心慌烦乱，少眠，头晕目眩，口苦咽干，大便干秘，难下如羊矢，四五天1次，腹满，大便黄热，月经提前，色黑有块，肌肤不润。舌质红、苔黄干，脉沉弦数。

辨证：热蕴于中，耗伤津液，传导不利。

治则：清热养阴，增液通秘。

方药：拟用甘露饮加减。当归12g，生地黄12g，熟地黄12g，天冬12g，麦冬12g，石斛9g，白芍10g，枳实6g，炒苦杏仁10g，炒栀子6g，炒桃仁10g，火麻仁9g，柏子仁9g，玄参10g，番泻叶3g。水煎服，7剂。

6月25日二诊：服药7剂，大便干秘已通，1～2天可以一行，心烦腹满不再，舌已转润，脉缓有力。按上方继续服用7剂。服药后诸症均除而痊愈。

按语：大便秘结有阴阳之分，虽属大肠传导失职，但与脾胃及肾关系密切。临床常见有热秘、气秘、虚秘、冷秘，一般治疗常用清热润肠、顺气行滞、益气养血、温通开秘等法。《素问·灵兰秘典论》云："大肠者，传导之官，变化出焉。"如果肠胃无滞，则大便畅通，若燥热内结，或气滞不行，或气虚传送无力，或血虚肠道干涩，以及阴寒凝结，均可导致不同性质的便秘。六腑以通为用，倘若腑气不通，浊邪上犯，往往头痛，正如《素问·通评虚实论》所云："头痛耳鸣，九窍不利，肠胃之所生也。"谭老治疗便秘，既不脱离常规治法，又能通权达变，因证施治，常从中焦入手，调其升降，行气化滞，佐以养血柔肝、宣肺清热、理脾滋肾等法治之，疗效很好。因为肺与大肠相表里，上开则下通；肝与大肠气化相通，大肠之传导有赖肝之疏泄；肾主二便，鼓动肾气则开合正常。由此可见，患者同属便秘，耗伤津液，取增水行舟法，方用生地黄、熟地黄、二冬、玄参、石斛滋阴润燥，以调升降，诸症消失，获得痊愈。

（4）薛某某，男，40岁，2001年4月27日初诊。

病史：本患者嗜食辛辣，经常大便干结，经常服用"酚酞片"等西药稍得缓解，近日农活忙喝水少导致便结难解，服"酚酞片"已不管用。且见唇干口臭，面赤身热，烦躁，腹胀满，小便短赤。舌红、苔黄燥，脉实滑数。

辨证：阳明热结之便秘。

治则：通腑泄热，润肠通便。

方药：川大黄10g，枳实10g，川厚朴10g，芒硝9g（另包，研细末分2次冲服），麦冬9g，火麻仁18g，梨汁30g（分2次兑服）。水煎服，3剂。

4月30日二诊：服药3剂，即下燥屎若干，腹胀减，烦躁稍减，大便尚干，增益原方，更加番泻叶6g、熟地黄15g、天冬12g、郁李仁12g、当归12g。水煎服，3剂。以润肠通便。

5月3日三诊：服上方3剂，大便得通，腹中畅快，精神好转，黄燥苔已退，脉沉稍数，余症均可。便秘虽已，余邪未除，津液一时难复，嘱其勿食辛辣之物，恐火之余烬时而复燃也。予滋阴养液、清热生津之剂善后。药用：取生地黄10g，天花粉12g，天冬12g，麦冬15g，玄参10g，知母10g，甘草6g。服药3剂，病获痊愈，一直未再复发。

按语：病者素体阳盛，且嗜食辛辣动火之物，又复啖食炙煿，终致邪火内发，邪火炽盛，内燔于六腑，伤津耗液。火盛于下则大便干结，小便短赤；火盛于上则见唇干口臭，舌红、苔燥；邪火盛于内，形于外，故见面赤身热；邪火盛于中，腑气不通，故见腹胀而满；邪热内扰神明，故见烦躁不宁；脉实滑数者，热蕴三焦成壮火内燔之象。

邪热积久则伤津，津伤则便结，津伤过甚，邪火愈炽，又不得从大便出，如此，必致邪热攻心而神昏谵语。故仿增液承气汤意，急撤热邪于下，佐以生津养液之品，以增水行舟。热淫于内，治以咸寒，故以芒硝咸寒泻热，用以润燥软坚；大黄苦寒，泄邪火，下燥结；积滞不去，腑气不通，故以枳实、厚朴之苦降，下气除满，经所谓"土郁夺之"也；邪热伤津，燥结内停，故以麦冬、梨汁生津养液，润肺通便（肺与大肠为表里，肺气下行，腑气则通）；火麻仁润肠利六腑之燥坚。

（5）许某某，男，69岁，2004年3月18日初诊。

病史：患者大便秘结，数日不行，每如厕所努责难下，久之方得少许燥屎，苦不堪言，伴口干，小便短赤。舌红，脉细涩。

人年四十而阴气自半，况乎年近古稀之老者，精血衰耗。下焦阴虚则精血枯燥，精血枯燥则津液不润，而肠腑枯槁，此阴虚之阴结也，故其见证便秘津枯难下；阴虚津液不能上承，故见口干，阴虚生热；热移膀胱而见小便短赤；舌质红，脉细涩，均系阴亏血少之证。

辨证：阴虚津枯之便秘。

治则：养阴生津，润肠通便。

方药：当归15g，白芍20g，何首乌20g，火麻仁15g，熟地黄20g，麦冬25g，升麻6g，炒紫苏子9g，桃仁10g，生地黄15g，郁李仁12g，甘草9g。水煎服，3剂。

按语：津枯便秘，治当虚者补之，燥者润之。故以当归、白芍、何首乌、熟地黄、麦冬养阴生津，润肠通便；肺与大肠相表里，肺气下行，腑气得通，故以紫苏子润肺下气；火麻仁、桃仁、郁李仁相配，润肠通便；甘草调和泻下之力减缓，而润肠之力增强；稍加升麻以提之，以升为降。程钟龄云："经曰北方黑色，入通于肾，开窍于二阴，是知肾主二便，肾经津液干枯，则大便闭结矣。然有实闭、虚闭、热闭、冷闭之不同。"若年高脏衰者，阴液必不足，则大便易结；若饥饱失常，劳役过度，或嗜食辛辣动火之物而助火邪，则易耗伤真阴，津液亏少而致大便燥结。治燥结之法，亦须本"虚则补之，实则泻之"，"结者散之，燥者润之"的原则。本案便秘，系老年津枯液乏而致大便难解。此阴虚之阴结也，但壮其水，大便自通。谭老认为凡治便秘，体质壮盛者，当下之时，宜急下之，下后津液不复，再予滋润之剂。老年血枯、新产血枯、病后亡津液亡血之便秘，日久不更衣，腹无所苦，别无他症者，俱不可下，凡此种种，但应以滋润为主，或兼治其气，或兼治其血，虽有大法在前，又皆各有所主。如此治病，自能得心应手。

（十三）臌胀（附肝硬化腹水）

（1）付某某，男，45岁，1996年3月17日初诊。（西医确诊为肝硬化腹水）。

病史：患病2月余，腹大如鼓，脐突出，两腿浮肿，按之没指，活动困难，小便不利，口渴不欲饮，胃纳呆少，神倦乏力，面色苍褐，身目俱黄，无汗。曾住院西医治疗1月，时轻时重。舌苔黄厚腻，脉沉弦长。

辨证：肝郁积聚，臌胀黄疸，水湿泛滥。

治则：通阳化湿，行气利水。

方药：拟茵陈五苓汤加味。茵陈30g，白术10g，牵牛子6g，车前子

10g（包煎），茯苓 15g，猪苓 12g，泽泻 6g，木香 9g，肉桂 6g，黄芪 20g，当归 12g，陈皮 6g，枳壳 9g，冬瓜皮 12g。水煎服，7 剂。

3 月 25 日二诊。服药 7 剂，小便通利，黄疸渐退，水肿也消大半，按上方随症加减连服 3 月余，臌胀平复，起居如常，眠食均可。最后以乙癸丸健脾滋肾养肝，常服收功，后告之多吃苹果而康复。随访数年，未再复发。

按语： "臌胀"被古人列为"风、劳、臌、膈"四大难症之一，现多见于肝硬化腹水，以腹部胀大如鼓、皮色苍黄、脉络暴露为主要特征，如《灵枢·水胀》曰："腹胀，身皆大，大与肤胀等也。色苍黄，腹筋起，此其候也。"其病机主要为肝、脾、肾三脏功能失调，水、气、血郁积抟结体内。临床多表现为虚实夹杂证候，既有腹水潴留之实，又有气血大亏之虚，而见正气不支、脾阳不运，所以治疗宜攻补兼施。在大量腹水时，急则治其标，宜驱逐水饮（因腹水不去，各内脏功能均受影响，病更难治愈），以温阳行气利水为法。方中用少量牵牛子以逐水，因其量少，药力不甚峻猛，以防伤害正气；肉桂温肾助阳暖脾，脾阳得运，腹水才有去路；木香理气，行水除胀满；茯苓、泽泻、猪苓、冬瓜皮渗湿利水；陈皮、枳壳舒气消食；黄芪、当归益气补血，气血调和，以利水肿消退。诸药相合，标本兼顾，攻补兼施，腹水得消。

（2）马某某，男，43 岁，2003 年 1 月 28 日初诊。

病史：3 年前查出肝硬化，今查右胁下肝大两指，质硬，现脘腹胀满，腹水明显，黄疸明显，面目俱黄，右胁痛，胃不思纳，大便溏、小便短少。舌苔薄白，脉沉弦缓。

辨证：肝郁积聚，臌胀。

治则：疏肝健脾，消胀利水。

方药：拟五苓散加减。生白术 12g，茯苓 12g，猪苓 12g，泽泻 6g，姜皮 6g，冬瓜皮 12g，桂枝 3g，炒杭白芍 15g，鸡内金 12g，炒枳实 6g，木瓜 6g。水煎服，7 剂。

2月5日二诊：服药7剂，腹胀轻，气能下行，仍右胁痛，小便不多，按上方去桂枝，加大腹皮12g、生牡蛎10g、木香6g。水煎服，7剂。

2月12日三诊：服药7剂，小便增多，腹水大减，右胁痛差，仍大便溏，舌脉同前，臌胀好转，肝脾未和，前方变更再进。药用：生白术15g，黄连3g，干姜6g，炒山药12g，泽泻6g，煨肉豆蔻6g，陈皮6g，木香6g。水煎服，7剂。

2月20日四诊：服药7剂，小便畅通，腹水已很少，腹中转矢气，大便正常，检查肝大缩小一指，质硬，按三诊方去干姜，加炒川楝子6g、熟附子3g、桂枝3g。水煎服，15剂。

3月5日五诊：服药15剂，腹水全消，诸症缓解，二便正常，眠食均好。患者要求再服药15剂，停药观察。1年后随访，未再复发，已正常劳动。嘱咐患者以后多食青色的苹果。

按语：臌胀之病机为肝脾失调，木郁克土，脾失健运，水湿不化，积聚不泄而见腹胀；肝郁脾湿，湿浊阻滞，胆汁外溢而见黄疸明显，小便不利。方用五苓散加减服用3个多月而告愈。

谭老治腹水未用峻攻猛逐之品，治积聚也未用过多的化瘀血攻伐之品，而以扶正为主，有防有守，用药得宜，缓治收攻。

（3）白某某，男，41岁，2007年7月29日初诊。

病史：2006年5月患肝硬化腹水，曾住院治疗，腹水渐少，但肝大右肋下4cm，脾大左肋下8cm，中等硬度，脘腹胀，两胁隐痛，胃纳不香，口干少饮，大便溏，每日二三次，小便尚可，夜眠较好，面色苍褐，形体消瘦。舌苔白，脉沉弱。

辨证：脾肾两虚，肝失所养，气结血瘀，升降失调，乃致痞积，正气已伤。

治则：健脾、补肾、疏肝，佐以软坚。

方药：以乙癸丸加减，巴戟天12g，山茱萸15g，炒山药12g，茯苓12g，泽泻9g，菟丝子15g，炒白芍12g，柴胡6g，生牡蛎12g，青皮6g，陈皮 6g，香附 12g。水煎服，7 剂。

8 月 6 日二诊：服药 7 剂，脘腹舒适，胃纳增加，大便成形，每日两次，腰脊酸痛，舌脉同前，脾肾两弱难以速复。上方去柴胡、香附，加狗脊 10g、川牛膝 10g、砂仁 6g（后下）。水煎服，7 剂。

8 月 13 日三诊：药后有效，肝脾变软缩小，胁痛已除，眠食均佳，二便也调，再按前方加当归 10g、鳖甲 15g。共服用 2 个多月，面色转红润，诸症消失，复查肝脾肋下可触及，恢复劳动。

按语：臌胀是以腹胀如鼓、青筋显露、小便不利为主要特征，现代医学的肝硬化腹水，即属臌胀范畴。主要病机在肝脾，为肝失疏泄，脾失健运，水湿停聚，气滞血凝，脉络瘀阻所致。其标在肺，其本在肾，其治在脾，其行在三焦。谭老认为，治疗臌胀，必须因势利导，法宜缓图，急则治标，缓则治本，可以取效。

本例患者黄疸明显，小便不利，方用茵陈五苓汤，随症加减，60 余剂后取得疗效。臌胀积聚，肝脾均大，腹水不多，仿乙癸丸法加鳖甲、牡蛎软坚化积，2 月余积聚消失，恢复劳动。总之，谭老治腹水、积聚从肝、脾、肾三脏入手，疏肝、健脾、补肾、利水、软坚散结，未用峻猛之品，时时顾护正气，以缓治而收功。

（4）闫某某，男，46 岁，2009 年 6 月 13 日初诊。

病史：患者腹胀 3 个月，近期伴有目黄，医院确诊为慢性肝炎、肝硬化腹水，以中、西医保肝、护肝之法治疗，虽病情反复，时有加重，但总体病情稳定。然自上月开始，病情迅速恶化，胸部胀闷，腹部膨隆，气促，食欲不振，失眠，肝区疼痛严重，故前来就诊。症见：目黄，胸部胀闷，气促，食欲不振，失眠，舌红、苔薄黄，脉弦数。腹部胀满膨隆，肝脏中等硬度，压痛明显，脾未触及。

辨证：脾胃虚弱，湿热阻滞。

治法：清热利湿退黄，行气健脾。

方药：茵陈 6g，茯苓 15g，薏苡仁 12g，柴胡 15g，板蓝根 15g，郁金

9g，党参 15g，白术 15g。水浓煎服，7 剂。

6 月 20 日二诊：服上药后，黄疸、腹胀、肝区疼痛等症减退，食欲转佳，但仍有少量腹水；上方加利水之品。药用：茵陈 9g，猪苓 12g，茯苓 5g，泽泻 9g，薏苡仁 15g，桂枝 6g，郁金 9g，板蓝根 15g，白术 15g。水煎服，7 剂。

6 月 28 日三诊，药后腹水消失、不再目黄，食欲比前好转，但肝区仍隐隐作痛，胸腹略胀闷，舌红、苔薄黄，脉沉弦。后以逍遥散调理 4 个月未见复发。

按语： 臌胀之病机为肝脾失调、木郁克土、脾失健运，水湿不化，积聚不泄而见腹胀；肝郁脾虚，湿浊阻滞，胆汁外溢而见目黄。本案以正虚为主，不能峻下逐水，宜健脾理气，兼清湿热。方中板蓝根、茵陈、薏苡仁清热解毒、利湿退黄；慢性肝炎多有肝气郁滞，经云"木郁达之"，故用疏肝解郁、行气健脾之品治之；后予五苓散加强利水渗湿、温阳化气之功，使湿邪从小便而去。

（5）许某某，女，46 岁，2013 年 5 月 17 日初诊。

病史：患者自觉腹胀已有 2 月，其症逐日加重，伴形体渐消，疲乏无力，面浮肢肿，食欲减退，泛恶不吐，两胁痞满，嗳气不舒，小便短少、大便秘结等。曾在多家医院就诊，诊断为：肝硬化腹水，并予保肝、利水之法治疗，然效果不佳，求治于谭老。就诊时见：腹胀，形体渐消，疲乏无力，面浮肢肿，食欲减退，泛恶不吐，两胁痞满，嗳气不舒，小便短少、大便秘结；舌质淡红、苔薄白，脉迟细；肝大可触及，腹部移动性浊音阳性；肝功能异常。

辨证：脾虚湿困。

治则：补脾益气，运化水湿。

方药：四君子汤加减，党参 24g，茯苓 12g，泽泻 10g，白术 12g，陈皮 9g，桑白皮 9g，神曲 9g，大腹皮 9g，苍术 10g，草豆蔻 3g，厚朴 9g。水浓煎服，12 剂。

5月29日二诊：服上方12余剂，腹水消、腹胀除。六君子汤合平胃散调理，前后服用40余剂而获痊愈。

按语： 臌胀是以腹胀如鼓，其胀多在腹部，而四肢无恙，故又有医家称其为"单腹胀"。喻嘉言《医门法律·胀论篇》云："胀病亦不外水裹、气结、血瘀。"肝硬化腹水，因肝之气血郁结不疏，横犯脾土，脾土受克，运化失常，清阳不升，浊阴不降，水谷之精微不能奉承脏腑，水湿之浊阴不能转输排泄，清浊相混，壅塞而成。其本为脾土之虚，标为水湿之实，治疗宜标本兼顾，但关键在于健运脾气，而不在分利水湿；脾气一振，水湿自化。《张氏医通》引丹溪曰："单臌胀，乃脾虚之甚，正气虚而不能营运，浊气滞塞其中，今扶助正气，使之自得健运，邪无所留，而胀消矣。"又指出治疗时"用大剂参、术，佐以陈皮、茯苓、苍术、浓朴之类"。此患者虽苦于胀急，但不可予利药以图一快，因破气活血、攻下逐水诸法，最伤脾胃，用之不当不仅腹胀不能消除反而伤耗正气而犯虚虚之戒。病属初起，尚有可救之机；如果日久病深，则虽竭尽全力也难图功。肝硬化引起臌胀，多为虚实夹杂之证，虚证责之脾、肾，实证责之水饮、湿热。盖肝病迁延失治，或过用寒凉，脾胃虚弱，水湿不化，郁久化热，终成臌胀。治疗时应切中病机，补伐兼施，方能取效。

（十四）全身水肿

（1）张某某，男，56岁，1988年4月26日初诊。

病史：患者3月以来，经常眩晕，半夜尤剧，夜起站立不稳，平时自汗、盗汗恶风，肢倦乏力，尿少色黄，记忆力减退，情绪烦躁，不思饮食，嗳气，便溏，常喜热饮，烦躁健忘，夜寐不沉，周身沉紧，喉中有痰，五心烦热，全身浮肿。舌淡红、舌苔薄白而干，脉沉细弱。

辨证：脾肾亏虚，痰热上扰。

治则：健脾补肾，理气化痰。

方药：拟用龙牡温胆汤加减。生龙骨10g，生牡蛎12g，半夏9g，陈皮

6g，茯苓9g，竹茹9g，炒枳实6g，炒酸枣仁9g，炒山药9g，霍石斛9g，炒杭白芍9g，炒谷芽6g，通草6g。水煎服。7剂。

4月2日二诊：服药7剂，自汗已少，盗汗仍多，全身胀减，腹部稍舒，胃已思纳，夜寐转安，小便增多，舌脉同前，证属阴阳俱虚，湿热内蒸，卫气不固。改用玉屏风散合生脉散加味。药用：生黄芪9g，生白术9g，防风6g，党参9g，麦冬9g，五味子2g，茯苓10g，半夏9g，陈皮6g，炒杭白芍10g，砂仁3g（后下）。水煎服，7剂。先后服药14剂，诸症均减。

4月16日三诊：自汗盗汗基本停止，眩晕未作，脘腹闷胀已减，全身浮肿亦轻，纳食已香，夜眠转好，偶见易饥，嗳气，大便成形，仍不耐劳，舌苔薄白，脉沉细缓。药后有效，定方常服，以六神散加减。药用：党参9g，茯苓15g，茯神15g，生黄芪15g，白扁豆12g，麦冬12g，霍石斛10g，炒酸枣仁12g，炒杭白芍12g，枸杞子10g，香附12g，陈皮6g。水煎服，7剂。

4月23日四诊：因劳动忙碌，全身浮肿又有反弹，肢体沉紧，自汗、盗汗极少，睡眠欠佳，目窠虚肿、气短乏力，喉中有痰，舌淡红、苔薄灰白，脉沉细弱。证属劳则气耗，心脾两虚，改异功散合五苓散加减。药用：党参12g，生白术10g，茯苓12g，麦冬10g，泽泻15g，猪苓10g，车前子10g，车前草10g，海蛤粉9g，陈皮6g，桂枝3g，五味子3g，炒酸枣仁12g，霍石斛9g。水煎服，7剂。

4月30日五诊：服药7剂，全身浮肿已轻，周身沉紧亦减，喉中痰少，夜眠转好，眼皮微肿，仍气短乏力，舌脉同前。前方去五味子、车前子，加肉苁蓉15g、淫羊藿12g。水煎服，7剂。

5月7日六诊：服药7剂，全身浮肿基本消退，体力较充，易饥未见，胃纳正常，喉中痰少，二便调，偶有夜眠不宁，舌苔薄白润，脉沉细缓。按五诊方去车前子、猪苓，加合欢皮10g，竹茹9g。水煎服。以期巩固。

按语： 全身浮肿临证常见，多见于中老年女性或男性，全身浮肿，按之凹陷，现代医学中常常诊断为功能性水肿、甲状腺功能低下、更年期水肿等，治疗效果不理想。《素问·阴阳别论》云："二阴一阳发病善胀。"《素问·脏气法时论》云："肾病者腹大胫肿，喘咳身重、寝汗、憎风。"有类似肤胀的记载，认为与脾肾两脏功能失调有关。常因肾虚脾湿，气滞血瘀的改变，立法用药攻之伤正，补之碍邪，颇为棘手。《医宗金鉴·杂病心法》云："肤胀脉胀通身胀，单腹鼓胀四肢平，肤胀木香流气饮，脉胀加姜黄川芎。"是指一般治疗法则。谭老认为本例虽属久病正虚，难以骤补，故先用龙牡温胆汤以和中气，转枢上下，再用玉屏风散加减益气固表，补脾燥湿，清热生津，敛阴和阳，以期补中兼疏，散中寓补，使之元气振奋，腠理致密。继用六神散加减益气补脾，和中健胃，少佐滋养肝肾，循序渐进，病情大为好转。后因过劳伤气，心脾两虚，其证复发，改用异功散健脾益气，燥湿祛痰，佐以麦冬、石斛清润生津，炒酸枣仁养心安神，海蛤粉止咳化痰，肉苁蓉、淫羊藿滋肾益精，药后症除。

由此可见，脾胃为后天之本，是气血营卫之源泉，若脾胃虚，健运失职，则化源日绌，百病丛生。故凡久病不愈，诸药不效者，应从脾胃入手。谭老对本病以内伤之病多不足，虚中挟实当兼清润，故法取补其虚，除其湿，行其滞，调其气，清其热，行其水，滋其肾。方中用香附、陈皮调气，党参、黄芪补中气，使药补而不滞，滋而不腻，虽未用木香流气饮等大方峻剂，亦收到良好的治疗效果。

（2）马某某，男，22岁，1997年3月22日初诊。

病史：患者半年来反复出现全身水肿，近3个月明显加重，腰以下肿甚，伴有腰酸痛、腹胀、身重乏力、纳差、大便时稀时干，在县级医院查尿常规：尿蛋白（+++），可见颗粒管型，诊断为慢性肾炎（肾病型）。用泼尼松及利尿剂治疗2个月，病情时好时坏，近期因水肿加重，来我处寻求中医治疗。诊见：满月脸，面色萎黄，一身悉肿，双下肢为甚，按之凹陷不起，腹部膨胀。舌淡红、苔薄且黄白相间，脉沉细滑。

辨证：脾失健运，秽浊阻滞，水湿内停。

治则：健脾和胃，行气利水。

方药：用四苓汤合平胃散加减：白术 10g，猪苓 10g，茯苓 12g，泽泻 15g，木香 6g，苍术 10g，陈皮 10g，厚朴 10g，甘草 6g，生黄芪 30g，太子参 30g，车前草 12g，生姜 3 片。水煎服，7 剂。嘱咐患者低盐饮食，并每日食新鲜鲤鱼半斤。

3 月 29 日二诊：服药 7 剂后，腹胀减轻，尿量由原来每日 500mL 增加至 1500mL 左右。在原方基础上加车前子 12g（包煎）、白茅根 30g。继续服用 30 剂。

4 月 28 日三诊：服药 30 剂后，每日尿量 2500～3000mL，全身水肿及腹水消失；腹胀、口干、腰酸痛症状亦消失，全身轻松有力，尿量明显增加，饮食量明显增加；守原方继续服用 30 剂。多次查尿常规正常。随访 2 年未复发。

按语：《证治汇补》云："肾虚不能行水，脾虚不能制水。"脾主运化、升清，脾失健运，生化之源，升降失司，则肾失水谷精微充养；加之水液内停，又可壅滞伤肾，使肾失封藏，而出现蛋白尿及水肿。肾主蛰藏，受五脏六腑之精而藏之，肾气充则精气内守，肾气虚则精关不固，故精微失守而漏于尿中。

谭老在长期临床实践中认识到，在治疗肾病时除强调补肾外，还重视保护脾胃之气。他认为，病者有胃则生，无胃则死，反对使用败伤胃气之方药。因药物的作用须藉胃气敷布，所以他非常重视调理脾胃功能，以强后天而养先天。凡见脾胃虚弱者，都以健脾和胃入手，喜用甘缓、扶正祛邪的原则。本患者虽为青年，但久病则虚，虚中夹实，所以谭老以四苓汤合平胃散化裁，具有健脾和胃、行气利水作用。方中二苓甘淡入肾经而通膀胱之腑；泽泻甘淡、性寒，入肾、膀胱经以通利水道；白术苦温健脾祛湿；苍术辛烈燥湿而强脾，益土所以制水；厚朴苦温除湿而散满；陈皮辛温利气而行痰；甘草为中州主药，能补能和；重用生黄芪、太子参以健脾升阳而不助火。胃和则降，脾健则升，脾胃升降得调，湿热之邪能化。

对于慢性肾病，西医强调优质蛋白饮食。谭老宗《备急千金要方》鲤鱼汤之意，嘱患者每天食新鲜鲤鱼，既可补充精微物质，又可利水消肿。全方利中有补，补中有行，利而不伤正，补而不留邪，故临床疗效显著。

（十五）下肢肿胀

（1）刘某某，女，45 岁，1998 年 5 月 29 日初诊。

病史：患者双下肢肿胀反复发作已年余，近 1 周症状明显加重，晚上临睡前为重，劳累之后更加严重，虽经反复检查，未查出明确病因，平时自汗较甚，易感冒，饮食无味，故前来就诊。就诊时见：精神不振，面色无华，唇淡，自汗，纳差，用手指按压，双下肢凹陷性肿胀，皮肤色淡，体凉，睡眠一般，小便色淡，大便稍干。舌淡红、苔薄白，脉濡细。

辨证：表虚不固，脾虚湿滞。

治则：益气健脾，利水祛湿。

方药：用防己黄芪汤加味。防己 12g，黄芪 15g，白术 9g，茯苓 9g，当归 9g，薏苡仁 12g，泽泻 9g，白芍 15g，车前草 10g，冬瓜皮 6g。水浓煎服，7 剂。

6 月 5 日二诊：服上药，下肢肿胀渐退，精神好转，为巩固疗效，在原方基础上化裁，继续服用 7 剂。后随访 1 年，未再复发。

按语：防己黄芪汤源自仲景《金匮要略》，以治风水为先。方中重用黄芪补气固表；防己祛风行水；白术、薏苡仁健脾胜湿；茯苓、泽泻、车前草、冬瓜皮利水渗湿；黄芪配当归、白芍又有补血、活血之意，气血调和，肿胀消退。清代唐容川《血证论》曰："人之一身，不外阴阳，而阴阳二字即是水火，水火二字即是气血。"谭老宗前贤之言认为，治疗肿胀，除渗湿利水外，益气活血亦是重要方法，使气充则血行，血行则水动易消，故常于利湿之剂中兼加黄芪、党参、白术、当归、川芎等益气活血之品。

（2）白某某，女，40 岁，1999 年 3 月 10 日来诊。

病史：3 年来患者双下肢水肿反复发作，每于月经前后两周加重，兼伴痛经、经量多色暗、夹血块、尿少等症；劳累后甚觉腰膝酸痛、乏力；多次于当地医院就诊，查尿常规、肾功能、肝功能、心电图等，均无异常发现，故多以"不明原因性水肿"治疗，利尿剂虽可使水肿减退，然随即便有加重之势，患者极度痛苦，故前来求治于谭老。就诊时见：精神萎靡，面色少华，唇淡，畏寒肢冷，腰膝酸痛，乏力，双下肢中度凹陷性水肿，纳差，夜寐增多，小便量少色淡，大便尚可；舌质淡红、苔薄白，脉弦细。

辨证：气血不调。

治则：健脾调气，养血和血，利尿。

方药：用归脾汤加减。全当归 12g，生黄芪 12g，杭白芍 10g，生白术 10g，白茯苓 12g，太子参 15g，醋香附 10g，东阿胶 12g，酸枣仁 10g，远志 10g，生甘草 6g，车前草 12g。加水浓煎服，5 剂。

3 月 15 日二诊：服药 5 剂，水肿、腰痛、寐多等症均明显好转，体力增强。守原方再进 15 剂，水肿消，诸症除。

按语：下肢肿胀是水液在人体内的运行发生了障碍，与气血生化密切相关。《素问·经脉别论》云："饮入于胃，游溢精气，上输于脾，脾气散精，上归于肺，通调水道，下输膀胱"；《灵枢·营卫生会》云："人受气于谷，谷入于胃，以传于肺，五脏六腑，皆以受气。其清者为营，浊者为卫。"都说明人体气血与水液本同出于一源，均化生于后天之脾胃。张景岳在《景岳全书·肿胀篇》中更明确指出："凡病水者，水即身中之气血，气血之气化正常则水液为正常之营养物质，若气血之气化失常，则气血可乘水湿之邪而留于肌肤之中，遂成水肿之症。"可见，水肿与气血功能失调有密切关系。谭老依其多年临证经验告诉我们：功能性水肿多属气血不调之类，诚如清代吴鞠通《温病条辨·治血论》中指出"盖治水者，不治水而治气"。谭老认为所谓"治气"，乃益气及调气二者也。盖气为阳，血为阴，欲达到阴平阳秘、气血调和，健脾益气、养血和血必同时并举，即气血同调。况本案患者兼伴经血不调之症，养血之品焉能缺乎？谭老认为功能性水肿的病因病机与一般水肿有所区别，故治疗不能拘泥于常法，因其为气血失调所致，属本虚标实之证，故治疗应以补虚扶正为主；若重用分利之品，不仅水肿不能消除，反而容易耗伤正气；若气血得补，气血得调，则水液代谢归常而肿自消。谭老于此多以归脾汤加减治之，方中党参、黄芪、白术、茯苓、薏苡仁等健脾益气；当归、白芍养血和血；酸枣仁、远志养心安神；车前草利水；诸药相合，共奏养血补气、健脾养心，和血利水之功。

（3）李某某，男，68岁，2001年10月9日来诊。

病史：患者既往高血压病40余年，长期间断服用西药降压，血压控制不稳定。1999年以来，患者经常出现双下肢水肿，夜间小便次数增多，以至每夜可达五六次，同时伴有腰酸及心烦失眠等症。近半月水肿加重，并出现腹胀、恶心、呕吐、纳呆，尿频量少，大便干结，于当地医院就诊，查尿蛋白（++），经中、西医药物治疗效果不佳，故求诊于谭老。诊见：今测血压110/190mmHg（1mmHg=0.133kPa）。面色晦滞，颧红，心烦失眠，恶心，呕吐，纳呆腹胀，腰酸，双下肢中度凹陷性水肿，尿频量少，大便干结。舌质淡红、苔黄腻，脉弦滑数。

辨证：阴虚阳亢。

治则：滋水涵木。

方药：用六味地黄汤与五苓散加减，熟地黄18g，白术12g，山药12g，山茱萸12g，牡丹皮5g，泽泻9g，茯苓12g，生黄芪24g，猪苓12g，大腹皮10g，车前子10g，桑寄生18g，阿胶9g。水浓煎服，10剂。

10月19日二诊：服药10剂后，水肿稍有好转，腹胀缓解，食欲增加，睡眠正常，大便1日2～3次；尿常规正常。后用本方去车前子加减调治2个月，各种症状恢复正常。随访1年，身体状况良好。

按语：慢性肾病日久，可致肾阴亏虚；或过用温补，刚燥伤阴，或清利耗阴，损耗肾阴，阴阳不能维持正常的平衡，故出现阴虚火旺的病理现象。患者可出现头痛、心悸、耳鸣、失眠、腰膝酸软、颧红等症。肾之阴阳为人身阴阳之根本，两者相互依存、相互滋生、相互制约，处于动态平衡之中；若阴阳偏颇，则必然会产生阴虚阳亢，或阴阳俱虚等证候。故以六味地黄汤为主方，该方遵循"损者益之，实者泻之"的原则，滋阴以潜阳。肾阴充盛，则阴可制阳，亢阳自平。

（4）田某某，男，72岁，2004年10月16日初诊。

病史：最近几年以来，肿胀时尿少、双下肢水肿症状反复发作，劳累时加重，夜尿次数增多，每晚可达五六次，并伴心烦失眠、乏力、胸部闷痛等症，曾就诊于当地医院，诊断为冠心病、肾动脉硬化性肾病，长期以硝酸甘油及利尿剂维持，水肿可减轻，胸部闷痛亦缓解，病情尚属稳定。近3个月，无明显诱发因素，患者突觉上述症状加重，伴纳呆、恶心、头晕、大便干燥等，服用常规药物无效，遂求治于谭老。就诊时见：血压150/98mmHg，面色晦暗，心烦失眠，乏力，眼睑结膜略显苍白，头晕、胸闷、恶心、纳呆，双下肢中度凹陷性水肿，大便干燥。舌质淡红、苔薄黄，脉弦滑数。

辨证：脾肾亏虚，水湿泛滥。

治则：滋肾健脾，利水化湿。

方药：用六味地黄汤合四苓散加减，熟地黄18g，生地黄24g，白术12g，山药12g，山茱萸12g，牡丹皮5g，泽泻9g，茯苓12g，猪苓12g，车前草10g，党参18g，薏苡仁9g，白扁豆15g。水浓煎服，7剂。

10月23日二诊：服药7剂，尿量增多，水肿减轻，恶心好转，食欲增加，睡眠、心烦均好转。守原方出入再服15剂，上述症状全部消失，大便1日1次，复查尿常规正常，尿素氮也恢复正常，为巩固疗效，嘱患者继续服用3个月。

按语：本案患者多脏同病，加之肾精匮乏，脾气虚衰，水湿失运，阻于中焦，溢于肌肤而成邪实之证，故出现尿少、水肿、恶心、呕吐诸症，因此治疗上必须标本兼顾，以六味地黄汤加味治之。吴昆《医方考》谓："熟地黄、山萸肉味厚者也，味厚为阴中之阴，故能滋少阴，补肾水；丹皮气寒味辛，寒能胜热，苦能入血，辛能胜水，故能益少阴平虚热；山药、茯苓味甘者也，甘从土化，土能防风水，故用之制水脏之邪。"党参、白扁豆健脾升阳除湿，使清升浊降，全方相参，滋补肝肾，以"养阴中之真水，化阴中之真气，利阴中之滞"，用于肾虚之水肿，意在补而不滞，利而不伐。

（十六）淋证

1. 热淋、血淋、气淋

（1）王某某，女，36岁，1989年10月12日初诊。

病史：长时间患有不适，经常尿频、尿涩、尿痛、尿赤、尿浑浊，腰痛，经医院治疗一直未愈。现眠食均调，大便正常。舌苔薄白，脉沉细缓弱。

辨证：膀胱湿热，久病伤肾。

治则：清热利水，兼养肝肾。

方药：拟导赤散加味。生地黄9g，淡竹叶6g，宣木通5g，炒女贞子12g，炒菟丝子10g，炒车前子10g（包），黄柏6g，炒栀子5g，赤芍9g，川续断12g，桑螵蛸9g，巴戟天9g，生甘草6g。水煎服，7剂。

10月20日二诊：服药7剂，尿频止，色转黄，尿涩痛腰痛减轻。舌脉同前。以原方加巴戟天10g，水煎服，7剂。

10月28日三诊：服药7剂，腰已不再痛。偶有小便不爽。舌质红、苔黄润，脉沉细缓。湿热渐清，肝肾未复，按二诊方再加萹蓄12g、瞿麦12g、白茅根20g。水煎服，7剂。

11月4日四诊：服药7剂后诸症均除。经患者家属要求害怕以后再犯继续服用7剂。后随访，疗效巩固，未见复发。

（2）赵某某，女，49岁，1999年6月24日初诊。

病史：尿痛、尿急反复发作，伴有腰痛四五年，素嗜甘肥，常感头晕、腰痛，近来小便频急短赤、涩痛浑浊，经治不效。体胖，苔薄白、舌尖赤，脉沉细紧。

辨证：脾肾两虚，湿热蕴结于膀胱。

治则：清热利水，健脾固肾。

方药：以八正散与导赤散加减标本兼治。药用：木通 3g，猪苓 12g，生地黄 12g，淡竹叶 5g，滑石粉 15g，茯苓 12g，生白术 12g，女贞子 10g，炒黄柏 6g，川续断 12g，怀牛膝 12g，陈皮 3g，青皮 6g，木香 3g，生甘草 3g。水煎服，7 剂。

7 月 2 日二诊：服药 7 剂，小便明显好转，仍有腰痛、尿痛。舌脉同前。湿热虽减，脾肾未复。原方去滑石粉，加淫羊藿 10g、山药 12g。水煎服，7 剂。服药 7 剂后痊愈。

（3）张某某，女，21 岁，1999 年 4 月 12 日初诊。

病史：近月余腰痛较重，小便不利，频急作痛，浑浊色黄，曾患有"慢性肾盂肾炎"，经常反复发作，一直服用西药治疗，尿中仍查有红细胞。口苦乏味，纳食不香，睡眠不宁。舌苔灰白，脉沉细滑。

辨证：肾虚不固，膀胱湿热。

治则：清利固肾。

方药：拟实脾饮与导赤散加减。白术 10g，茯苓 15g，大腹皮 12g，生地黄 9g，淡竹叶 6g，萆薢 9g，炒黄柏 5g，炒菟丝子 9g，当归 10g，赤芍 6g，木香 3g，青皮 6g，瞿麦 12g，滑石粉 10g（包煎），淫羊藿 10g，炒山药 10g，生地黄 9g，柏子仁 6g，甘草 3g。水煎服，7 剂。

4 月 18 日二诊：服药 7 剂，仍腰痛口苦，小便已畅，尿化验正常。舌淡红、苔淡黄，脉沉缓。前方有效，加减再进，加川续断 9g。水煎服，7 剂。服药 7 剂后余症消除。

（4）孟某某，女，48 岁，2001 年 4 月 9 日初诊。

病史：曾患有"肾盂肾炎"2 年，经常复发。现又小便赤痛频数，淋沥不畅，小腹痛胀，腰酸痛楚，两腿乏力，不欲进食。舌质红、苔白腻，脉沉细弦缓。

辨证：湿热蕴结，心移热于小肠。

治则：清利湿热，利水。

方药：以八正散与导赤散加减。石韦 20g，猪苓 12g，白茅根 20g，车前子 9g（包煎），木通 3g，茯苓皮 12g，生地黄 9g，淡竹叶 6g，怀牛膝 12g，当归 10g，赤芍 9g，白术 12g，黄柏 9g，炒栀子 6g，石菖蒲 3g，炒谷芽 9g，生甘草 3g。水煎服，7 剂。

4 月 16 日二诊：服药 7 剂后，腰酸痛，小便赤痛频数，淋沥不畅，小腹痛胀，烦躁，饮食不香均已减轻。舌苔淡黄，脉沉细弦缓、迟涩。效不更方，按原方继续服用 7 剂。

4 月 23 日三诊：药后不适诸症全部消失，为巩固疗效防止再次复犯此病继服上方去车前子、茯苓皮，加女贞子 15g、菟丝子 9g、巴戟天 10g。水煎服，12 剂。而获痊愈。

按语：淋病一症，祖国医学常分为气淋、血淋、膏淋、劳淋、石淋。其中气淋、血淋、膏淋有的都会出现尿频、痛、涩、赤、浑浊，腰痛，往往症状混杂都有出现，在临床中不易完全区分。现代医学的肾盂肾炎，按其症状，祖国医学认为小便频数短涩、滴沥刺痛、欲出未尽、小腹拘急、痛及脐中、尿道不利者为淋病。病因多由肾虚、膀胱生热所致。如《类证治裁》云："肾虚则小便数，膀胱热则水下涩，数而且涩，则淋漓引痛。"《医家四要》云："热淋者，小便频数，不能流通，溺罢而痛是也，大抵乃由湿热入于膀胱所致。"丹溪曰："淋虽有五，总乎属热。"《医家四要》关于"气淋气滞，余沥不断；血淋溺血，遇热而发；石淋茎痛，溺有砂石；膏淋稠浊，凝如膏糊；劳淋过劳即发，痛引气冲"一段话，对淋病的辨证，简明扼要，一目了然。

治疗法则，实热之证，宜清解结热，疏利水道；若虚证或虚中有热有实，则应随其变化施治。谭老临证，若热淋、血淋属于膀胱积热的，用八正散与导赤散加减治疗，以清心养阴，利水导热；若属于下焦阴虚，膀胱气化不清，热火内迫，宣化失司，对久病复发者，前人多以劳淋，补益脾肾治之，然而谭老认为，复发之由本是肾虚不能固摄，标是膀胱气化不利，湿热未清，若只知清热利水，徒伤肾气，若只顾补益脾肾，有碍湿热，故応标本兼治，清热利水法与滋阴固肾法并用。治标酌加炒栀子清热泻火，茯苓淡渗利湿，萆薢去浊分清，青皮、木香行气消积；治本酌加黄柏泻火坚肾，山药健脾固肾，女贞子、菟丝子、桑螵蛸益肾固摄，川续断强腰固肾，淫羊藿缓止尿痛，常能取得良效。所以治病不知标本虚实，则正气愈虚，邪气愈实。如病例（1）久患热淋伤肾，本虚标实，用导赤散加栀子清热利水以治标；加女贞子、菟丝子、车前子、赤芍、桑螵蛸、黄柏、巴戟天等补肾固摄以治本，病获痊愈。病例（2）为年近50的女性，患脾肾两虚，湿热移于膀胱，以八正散与导赤散加青皮、陈皮、茯苓、白术、黄柏、女贞子、川续断等，清热利水，开郁行气，健脾固肾并用，故收效较快。病例（3）患者原患慢性肾盂肾炎，反复发作，症见肾虚不固，膀胱湿热，故以导赤散加黄柏泻火坚肾，当归、赤芍和血；萆薢去浊分清；山药、女贞子、川续断、菟丝子补肾固本；柏子仁养心安神；配生地黄以平心火，使之心清肾固，小便自利。病例（4）患慢性肾盂肾炎，经常复发，初诊心移热于小肠，用导赤散合八正散加减，症状减轻。复诊为防复发减利水之品，加滋阴补肾之品，补虚泻实。

总之，实脾饮与导赤散，五淋散和八正散都是治疗淋病常用方剂，但临床应用必须审慎辨证。

2. 劳淋

闫某某，女，30岁，2003年12月5日初诊。

病史：小便淋沥不尽半年，后右胁及腰痛，尿频灼热，夜寐多梦，少食腹胀，月经提前，量少，色暗，口唇干燥，神疲乏力。遇劳则发。于当地医院就诊，查尿常规无异常，故未做进一步治疗；舌苔白腻、舌体胖大，脉沉细弱无力。

辨证：脾肾两虚，肝失柔润，久病劳淋。

治则：温补脾肾养肝法，通阳利水。

方药：拟用三物汤加味。黄芪12g，当归9g，炒杭白芍9g，生地黄9g，党参9g，炒山药9g，生牡蛎9g，青皮3g，陈皮3g，制香附9g，枸杞子 9g，川续断 9g，杜仲 9g，通草 6g，大腹皮 12g，炒谷芽 6g。水煎服，7 剂。

12 月 12 日二诊：服药 7 剂，腰痛，尿痛尿频已基本消失，胃纳也增，仍有胁痛腹胀，再调脾肾。按上方去黄芪、牡蛎、枸杞子、通草、谷芽，加茯苓 9g、泽泻 6g、补骨脂 12g、炒麦芽 6g。水煎服，7 剂。

12 月 10 日三诊：服药 4 剂，诸症大减，眠食均佳，稍有腹胀。前法有效。按二诊方减大腹皮加炒槟榔 9g。水煎服，7 剂。

12 月 17 日四诊：服药 7 剂后所有症状均已消失。再拟固肾健脾，以期复元。药用：肉苁蓉 9g，生龙骨 9g，补骨脂 12g，桑螵蛸 9g，潞党参 9g，生白术 9g，黄芪 6g，当归 9g，川续断 9g，制香附 9g，杜仲 9g，生甘草 3g。水煎服，连续服用 1 月，随访半年未再反复。

按语：劳淋成因，有脾劳、肾劳之分，多属肾虚不固，脾虚气陷，清阳不升所致。遇劳即发，缠绵难愈。治宜调补脾肾，益气升阳。如见阴虚内热，则宜养阴清热。古人治淋，有忌补、忌汗之说，如《证治汇补》云："气得补而愈胀，血得补而愈涩，热得补而愈盛。"《金匮要略》有淋家忌汗之戒。谭老认为，淋兼外感风寒在表无汗者，须汗解，但不宜过，如果强发其汗，势必伤阳耗阴。久病劳淋，脾肾俱虚，虽宜补益，但正气未虚，切勿补之，以免碍邪。谭老治淋常常佐以和肝，因为肝脉经过少腹循前阴，正是淋病的病位。小便频急除与肾失封藏有关之外，也与肝疏太过有关。实热者，清利之，虚寒者，温补之，但缓肝和肝总不可少。此例患者，证属劳淋，久治未愈，脉症合参，知其脾肾俱虚，肝失柔润，方用三物加味，理脾益肾，和肝缓急，药仅数剂，久病获效。同时，谭老对小便频数的用药经验，临床习用桑螵蛸，取其性味咸平，咸能走肾，而且性平，偏寒、偏热用之均可，为他药之所不及，确有良效。

3. 石淋

（1）薛某某，男，38 岁，2009 年 7 月 29 日初诊。

病史：2 年前，患者因后腰部疼痛，伴排尿困难就诊于当地医院，经

B超检查，确诊为输尿管结石和右肾结石，以碎石方法治疗，但病症未及根治，后曾多次碎石治疗。近1个月，病情反复，并有加重之势，故前来求诊于谭老。就诊时见：两侧腰部疼痛难忍，向下放射于少腹，神疲倦怠，面容憔悴，面色萎黄，恶心欲呕，食欲减退，眠差，小便红赤、点滴而下、涩痛，大便尚可。舌质红、苔薄黄，脉弦滑数。

辨证：湿热蕴结膀胱。

治法：清热、利湿、通淋、排石。

方药：拟用八正散加减。金钱草15g，萹蓄9g，瞿麦9g，木通3g，滑石9g（包煎），栀子9g，白芍6g，车前子12g（包煎），小蓟9g，生地黄6g，川续断9g，木香9g，枳壳9g，陈皮6g，生甘草梢6g。水煎服，7剂。

8月5日二诊：服上药，小便较前畅行，睡眠、饮食好转，但仍觉精神疲惫，腰部酸痛，排尿甚剧。舌质红、苔薄黄腻，脉弦滑数。再予前方7剂。

8月12日三诊：服上药，诸症消失，并排结石3粒。

按语：谭老分析本案患者诸症，认为其病机乃湿热蕴结下焦也。湿热蕴内，煎熬尿液，聚而为石，阻塞水道，则腰痛、小便涩痛；膀胱气化不利，不能通调水道，内蕴湿热，则尿路壅阻更甚。故治疗以清热、利湿、通淋为法，方用八正散加减。方中重用金钱草通淋排石；栀子清利三焦湿热；木通、车前子、萹蓄、瞿麦、滑石清热利湿通淋；小蓟、生地黄凉血止血；木香、枳壳、陈皮理气止痛；白芍、甘草缓急止痛。诸药共奏利湿通淋、排石、理气止痛之功。

（2）许某某，男，49岁，2009年11月18日初诊。

病史：患者腰痛不时发作，后渐加剧，为坠痛或绞痛。经B超检查确诊为右肾结石。食欲良好，有时出现血尿。舌偏红、苔黄腻，脉沉弦有力。

辨证：湿热壅滞，水液失调。

治则：清利湿热，通淋化石。

方药：金钱草90g，滑石30g，牛膝20g，泽泻15g，生鸡内金15g，木通12g，冬葵子12g，桑寄生12g，海金沙10g，芒硝10g，木香10g，乳香

10g，琥珀1.5g（冲）。水煎服，7剂。

11月25日二诊：服药后腰痛减轻，自觉轻松灵活，尺脉弦虚。原方去芒硝加健脾补肾药。药用：金钱草90g，滑石24g，牛膝20g，王不留行15g，金毛狗脊15g，生山药15g，桑寄生12g，川续断12g，炒白术10g，海金沙10g，沉香10g，生鸡内金10g，五灵脂10g，淫羊藿12g，木通10g。水煎服，7剂。

12月2日二诊：服后症状消失，腰酸痛和坠痛消失。后按二诊方继续服用1个月，经B超检查，结石已完全排出。

按语： 本病由多食肥甘酒热，致湿热蕴积于下焦，复与尿中沉浊物互结，日积月累，遂缓缓结聚成块，小者为砂，大者为石，或留于肾，或在膀胱，或在尿道。下焦湿热，积结成石，不能随尿排出，阻滞尿路，故腰部绞痛，并沿输尿管向下放射至会阴部，有时出现尿血，在绞痛后更明显。如继发感染时，可出现寒战发热，尿急、尿频、尿痛、脓尿等肾盂肾炎的症状。治疗宜清利湿热，通淋化石法。如结石较大，非短期能够排出，在服用药物过程中，可出现肾虚脾弱之症状，治疗时酌加健脾补肾之品，如桑寄生、川续断、白术、山药等，或间断服药，或攻补交替使用，使结石可以外排，而脾肾不致损伤。

（3）薛某某，男，56岁，2003年10月6日初诊。

病史：患者素有尿频史，近月来尿频又作，少腹下坠酸痛，小便不畅，有时尿液中断，腹胀坠不适，腰酸楚，经B超检查诊为尿道结石。舌质红、无苔，脉弦细数。

辨证：湿热壅滞，水运失调。

治则：清利湿热，化石通淋。

方药：金钱草90g，滑石30g，通草30g，石韦24g，泽泻15g，瞿麦12g，牛膝12g，海金沙12g，宣木通6g，车前草10g，沉香10g，萹蓄10g，甘草6g，琥珀1.5g（冲）。水煎服，3剂。嘱服药后小便时注意观察。

服药后小便通畅，尿出结石两小块，米粒大小数粒，遂后少腹不觉坠痛，腰部酸痛，尿流通畅无中断现象，腹部轻松舒适，舌不红，脉沉细而不数，而痊愈。

按语：尿道结石多见于男性中老年人，排尿不畅，伴有尿痛，活动后症状可缓解，能继续排尿，重者可致急性尿潴留，或尿血。此系肾气虚损，湿热壅滞，水失通调畅达，致水液之陈浊郁积，日积月累，再受湿之煎熬，每至结为砂石，瘀结于肾与膀胱而形成结石，造成肾结石、膀胱结石、尿道结石。

（十七）急性尿潴留

（1）王某某，男，56岁，1989年8月17日初诊。

病史：患者1987曾患有脑中风，由于后遗症行走不便，肢体偏废活动艰难，麻木不仁。上月突然小便点滴不通，经医院服利尿药、膀胱区热敷，不见效果，即行人工导尿以助排尿，历时10余日，插管不拔，痛苦非常，求治中医。诊时：辗转呻吟，少腹胀满，尿意急迫，艰涩难下，每日靠导尿管排出少量尿液。神疲气短，口干口苦，畏惧饮水。手触下腹，膨胀如鼓，按之沥沥有声，并见溺孔内置一导尿管，腰系一塑料袋。舌苔淡黄，脉弦稍数。

辨证：膀胱气化不利。

治则：温阳、化气、利水。

方药：用五苓散加减治疗。猪苓10g，川桂枝10g，泽泻12g，白术12g，茯苓15g，橘核10g，川楝子10g，苦杏仁10g，车前子10g（包），滑石15g（包），小茴香6g，淡竹叶10g，灯心草3g。水煎服，3剂。另用火柴盒外壳弄成一圆筒，置肚脐上，用食盐6g倒入，然后慢慢往内滴水待食盐湿透停止滴水。

8月20日二诊：服上方3剂，敷盐3次，小便能较多地从尿道中排出，少腹胀满大减。此药适中病机，膀胱气化渐复，但尿色深黄、灼热，口干口苦，苔仍黄腻，脉弦滑数。气化虽复，湿热未除，改从清利湿热论治。

药用：泽泻 12g，茯苓 15g，猪苓 10g，车前子 10g（包），黄柏 10g，知母 10g，麦冬 10g，滑石粉 15g（包），川楝子 10g，淡竹叶 10g，灯心草 3g，苦杏仁 10g。水煎服，7 剂。

8 月 28 日三诊：服完 7 剂后能自动排尿，胀满已除，尿黄变淡，灼热减轻，口干能饮。舌苔薄黄，脉弦微数。继宗前法去川楝子，清利湿热，服 7 剂小便通利，病获痊愈。

按语：《类证治裁》云："闭者小便不通，癃者小便不利。"本例小便点滴不通，当属癃闭中之闭证。由于肾阳不足，膀胱气化无权，不能鼓荡尿液排泄。用五苓散加小茴香、车前子、滑石温阳化气利水，增入苦杏仁以开水之上源；川楝子、橘核疏肝行气；淡竹叶、灯心草清热泻火，除烦止渴，具有利尿的作用，服后收效。

外敷用食盐置肚脐，其药清热泻火、解毒通尿，用于膀胱气化无力之癃闭证，配服汤药，常能获得良效。

（2）孟某某，男，75 岁，2008 年 11 月 19 日初诊：

病史：半年前因排尿点滴不出，在医院诊断为前列腺肥大、尿潴留。即行插管导尿，略有缓解。1 周后，又因导管不畅，作膀胱冲洗，并建议作"耻骨上膀胱造瘘术"，因拒绝手术，转服中药。诊时：少腹胀满，尿意频急，点滴不下，尿道热痛；口干欲饮，口腔溃烂，纳食痛甚；下肢浮肿。舌质淡、舌苔白黄而腻，脉弦细数。

辨证：肾虚水湿不化，开阖失司。

治则：清利湿热，滋肾通尿。

方药：拟知柏地黄汤加味。生地黄 15g，茯苓 15g，怀山药 15g，牡丹皮 10g，赤小豆 25g，黄柏 10g，知母 10g，泽泻 10g，鱼腥草 12g，玄参 12g，车前子 10g（包），麦冬 12g，淡竹叶 10g。水煎服，7 剂。

11 月 26 日二诊：尿频尿急、艰涩难下、灼热胀痛、口腔溃烂等症均有减轻。余症依然。高年肾亏，湿热已久，自难速效，前方加车前草 10g，再进 7 剂。

12月3日三诊：口腔溃烂痊愈，疱疹消失，下肢痒止，浮肿亦退，小便通畅。溺时仍热，下腹坠胀，口干少饮，食纳乏味。舌质红干、舌苔薄黄，脉弦细。再进前方，继续再服7剂。

12月11日四诊：药后小便通畅，诸症消失。治宜滋阴利水，略佐温化。药用：知母10g，黄柏6g，生地黄15g，茯苓12g，牡丹皮10g，泽泻10g，怀山药15g，吴茱萸6g，玄参12g，麦冬12g，橘核10g，肉桂6g。再服7剂，痊愈如常。

按语： 患者年老肾虚，尿频、尿急、灼痛，艰涩难下，乃湿热蕴结之象。湿热流注下肢则发为浮肿，蒸腾于上，则口腔溃烂。此证本虚标急，虚实夹杂，毕竟标急于本。故用知柏地黄汤加减，取知母、牡丹皮、泽泻、茯苓、赤小豆、鱼腥草大清膀胱之湿热；用生地黄、怀山药、玄参、麦冬滋阴清热，兼顾肾虚；淡竹叶、车前草清热除烦利尿。药后湿热渐化，溺道得通，恐苦寒清利，影响气化，即改用原方知柏地黄汤合玄麦地黄汤，滋阴利尿；稍佐肉桂、橘核温阳化气；兼制知柏之苦寒。如此标本缓急，先后兼顾，辨证用药，环环合拍，故收卓效。

知柏地黄汤之地黄为熟地黄，本案改用生地黄，并去山茱萸之酸敛，是治肾虚兼湿热之常用加减法，此举其一。

本案与上案比较，彼因阳气不足，膀胱气化不利所致，此因肾阴亏损，湿热蕴结膀胱而成，故以温阳、化气利水为主，以滋阴、清化湿热为重，处方遣药，各从其道。

（十八）乳糜尿

张某某，女，29岁，2003年11月19日初诊。

病史：近半个月来，小便浑浊如泔，有时则如乳白色，结成小块。尿量短少，并无尿频尿急灼热等。面色淡白，神疲肢倦，食欲不振，微渴喜饮，夜间口苦，大便干燥，两三天1次。舌红润、苔薄白，脉细缓。曾在医院检查：尿蛋白（++），确诊为乳糜尿。服药月余未效，转来求治。

辨证：脾虚不运、湿浊下注。

治则：健脾渗湿，分清别浊。

方药：用萆薢分清饮加味。茯苓 18g，石菖蒲 10g，乌药 10g，益智仁 6g，萆薢 12g，甘草梢 3g，薏苡仁 30g，草豆蔻 6g，麦芽 12g。水煎服，7 剂。

11 月 26 日二诊：服药后尿中再未发现乳白小块，食纳稍增，余症同前。药已中病，续服上方 7 剂。

12 月 3 日三诊：尿如米泔消失，小便化验亦无异常，但白带增多，清稀无臭，腰骶酸胀，头晕目眩。此为胞宫湿热下注，仍宜健脾渗湿，稍佐收涩，用陈夏六君汤加味。药用：潞党参 12g，黄芪 15g，薏苡仁 30g，白术 10g，煅牡蛎 15g，陈皮 6g，茯苓 15g，法半夏 9g，怀山药 20g，川续断 12g，芡实 15g，海螵蛸 10g，甘草 3g。水煎服，7 剂。

药后白带减少，尿浊亦未复发。嘱其再服上方 7 剂，以资巩固。

按语：本例尿如米泔，甚则结成小块，无尿频、尿急、尿痛，与膏淋之小便浑浊、色如米泔，不能混谈。此由脾虚不能化湿，以致湿浊下注而成，故重用萆薢分清饮，加薏苡仁、麦芽、草豆蔻健脾渗湿，分清别浊。连服 10 余剂，诸症消失。后因转为白带多，仍以健脾渗湿为主，此因白带与尿浊的病机彼此相同。尿浊出自膀胱溺道，白带出于胞宫阴道，出道不同，表现各异。然脾虚不能化湿，湿浊下注则一，正符《黄帝内经》"伏其所主，必先其所因"之旨，使症状消失而获得痊愈。

（十九）前列腺炎

（1）刘某某，男，42 岁，2001 年 9 月 27 月初诊。

病史：患者腰微疼痛有 3 个多月，尿频清长，余沥难尽。阴部潮湿，睾丸、阴茎寒冷如冰，大便稀溏，1 日三四次。面色㿠白，渴喜热饮，腹胀纳减，失眠多梦。某医院曾确诊为："慢性前列腺炎"，治疗 1 个多月，未见好转。舌质淡、舌苔薄白，脉显缓细。

辨证：肾阳不足，脾失温煦。

治则：温肾阳、补脾阳。

方药：拟用《金匮》肾气丸加减，制附片 10g，肉桂 5g（研冲服），熟地黄 15g，怀山药 15g，茯苓 12g，山茱萸 10g，核桃肉 15g，补骨脂 10g，黄芪 12g，红参 5g（蒸兑），五味子 6g，淫羊藿 15g，金樱子 15g。水煎服，7 剂。

10 月 4 日二诊：服用完 7 剂后，药效甚佳，睾丸、阴茎渐温，余症均减。脾肾之阳未复，原方续服 7 剂。

10 月 11 日三诊：药后诸症恢复，脾肾之阳基本恢复，守原方，药去牡丹皮、泽泻，其他药不变，继续服用半个月。前后共服 30 余剂，诸症消失，病告痊愈。

按语： 肾为先天，阳气之本，其腑在腰。本例腰脊疼痛，渴喜热饮，面色㿠白，尿频清长，余沥难尽，睾丸、阴茎冰冷潮湿，大便溏泄，均为一派肾阳亏虚、脾失温煦之象。取肾气丸温补肾中之阳，肾阳旺盛，脾阳得以温煦而司健运。去牡丹皮、泽泻之苦寒渗利，加黄芪、红参补中益气，升举脾阳；加补骨脂、核桃、五味子、淫羊藿、金樱子补阳固肾，获得痊愈。

（2）闫某某，男，49 岁，2004 年 3 月 12 日初诊。

病史：小便时，感觉会阴部及阴茎有隐痛和胀坠感，溺色浑浊，溺后余沥不尽。B 超检查前列腺稍肥大，并有压痛，也有伴随本病发生头昏、失眠等症状，每次尿时得等一段时间才能尿出，严重时甚至尿闭不通。舌质淡、苔薄白，脉细弱。

辨证：肝肾阴虚，下焦湿热。

治则：滋阴补虚，清热利湿。

方药：蒲公英 30g，紫花地丁 15g，盐水炒川楝子 15g，栀子 10g，野菊花 10g，天葵子 10g，连翘 10g，生地黄 15g，金银花 18g，牡丹皮 10g，甘草 9g。水煎服，7 剂。

3 月 19 日二诊：服完 7 剂后，小便时阴茎隐痛和胀坠感减轻，尿时比前畅通，按前方不变继续服用 7 剂。

3 月 26 日三诊：药后小便不再等待，隐痛及胀坠感消失，尿时顺畅。上方再服 7 剂，以防反复。

按语： 前列腺发炎肿痛、肥大，会阴坠感，小便不利，故用蒲公英、紫花地丁、野菊花、金银花、连翘、川楝子、天葵子以清热泻火。组合成剂，使热清火退，肿散毒解，则小便自利。

（二十）消渴

（1）王某某，女，36 岁，农民，1999 年 8 月 31 日初诊。

病史：近 3 个月来，能食易饥，身体逐渐消瘦，口苦咽干欲饮，头昏无力，腰痛，尿频，大便干燥如栗。数日 1 次，月经后延，量少。诊查：舌苔薄黄干，脉关滑、寸尺弱。

辨证：中焦湿热，伤阴耗液，状若中消。

治则：滋阴润燥，清热生津。

方药：拟甘露饮加减。佩兰 18g，生地黄 9g，熟地黄 9g，天冬 9g，麦冬 9g，天花粉 9g，石斛 9g，北沙参 9g，女贞子 12g，茵陈 15g，炒黄芩 6g，生枇杷叶 6g，炒枳壳 6g。水煎服，15 剂。

服药 15 剂，诸症消失，仍以此方间歇服用 2 个月恢复健康。

按语： 消渴症，按其表现，分为上、中、下三消，中消是其中之一。因病在阳明，位居中焦，故称中消。其症表现为多食善饥，肌肉消瘦而燥，口干多饮，大便秘结，小便频滑，多由阳明实火或胃腑燥热所致。如《沈氏尊生书三消源流》云：“经曰胃中热则消谷，令人善饥。又曰二阳结谓之消，皆中消也。此盖结于本气，阳明气盛热壮，然以血多津守，未尝有所结，今言其结，则阳邪盛而伤阴，枯其津液，故结在中焦，阳明亢甚，故消谷善饥，又热亢能消，精液不荣肌肉，故名曰消也。"治疗中消应清胃养阴，润燥生津。谭老治疗消渴症认为，应滋阴补肾，以泻心火，除肠胃燥热，以滋津液，使津液生而不枯，气血利而不涩，传导通而不结，使之趋于康复。谭老认为，本例虽有中消之症，但兼见口苦、小便频等肝胆郁热之象。肝主疏泄，取决于胆，且胆之脉上会于咽，故胆气虚。其气上溢，而口苦；肝疏泄失调，则小便频。治疗应兼清肝胆。方用生地黄、熟地黄、天冬、麦冬、北沙参、天花粉、石斛、佩兰、女贞子滋养胃肾之阴，清热润燥；佐茵陈、黄芩清利肝胆湿热；配生枇杷叶、枳壳降气升清；以此清滋并用，坚持 3 个月治疗，而获康复。

（2）刘某某，女，56 岁，1999 年 12 月 16 日初诊。

病史：近 10 年来，患者常感多饮、多食、多尿、口渴、乏力，于当地医院就诊，查空腹血糖偏高，尿糖（++++），诊断为糖尿病，服用苯乙双胍等，但病情不见好转，空腹血糖长期处于 16.5 mmol/L 左右，尿糖处于（++++）左右。近 1 周，患者全身皮肤突然出现红色丘疹，并伴瘙痒及外阴瘙痒难耐，再次就诊于当地医院，查空腹血糖 17.2 mmol/L，尿糖（++++），建议其以胰岛素治疗，然患者不同意，故前来谭老处求诊。就诊时见：精神不佳，形体消瘦，面色稍红，五心烦热，入夜尤甚，唇干，语音清晰，全身皮肤见密集小丘疹，尤以躯干为多，抓痕明显，食多、饮多、眠差，常因皮肤瘙痒而彻夜难眠，小便频数、大便稍干。舌质红、舌苔少，脉细数。

辨证：阴虚火旺，虚风内动。

治则：滋阴降火，息风止痒。

方药：炒僵蚕 15g，生地黄 15g，白芍 12g，黄芩 9g，黄连 9g，连翘 12g，栀子 9g，天花粉 20g，生石膏 20g（包煎），防风 15g，生黄芪 12g，丹参 12g，白鲜皮 12g，荆芥 12g，生甘草 6g。水煎服，7 剂。并嘱患者控制饮食及适量运动。

12月24日二诊：服上药7剂，患者觉口渴、多饮、乏力明显好转，尿量减少，全身丘疹结痂，外阴瘙痒减轻，但仍觉食欲旺盛、五心烦热、大便偏干；空腹血糖9.3 mmol/L；尿糖（＋）。处方：原方加生大黄6g，7剂。

1月2日三诊：服上药7剂，患者觉大便通畅，口不甚渴，饮水及尿量减少，乏力明显好转，饮食减少，丘疹消失，外阴瘙痒轻微；空腹血糖正常，尿糖（＋-）。药用：炒僵蚕15g，生地黄15g，白芍12g，黄芩9g，黄连9g，连翘12g，栀子9g，天花粉20g，生石膏20g（包煎），荆芥12g，防风15g，生黄芪12g，丹参12g，白鲜皮12g，生大黄3g（后下），生甘草6g。水煎服，7剂。

1月10日四诊：服上药7剂，患者已无明显不适，为巩固疗效，故令其以上方为底，继续服用。

按语："消渴"病，始见于《素问·奇病论》，曰："此肥美之所发也，此人必数食甘美而多肥也，肥者令人内热，甘者令人中满，故其气上溢，转为消渴。"认为其发生多与过食肥甘、形体肥胖、情志不遂、五脏柔弱密切相关。谭老宗《素问·阴阳别论》"二阳结谓之消"之论，认为：二阳者，阳明矣；结者，热结也；阳明胃经有热，胃热上蒸，伤津耗液，故口渴多饮；胃中有热，故消谷善饥。对于本病的治疗，谭老常以滋阴降火为法。同时谭老又根据《素问·生气通天论》"膏粱之变，足生大疔"之言，认为：消渴日久，极易变生他症，本案即属此类。谭老以为本案患者病消渴已有10年，近1周又兼瘙痒，乃阴虚生内热、热盛化内风所致，故立滋阴降火、息风止痒为法；方中炒僵蚕搜风止痒、清热降糖；生地黄、白芍、天花粉养阴生津；黄连、黄芩、连翘、栀子清体内浮火；重用石膏一味，直败阳明胃火；生黄芪、白术、荆芥益气固表，以避外风；白鲜皮燥湿止痒；如此则阴充火降、虚风自止也。二诊患者大便不通，故少加生大黄。

（3）常某某，女，62岁，2010年3月18日初诊。

病史：年初，患者突觉腰部酸痛，活动及劳累后尤甚，后此症多有发作，自觉与季节及天气变化无关，畏寒不甚，但常觉口干，喜热饮，每日饮水量约 4L，患者觉无大碍，故未予重视。近 3 个月来，患者自觉口渴渐甚，食欲也见增多，易饥，形体渐瘦，乏力，视力减退，故前来谭老处就诊。就诊时见：空腹血糖 18 mmol/L，尿糖（++++），精神稍差，形体消瘦，面色潮红，乏力，口干，喜热饮，畏寒，多食易饥，视力减退，月经正常，睡眠欠佳，多梦，二便尚可。舌体胖，质淡红、苔薄黄、脉细弦偏沉。

辨证：气阴两虚。

治则：益气养阴。

方药：佩兰 20g，炒僵蚕 12g，生地黄 15g，生黄芪 10g，太子参 12g，山茱萸 15g，玉竹 12g，枸杞子 10g，五味子 6g，桑椹 12g，天花粉 20g，葛根 12g。水煎服，7 剂。

3 月 26 日二诊：服上药 7 剂，精神转佳，口干除，腰酸痛缓解，但仍感乏力；舌质暗红、苔薄黄，脉沉细弦。原方加丹参 15g，10 剂。

4 月 5 日三诊：服上药 10 剂，诸症明显好转，腰酸痛明显减轻，乏力消失，但视物仍觉模糊，兼伴耳鸣；尿糖（+）；舌质淡、苔薄黄，脉细弦。原方加白菊花 12g、决明子 9g，清热明目。水煎服，15 剂。

5 月 20 日四诊：服上方 15 剂，视物模糊、耳鸣好转；尿糖（+-）；舌质暗红、苔薄黄，脉细弦沉。守原方，再进 15 剂。

6 月 6 日五诊：近几日，患者因进食西瓜、西红柿等，口干、易饥等复现，并觉腰痛隐隐，尿糖（+++），故来就诊；舌质淡、苔薄白，脉沉细弦。谭老认为此乃饮食不节、燥热内生、暗耗津液、阴虚热盛之证，故治宜滋阴清热并重，兼治腰部酸痛。药用：佩兰 20g，炒僵蚕 12g，生地黄 15g，生黄芪 18g，麦冬 15g，天花粉 15g，枸杞子 9g，黄芩 12g，黄连 6g，太子参 15g，五味子 6g，肉桂 3g，金石斛 10g，熟地黄 15g，怀牛膝 12g，水煎服，10 剂。

6 月 16 日六诊：服上药 10 剂，空腹血糖 8.6 mmol/L，餐后 2 小时尿糖（+），口干、易饥，腰痛明显减轻；舌质红、苔薄黄，脉细弦。守原方再进

10 剂。

6 月 27 日七诊：服上药 10 剂，患者自觉病情稳定，精神好，面色丰满红润，体重有所增加，虽时有腰痛、大便稍干，但已不甚；舌质淡红、苔薄白，脉弦细；空腹血糖 5.9 mmol/L，尿糖（+-）。原方加炒杜仲 10g，继续用服 1 个月。

按语：谭老依其多年临床经验，认为消渴病的基本病机乃阴虚燥热，其中阴虚为本，燥热为标，故常以清热生津、益气养阴为治疗法则。本病之发生，常以阴虚燥热开始，但随着病情发展，其损渐及元气精血，久则由阴损阳。因此，治疗本病除清热养阴的基本治则外，谭老还常针对具体病情，选用清热泻火、健脾补肾等法。本案方中，谭老以黄芪、佩兰、生地黄、僵蚕、麦冬、太子参、石斛、肉桂等降血糖养气阴；天花粉、葛根清热生津；菊花、黄芩、黄连清热；菊花又兼明目之功；怀牛膝、山茱萸、五味子、杜仲、桑寄生等补肾填精。全案先以滋阴为主，后则清热滋阴并重，最后以滋养肝肾固其本源。

（4）张某某，男，67 岁，2001 年 5 月 8 日初诊。

病史：2001 年初，患者因右下肢肿胀、溃烂、瘙痒、脓性分泌物流出，就诊于当地医院皮肤科，诊断为阻塞性静脉炎，给予激素类药膏泼尼松、诺氟沙星等治疗，局部瘙痒缓解，但肿胀、溃烂、脓性分泌物等无明显好转，后停用激素则局部瘙痒加重，并伴纳差、失眠等，医院建议其手术治疗，但患者拒绝，后长期以泼尼松维持。近 4 个月，患者觉右下肢局部症状明显加重，并伴腰痛、面肿、耳鸣耳聋、夜尿增多等症，再次就诊于当地医院。查空腹血糖 16.6 mmol/L，尿糖（++++），尿蛋白（+），诊断为 2 型糖尿病、右下肢感染性静脉炎；以降糖药、泼尼松及抗生素治疗，但病情迁延不愈，时有反复，故前来求诊于谭老。就诊时见：空腹血糖 16.9 mmol/L，尿糖（++++），尿蛋白（+），慢性病容，精神差，面色㿠白无华，颜面水肿，乏力，语音低沉，呼吸急促，口臭难闻，轻微口干，心烦，失眠，纳差，下肢轻度可凹性水肿，右下肢色黑紫肿胀，局部溃烂化脓，除分泌物及结痂较多，二便尚可。舌质暗、苔黄白腻，脉沉细弦。

辨证：气阴两虚，湿热瘀阻。

治则：益气养阴，清热利湿，化瘀散结。

方药：生黄芪15g，佩兰18g，僵蚕12g，生地黄10g，当归12g，肉苁蓉12g，何首乌12g，天花粉9g，白芍12g，川芎9g，玉竹12g，黄连6g，防风12g，丹参12g，生甘草6g。水煎服，7剂。

5月16日二诊：停服泼尼松，并服上药7剂，患者右下肢色泽转红、肿胀、瘙痒、溃烂化脓减轻，脓性分泌物减少，局部结痂脱落；精神转佳，面色转红，口干缓解，头晕、耳鸣、耳聋、腰痛基本消失，乏力减轻，已能承担适量家务劳动，舌质稍红、苔薄、微黄，脉沉细。尿糖（+-）、原方加葛根12g、钩藤15g。水煎服，10剂。

5月26日三诊：服上药10剂，口干、心烦、失眠、乏力消除，已能承担正常家务劳动，右下肢溃烂、流脓基本消失，局部肿胀明显减轻。舌质淡、苔薄白，脉细弦。药用：生黄芪10g，太子参10g，生地黄12g，白芍10g，川芎6g，当归9g，麦冬10g，五味子6g，黄连6g，黄芩10g，僵蚕12g，天花粉12g，丹参10g，甘草6g。水煎服，10剂。

6月6日四诊：服上药10剂，患者右下肢溃烂、化脓基本痊愈，下肢皮肤干燥、无肿胀，其他无明显不适。舌质淡、苔薄黄，脉细弦沉。守原方15剂。

6月22日五诊：服上药15剂，患者觉精神好、面色有华，右下肢溃烂痊愈，肿胀消失，色泽红润。舌质淡、苔少、黄白相间，脉沉细弦。原方去五味子、羌活、葛根，加白术12g、茯苓15g、半夏9g，健脾燥湿。水煎服，15剂。

7月8日六诊：服上药15剂，患者尿糖（-），病情稳定、精神顺畅，面色红润，虽近日因劳累复发右腿局限溃烂、瘙痒，伴耳鸣、耳聋，但不甚严重；舌质淡红，苔薄白黄，脉沉细弦。加苦参9g、白鲜皮9g祛风止痒。调整药物：生黄芪15g，太子参15g、生地黄15g，当归10g，赤芍

10g，白芍 10g，川芎 6g，葛根 10g，怀牛膝 10g，桑椹 10g，杜仲 10g，独活 12g，黄芩 10g，苍术 9g，白术 10g，白鲜皮 9g，苦参 9g。水煎服，日 1 剂，10 剂。

7 月 18 日七诊：服药 10 剂，患者病情稳定，精神转佳，面色红润，耳聋、耳鸣消失，右腿溃烂基本痊愈，瘙痒亦除；尿糖（−），舌质淡红，苔薄黄腻，脉沉细滑。拟以四物汤加减，药用：黄芪 15g，天花粉 12g，太子参 15g，生地黄 15g，当归 10g，赤芍 10g，白芍 10g，怀牛膝 10g，杜仲 10g，桑椹 10g，苍术 9g，黄芩 10g，黄柏 10g，黄连 9g，牡丹皮 10g，白鲜皮 10g。水煎服，10 剂。

按语： 谭老认为：糖尿病患者痈疽一症，虽多为湿热瘀阻、腐肉酿脓所致，然于消渴之中，其病机基础却为气阴亏虚。气虚者，津液运化无力，多化湿邪；阴虚者，阳气亢盛，多转热邪。湿热交结，留而不去，腐肉酿脓而成痈疽一症。虽湿热瘀阻有在肺、在胃、在肾之分，但皆统于气阴亏虚之中，故患者多见口干、心烦、失眠、下肢黑紫、舌红等症状；况脉象沉细亦是气阴亏虚之象。因此，谭老对此证，常采用益气养阴，加清热燥湿、化瘀散结之法。方中生黄芪、太子参益气；生地黄、何首乌、桑椹、白芍养阴生津；玉竹养阴清热；羌活、防风、苍术燥湿；黄芩、黄柏、黄连泄热；当归、赤芍、川芎、丹参化瘀散结，使气血津液达到康复的目的。

（二十一）遗精

（1）焦某某，男，42 岁，2005 年 11 月 22 日初诊。

病史：半年前患感冒，愈后出现遗精，腰酸感觉热，心烦易出汗，肠鸣矢气，腹胀恶心，大便秘，腰脊以上发热，夜晚梦多，口干不欲饮，饮食减少。舌苔黄厚腻，脉沉细弱。

辨证：阴虚湿滞，化热止遗。

治则：益阴化湿，清热涩精。

方药：用龙牡温胆汤加减。生龙骨 20g，生牡蛎 20g，炒杭白芍 10g，地骨皮 12g，生地黄 12g，五味子 6g，炒杜仲 10g，清半夏 9g，陈皮 6g，竹茹 10g，炒枳实 6g，茯苓 10g，芡实 12g，甘草 6g。水煎服，7 剂。

11 月 29 日二诊：服药 7 剂，胃纳已香，出汗已减，便秘亦轻，烦热未减，夜寐无梦，滑精未止，仍肠鸣矢气，舌脉同前。按上方去枳实、竹茹，加莲子 9g、黄柏 6g、砂仁 6g（后下）。水煎服，7 剂。

12 月 7 日三诊：服药 7 剂，滑精已止，腰下热，矢气全消，余症均除。舌质淡红、舌苔薄白，脉沉缓。为巩固效果按初诊方加炒酸枣仁 15g、炒黄柏 6g、砂仁 6g（后下）、生甘草改为 3g。继续服用 7 剂。而获痊愈。

按语：遗精、滑精，均与肝肾有关。元代朱丹溪曰："主闭藏者肾，主疏泄者肝，两脏皆有相火，而其系上属于心，心君火也，为物感则动，心动则火亦动，动则精自走，虽不交会亦暗流而疏泄矣。"可见精之主宰在心，精之藏在肾，心肾气虚，精可自遗，但其诱因并非一端。《沈氏尊生书遗泄源流》云："心病而遗，必血脉空虚，本纵不收。肺病而遗，必皮革毛焦，喘急不利。脾病而遗，必色黄内消，四肢倦怠。肾病而遗，必色黑髓空。肝病而遗，必色青筋痿。名有所见之症，致于病之所因，更可历举，有因患想无穷，神气浮游者；有因思久成痰，迷于心窍者；有因思想伤阴者；有因思想伤阳者；有阴阳俱虚者；有因用心过度者；有因思欲不遂者；有因色欲过度，下元虚惫，滑泄不禁者。种种所因，既各不同，其为遗为泄亦异。"谭老审证求因，取法遗方独特，此例遗精的特点是腰脊以上发热，知其阴虚湿滞化热作蒸，先从中治用龙牡温胆调其升降，拔其中枢，然后加用封髓丹直清相火、和其中上，获取效果。

（2）李某某，男，28 岁，1999 年 10 月 26 日初诊。

病史：1 年来与家属闹离婚，因而夫妇分居，经常手淫图快；近半年来，患者常梦中与异性交媾而精液遗出，至今几乎每晚必作，出现头昏、目眩、心烦较甚，故前来求诊。就诊时见：精神不佳，健忘，两颧泛红，唇暗，口干，五心烦热，腰酸乏力，入寐多梦，小便短赤。舌质红、少苔，脉弦细。

辨证：君相火旺，心肾不交。

治则：养心安神，泻火止遗，交通心肾。

方药：拟用酸枣仁汤加味。酸枣仁 24g，茯苓 12g，知母 9g，黄柏 9g，川芎 6g，炙甘草 6g，黄连 6g，栀子 9g。水煎服，7 剂。嘱咐严禁再手淫。

11 月 3 日二诊：服药 7 剂，睡眠转佳，心烦消失，五心烦热减轻，期间仅梦遗 1 次。续服上方 7 剂，遗精停止，诸症乃消。半年后随访，患者身轻体健，恢复如常。

按语：谭老认为遗精与心、肝、肾关系最为密切，而心于其中起主导作用。清·尤怡《金匮翼·梦遗滑精》云："动于心者，神摇于上，则精遗于下也。"方中重用酸枣仁养血宁心；茯苓、炙甘草健脾安神；川芎调血养肝；知母、黄柏泄相火以固精室；黄连、栀子清心火。诸药相合，共奏养心安神、泻火止遗之功。

（3）闫某某，男，20 岁。2017 年 7 月 12 日初诊。

病史：患者年前在学校早恋不遂，1 个月后开始遗精，已有数月，多则 1 周 3～4 次，少则也有两次，甚则每日必作，兼伴夜寐不安、情绪焦虑、精神紧张、神疲乏力、记忆力明显减退，曾在多处诊治未果，故前来求诊于谭老。就诊时见：神疲乏力，面色㿠白，畏寒，记忆力减退，颧红唇暗，口干，腰酸乏力，睡眠欠佳，小便短赤。舌质红、苔薄黄，脉弦细。

辨证：阴阳两虚，精关不固。

治则：补阳益阴，涩精止遗。

方药：桂枝加龙骨牡蛎汤加味。桂枝 9g，白芍 9g，五味子 9g，龙骨 18g（先煎），牡蛎 24g（先煎），芡实 15g，五味子 6g，甘草 6g，生姜 3 片，大枣 3 枚。水煎服，7 剂。仅服 5 剂而愈。

按语：谭老以为：若人情志失调、劳神过度，意淫于外，心阳或可独亢，心阴或被灼伤，故可致夜寐不安；心火久亢，伤及肾水，阴阳失调，水不济火，相火动于下，则精室被扰，应梦而泄。对此一症，谭老常以桂枝加龙骨牡蛎汤治之。《金匮要略·血痹虚劳病脉证并治》谓："夫失精家少腹弦急，阴头寒，目眩，发落，脉极虚芤迟，为清谷亡血、失精；脉得诸芤动微紧，男子失精，女子梦交，桂枝加龙骨牡蛎汤主之。"分析本案患者诸症，谭老考虑其病机乃阴阳两虚、精关不固、封藏失守，故治以补阳益阴、涩精止遗，令其阴平阳秘而精气内守。诸药共奏调补心肾、温肾止遗之效果。

（二十二）阳痿

（1）许某某，男，46 岁，2008 年 12 月 11 日初诊。

病史：阳痿数年，逐渐加重，目前完全痿软，毫无冲动，腰酸腿软，头晕耳鸣，目眩，卧寐纷纭，记忆衰减，身倦乏力，胃纳呆少，精神恍惚，时发心悸，烦躁，郁闷不舒。舌苔薄白，脉沉细弦。

辨证：肝肾精虚，阴阳俱伤。

治则：和肝补肾，温补阴阳。

方药：仿还少丹加减。熟地黄 15g，枸杞子 12g，菟丝子 12g，淫羊藿 15g，巴戟天 10g，茯苓 10g，远志 9g，砂仁 3g，炒杭白芍 10g，郁金 6g，山茱萸 10g，通草 3g。水煎服，7 剂。

12 月 18 日二诊：服药 7 剂，精神、体力均转好，阳痿亦有好转。按上方去郁金、通草，加知母 6g、黄柏 6g、核桃肉 9g。水煎服，7 剂。并配合"兴阳起痿胶囊自配方"温肾壮阳滋肾益精，常服。

（兴阳起痿配方：菟丝子 18g，枸杞子 18g，熟地黄 18g，巴戟天 15g，仙茅 10g，海狗肾 2 个，柴胡 15g，炙淫羊藿 20g，冬虫夏草 6g，生白芍 15g，生黄芪 15g，生白术 15g，党参 12g，当归 10g，怀牛膝 20g，盐制车前子 10g。共为粉装胶囊，每次 4 粒，每日 3 次。淡盐水送下。）

12 月 25 日三诊：服药 7 剂，与胶囊同日服用，阳痿明显好转，渐进正常，舌脉无变化。停服汤剂，继续服用"兴阳起痿胶囊"。3个月后追访，阳痿完全康复。

按语：阳痿一病，一般都认为是命火不足，不能作强所致，其实病机绝非单纯肾虚，而与心肝关系亦很密切。因为肝主筋，宗筋弛纵可以阳痿，性之冲动关键在心。《辨证奇闻》曰："阴痿不举，人以为命门火衰，谁知是心气之不足乎？心君火动，相火随之。"又曰："所以治痿，必须上补心，而下补肾，心静肾动，命蒂可以永远矣。"阳痿治心尤应治肝，亦有失志之人，抑郁伤肝，肝失疏达，阳明不润宗筋，亦可阳痿。《素问·厥论》曰："前阴者，宗筋之所聚，太阴阳明之所合也。"宗筋挟脐，下合于阴器，太阴脾脉、阳明胃脉，皆辅近宗筋。故曰遗精治肾，阳痿治肝，无性欲治心，这是关键所在。

此例阳痿全无冲动，腰酸耳鸣，头晕目眩，时发心悸，郁闷不舒，胃纳呆少。谭老脉证合参，知其肝肾久虚，仿还少丹调补肝肾，继用兴阳起痿胶囊脾肾并治。因为治肝实脾，经有明文，而且阳明主润宗筋，所以服后显效。特别是海狗肾独走阳明，以成其起痿之功。药味不多，功专效捷，滋肾坚阴，阴中求阳，以期相火以生。今观谭老遣药之妙，配伍之精，确实阅历深广，经验丰富。

（2）薛某某，男，32岁，2010年12月4日初诊。

病史：阳事不举2年，夜晚睡觉时经常出现不知不觉中滑精，非常苦恼，经多方医治其效果不佳，以致夫妻不睦，故前来求诊。就诊时见：精神萎靡，面色晦暗，表情淡漠，畏寒，肢凉，头晕目眩，胁下胀闷，腰腿酸软，纳差，睡眠不佳，小便余沥不尽，大便尚可，困乏即有滑精之症。舌质淡、苔薄白，脉弦细。外生殖器无异常。

辨证：肝郁气滞，命门火衰。

治则：疏肝解郁，温补命门。

方药：柴胡12g，香附9g，郁金9g，枳壳9g，熟地黄12g，山茱萸15g，巴戟天18g，当归15g，白芍12g，肉桂3g，淫羊藿18g，炙甘草9g。

水煎服，15剂。

12月20日二诊：服药半月后自觉精神转佳，畏寒、头晕、胁胀减轻，滑精止。继用原方15剂。阳痿大有好转，但无法同房。后改服兴阳起痿胶囊1个月，每日2次，每次2粒，已能同房而获痊愈。

按语： 头晕目眩、胁下胀闷，肝气郁滞也；畏寒、肢凉、滑精，命门火衰也。谭老认为人将至中年，琐事繁多，或所愿不遂，忧郁气结；或怒气伤肝，肝气不调，皆能致肝木不疏，不疏则阳气郁滞。人之活动，有赖阳气之灌输，气滞则灌输无能，故活动欠佳；肝经之络入于茎中，肝郁气滞则阳事不举；命门者，阳气之源，其衰则阳事不举甚。故谭老立疏肝解郁、温补命门一法治之。方中柴胡、香附、郁金、枳壳疏肝理气；熟地黄、巴戟天、山茱萸、淫羊藿、肉桂温肾壮阳兼补命门；当归、白芍、炙甘草益阴、补益肝肾也。

（二十三）血瘀腰痛（2例）

1. 腰椎间盘突出手术后遗症

王某某，男，49岁，1997年10月17日初诊。

病史：1年前因"腰椎间盘突出症"经某医院手术后，腰痛不愈，虽经治疗，未能减轻。诊时：腰脊剧痛，伸屈受限，转动不能。驼背徐行，呻吟不已，咳嗽嬉笑均牵引作痛。腰部检查，局部压痛。舌质淡红、舌苔薄白，脉弦细而涩。

辨证：瘀血阻滞，气血不通。

治则：活血消瘀，行气止痛。

方药：用生四物汤化裁。当归10g，生地黄15g，赤芍12g，川芎9g，丹参18g，蒲黄10g（包），郁金10g，五灵脂10g，川续断12g，香附10g，台乌药10g，制乳香6g，制没药6g。水煎服，7剂。

10月24日二诊：服用7剂后腰痛全止，行走如常。但久立仍疼，活动后减轻。追问病史，素有"风湿"。舌苔薄白，脉弦细。继用活血消瘀，祛风除湿方。药用：当归 12g，赤芍 12g，丹参 18g，红花 9g，川续断 12g，台乌药 12g，香附 10g，桑寄生 15g，秦艽 10g，防风 10g，制乳香 6g，制没药 6g。前后共服用 14 剂腰痛消失，参加劳动，亦未再发作。

按语：此例腰痛是手术后之并发症，由于手术，局部血脉凝滞，气血循行障碍，瘀阻不通。方用生四物汤（四物汤之熟地易生地黄，白芍易赤芍）。四物汤本为治疗血证著名方剂，加上失笑散、丹参、郁金、乌药、香附、乳香、没药等味，如此化裁，治疗血瘀有效。谭老选用续断，既能温通，又能引经，如此组方，运意精巧，焉能不愈。

2. 腰椎间盘突出并左侧坐骨神经痛

任某某，男，38 岁，1999 年 9 月 22 日初诊。

病史：患者左下肢酸、麻、胀、疼，已 2 月有余，腰痛如锥，久立、久坐、久卧疼痛加重，尤以晨起时明显，活动后稍缓解。某医院 CT 检查：右侧腰椎轻度弯曲，前屈受限；左侧直腿抬高征：阳性。腰部正、侧位 X 摄片提示：骶 1 隐裂，腰 5 前缘轻度骨质增生。诊断为腰椎间盘突出并左侧坐骨神经痛、骶椎硬化。屡经治疗从未见效，牵引、推拿、按摩，亦无明显改善。诊其舌质紫暗、舌苔薄白，脉弦细。

辨证：气血瘀阻，筋脉不利。

治则：活血化瘀，舒筋利腰。

方药：拟用鹿角利腰汤加味。方用：鹿角霜 15g，当归尾 12g，牡丹皮 10g，赤芍 12g，川续断 12g，川牛膝 12g，红花 6g，防己 12g，杜仲 10g，薏苡仁 30g，宣木瓜 15g，威灵仙 15g，三七粉 3g（分两次冲服）。水煎服，5 剂。

9 月 27 日二诊：服用 5 剂后症状缓解，原方继服 5 剂。

10 月 2 日三诊：服用 10 剂后，锥痛缓解，腰、骶疼痛减轻，左下肢仍然麻胀，舌如上述，脉来弦缓。再宗上方去防己、木瓜、三七，加鸡血藤 15g、络石藤 15g、炒地龙 10g、制乳香 6g（包煎）、制没药 6g（包煎）。连服 15 剂。

10 月 18 日四诊：腰腿诸痛均消失，恢复劳动。舌转红润，脉来弦细。

再拟养血活血，舒筋通络，以竟全功。药用：当归尾 10g，白芍 12g，生地黄 15g，川芎 9g，牡丹皮 10g，薏苡仁 30g，鸡血藤 15g，川牛膝 12g，木瓜 15g，防己 12g，伸筋草 15g，制乳香 6g，制没药 6g。水煎服，12 剂。

按语： 瘀血所致腰痛，痛固定一处，痛如锥刺，治当活血化瘀兼以行气通络。本例患者予当归尾、赤芍、川牛膝、红花、三七粉活血止痛，后加藤类药物舒筋活络而达到治愈效果。

（二十三）腰痛

（1）徐某某，男，45 岁，2007 年 11 月 12 日初诊。

病史：患者 6 年前因腰及臀部受寒而出现腰部酸痛，劳累后加重，扛抬重物后痛必复发，遇阴雨天亦加重，久治不愈，故来求诊于谭老。就诊时见：腰痛如折，转侧不利。舌淡、苔薄腻，脉沉细。

辨证：肾阳亏虚，寒湿困阻。

治法：祛寒除湿，益肾温阳。

方药：肾着汤合独活寄生汤加减。白术 9g，干姜 9g，茯苓 9g，炙甘草 6g，桑寄生 12g，川续断 12g，杜仲 9g，独活 6g，狗脊 9g，牛膝 9g，野木瓜 15g，桂枝 9g。水煎服，7 剂。

11 月 19 日二诊：服药 7 剂后，腰痛明显减轻，仍有食欲不振。苔薄、中部微腻，脉沉弦。考虑邪气已去，正气未复，予温肾健脾之品。药用：潞党参 9g，茯苓 10g，白术 9g，炙甘草 3g，杜仲 9g，威灵仙 10g，野木瓜 15g，狗脊 9g，川续断 9g，鸡血藤 15g，陈皮 3g，肉桂 6g，附子 9g（先煎）。服药月余，病去体健。

按语： 腰痛病因复杂，而慢性腰痛多因肾亏而外邪客之，以致气血瘀滞、脉络阻塞而痛作。本案患者腰痛 10 年之久，起于受寒之后，寒湿滞留腰部，痹阻经络，气血不畅，寒性收引，湿性重着，腰部冷痛，腰痛如折，转侧不利；寒湿之邪易伤阳气，痹阻腰府日久而伤及肾阳，辨证属于肾亏而寒湿停滞。

谭老选用肾着汤合独活寄生汤加减主之，以肾着汤加减祛寒除湿、益肾温阳。《本草求真》谓干姜有"去脏腑沉寒痼冷"及"发诸经之寒气"功用，与茯苓配伍暖土胜湿；白术、甘草健脾；加独活散寒湿且能祛风；桑寄生、狗脊、杜仲、川续断温补肾阳；桂枝、牛膝温通经络；陈皮，《本草纲目》曰："其治百病，总是取其理气燥湿之功。同补药则补，同泻药则泻，同升药则升，同降药则降。""但随所配而补泻升降"，故用之理气燥湿，又取其协同补泻之功。诸药配伍则寒散湿去而腰府健，腰痛则止。二诊考虑寒湿已去，而正气未复，且饮食不振，改用四君子汤加温肾助阳药扶其正气，正气足则腰府强健，故能服药月余而病去体健。

（2）马某某，男，48岁，2010年3月22日初诊。

病史：患者消瘦身弱，腰痛2年，时轻时重，每遇寒冷和劳累则疼痛加重。近几月两膝亦酸软作痛，上肢时有麻木，手指关节屈伸发皱，面色黄，精神不振，腰背弯屈，转动则疼甚，久立则腿不支，故持拐杖帮助支撑。舌质胖、苔薄白、边有齿痕，脉缓滑细弱。

辨证：肾气不足，风邪外侵。

治宜：固肾强腰，蠲痹疏风。

方药：黄芪20g，桑寄生18g，白芍15g，淫羊藿15g，川续断15g，生杜仲15g，怀牛膝15g，威灵仙12g，防己12g，秦艽10g，防风10g，当归10g，川芎10g，炒桃仁10g，红花10g，甘草3g。水煎服，3剂。

3月25日二诊：连服3剂，自觉身上有力，疼痛略减，唯腰屈不能伸。舌尖红，脉弦弱。遂将原方加山茱萸15g。水煎服，3剂。

又服3剂，顿觉全身有力，疼痛略减，腰能挺伸，能干轻微家务。继以原方加黄芪30g。继续服用6剂，病情轻减，行走不再疼痛。

按语：《丹溪心法》云："腰者肾之外候，诸经皆贯于肾而络于腰脊，肾气一虚，则寒、湿、伤、冷，种种腰痛，迭见而层出。"患者素体虚弱，腰痛日久，尺脉缓弱，舌质胖淡，腿软无力，一派肾虚之证。而每逢天寒加重，关节作痛，舌苔薄白等又为风寒之征。

腰痛迁延日久，最不易治，该患者 2 年来曾经中、西医诊治，服各种药物无效。《素问·生气通天论》云："阳气者，精则养神，柔则养筋，开阖不得，寒气从之，乃生大偻。"鉴于患者身形背屈不能挺伸，除肾虚外亦有阳气不足之征，遂于原方中重用黄芪 30g，服后遂而不再腰痛。

（3）白某某，男，49 岁，2013 年 9 月 19 日初诊。

病史：患者体质差，身弱，腰酸腿痛已有 3 年多，时轻时重，每逢阴雨寒冷天气，疼痛加剧。近半年来腰痛加重，行动困难，方来就诊。现腰部疼痛，坐下后自己不能起来，自感腰部重坠，两膝酸软作痛，上肢有时麻木，手指关节屈伸发轴。身体倦怠，面色萎黄，失眠多梦。舌质胖嫩、苔薄白、边缘有齿痕，脉浮缓、尺弱无力。

辨证：肾脏亏损，风湿内陷。

治则：疏风湿，通经络，补肾利腰。

方药：生黄芪 18g，当归 12g，川芎 10g，生杜仲 15g，桑寄生 12g，川续断 10g，威灵仙 12g，络石藤 12g，金毛狗脊 10g，秦艽 10g，木瓜 12g，炒桃仁 10g，红花 10g，羌活 6g，独活 6g，甘草 3g。水煎服，3 剂。

9 月 21 日二诊：服用 3 剂后，全身有力，腰痛减轻，关节轻松，唯腰部仍屈伸不便，晨起为重。脉仍浮缓、两尺较前有力，是肾气渐充，经气不畅。宜于大补卫气，增益活血通络。药用：生黄芪 30g，生杜仲 15g，丹参 15g，桑寄生 12g，炒地龙 12g，络石藤 12g，威灵仙 10g，苍术 10g，川续断 10g，木瓜 15g，怀牛膝 12g，桃仁 10g，红花 10g，蜈蚣 2 条，甘草 6g。水煎服，7 剂。

9 月 28 日三诊：服药后自觉有力，腰痛大减，晨起腰已不痛，腰部亦能伸挺，已能干些轻活。后按此方连服 10 剂，腰已不痛，上肢已不麻木，而康复。

按语：本例患者腰腿痛已 3 年，今腰痛加重，自感腰部重坠，为湿邪犯肾之特征，以腰为肾之府。《黄帝内经》云："腰者肾之府，转摇不能，肾将惫矣。"今患者腰痛之前，即有膝酸肢麻，手指关节不灵活之病史，知患者素有风湿之宿疾，因肾虚而风湿内陷。故治以疏风湿，通经络，补肾利腰法使腰痛迅速康复。

（二十四）腿痛

张某某，女，48岁，2017年10月22日初诊。

病史：患者突然下肢肿痛，皮肤光亮殷红，用手按其皮肤即疼痛叫嚷，心中烦热，食欲减退，大便干燥，小便赤涩，因腿痛影响彻夜不能入睡。腿肿的部位，由足踝部至膝上，胃脘胀满。舌红、苔黄腻，脉弦数有力。

辨证：湿热壅滞，脉络闭阻。

治则：清利湿热，活血通络。

方药：当归12g，赤芍20g，蒲公英20g，红藤20g，川芎15g，地龙12g，滑石15g，鸡血藤20g，怀牛膝12g，金银花20g，生薏苡仁20g，白芍18g，大黄9g，炒桃仁12g，络石藤12g，宣木通9g，灯心草6g，甘草9g。水煎服，3剂。

服药3剂后，大便溏泻每日2次，小便通畅，胸脘胀满顿减，两腿肿痛显著减轻，心不烦热，按摩已不甚疼痛，夜间已能入睡。然腿腕部仍有指凹痕，脉弦大而数。遂以原方继服3剂，小便畅通，腿肿已消，不再疼痛，饮食恢复而痊愈。

按语：患者两腿肿痛，发作急剧，皮肤殷红，疼痛拒按，脉弦数有力，舌红、苔黄腻，都属于湿热壅滞，经络阻塞，血运不畅。若不急于清利湿热，通络活血，两腿恐有痛溃之危，所以诸症快速消除。

（二十五）气血两亏身痛

李某某，女，69岁，1998年6月23日初诊。

病史：半年以来头时有昏晕，耳鸣心跳，睡眠不佳，经西医诊断为神经衰弱。患者年事已高，未予重视，最近1个月症状有所发展，且现周身窜痛，饮食二便尚属正常。舌质稍暗、苔微白，脉沉迟缓弱。

辨证：气血亏虚，脉络瘀阻。

治则：补养气血，通络活血。

方药：用强心活血通脉络法治之：桑寄生 20g，桑枝 20g，九节菖蒲 9g，旋覆花 6g（包），炒远志 9g，鹿角胶 9g（烊化兑服），酒地龙 9g，功劳叶 12g，金毛狗脊 15g，片姜黄 6g，蝉蜕 3g。水煎服，7 剂。

6 月 30 日二诊：服药 7 剂，窜痛见好，头晕耳鸣依然，仍遵前法加天麻 10g，木瓜 12g。水煎服，服 7 剂。

7 月 7 日三诊：上方服 7 剂，诸症均减，周身窜痛大为减轻，但觉四肢无力。头晕、耳鸣、心跳，亦均见好转，睡眠已达六七小时，唯心烦口苦、小便黄，原方加当归 15g、菊花 15g、龙胆草 12g、柏子仁 15g。再服 7 剂而痊愈。

按语： 年老血亏，血不上荣，脑失濡养，头晕、耳鸣诸症均现。血不养筋，则周身窜痛。心血不足，则有心悸、睡眠不佳之症。治法应当层次分明，若初诊即用大补气血之药，血亏既不能一时恢复，而经脉反易阻滞。故先用旋覆花汤通络活血，继而强心壮筋骨，心气充足，血行畅达，窜痛可治。最后则以四物龙胆汤合清神汤加减，清肝强心补血，健脑安神，诸恙遂得痊愈。

（二十六）肢体胀痛

许某某，女，58 岁，2000 年 11 月 12 日初诊。

病史：患者一直在家里操持家务，近 10 余年经常感觉全身胀痛，多方检查未发现异常，故求诊于谭老。就诊时见：上半身尤其是头颈部发胀，走窜疼痛，自觉发热、口干，纳呆，失眠，血压正常。舌淡红、苔薄黄，脉弦细。

辨证：气血不畅，经络瘀阻。

治法：活血化瘀，行气止痛。

方药：用血府逐瘀汤加减。当归 10g，赤芍 12g，川芎 6g，川牛膝

10g，生地黄 15g，柴胡 10g，枳壳 9g，红花 6g，桃仁 9g，丹参 15g，生黄芪 12g，香附 12g，甘草 6g。水煎服，7 剂。

11 月 26 日二诊：服药 7 剂后，肢体胀痛减轻，睡眠好转。停药后症状反复，肢体胀痛有走窜感，自觉胃脘部发热，口干喜冷饮，大便偏干。苔薄脉细。在上方基础上加葛根 10g，升清阳。再进 7 剂。

12 月 3 日三诊：周身胀痛消失，肩颈不适走窜感已微，尿频。上方加桔梗 6g，葛根改为 30g。再服 7 剂，诸症消失，无不适感觉。

按语：血府逐瘀汤为王清任治疗瘀血内阻胸部的代表方。头颈、上半身发胀疼痛为瘀血内阻、气机郁滞、清阳郁遏所致；发热、口干、苔黄为气血郁而化火伤阴之象。方中丹参、生地黄、赤芍均有清热凉血滋阴之效。该患者主诉肢体发胀、发痛，西医检查无明显异常，询问病史有长期失眠，重在辨证施治。谭老认为，气血郁滞之证多从热化，患者胀、痛、失眠、偏热，是判断其属血府逐瘀汤证的 4 个征象。虽然临床证候错综复杂，只要抓住主要特征，方药对证就能起到去繁就简的治疗效果。

（二十七）便血

1. 痔疮便血

（1）冯某某，男，46 岁，1999 年 3 月 10 日初诊。

病史：患痔多年，不断下血，近日加剧。证见大便溏薄、夹血，量多色红。面㿠神疲，肢冷少食，渴不欲饮，时有腹胀，得温稍减。舌质淡红、舌苔薄白，脉沉细小弦。

辨证：下焦血热，中焦虚寒。

治则：温健中阳，养血止血。

方药：用黄土汤加减治之。伏龙肝 50g（先煎澄清，取水煎药），生地黄 20g，黄芩炭 10g，白术 10g，竹茹 10g，阿胶 10g（蒸兑），炮黑姜 6g，地榆炭 15g，甘草 6g，赤小豆 20g。水煎服，7 剂。

3 月 18 日二诊：药后下血减少，大便仍溏，余症同前。脉细缓。病见转机，不宜换法，继续服用上方7剂。

3月25日三诊：服后余血未尽，色仍鲜红，大便溏薄。拟引血归脾，稍佐清热，归脾汤化裁：黄芪15g，白术12g，党参15g，酸枣仁10g，远志9g，当归10g，茯苓15g，龙眼肉10g，炙甘草6g，黄芩炭10g，地榆炭15g。水煎服，服7剂。

4月2日四诊：余血尽止，大便正常，纳食增加，精神得振，四肢转温，上方加怀山药20g调理，再服7剂而后痊愈。

按语：《金匮要略》谓："先便后血，此远血也，黄土汤主之；先血后便，此近血也，赤小豆当归散主之。"后世还结合下血之颜色分寒热、远近。暗红为远血多寒，鲜红属近血多热。此例下血量多鲜红，便时即出，当为近血，属下焦血热。然无肛门灼热疼痛，更见一派中焦虚寒之见证，故辨属脾虚寒兼血热之候。治用陈修园黄土汤加减法。以炮黑姜易附子之辛燥以防动血，辅助伏龙肝、白术、炙甘草温脾摄血，用竹茹助黄芩炭、生地黄凉血止血，阿胶既能补血，又能止血，加地榆炭之收涩，更以赤小豆合当归之清热祛瘀，共奏止血之功。服后血止，诸症消失而痊愈。

（2）崔某某，女，60岁，2000年10月19日初诊。

病史：患痔疾多年，大便经常带血。此次发作10余日，血随大便而出，量多色红，1日3～4次，肛门灼热疼痛。头晕眼花，面色萎黄，神疲乏力，失眠纳少，口渴善饮。近日便后昏倒，汗出如洗，筋骨酸痛，小便色黄。舌质淡红、苔薄、微黄，脉细数无力。

辨证：气阴亏虚，热伤阴络。

治则：补气摄血，凉血止血。

方药：拟赤小豆当归散加味。人参6g（蒸兑），黄芪20g，当归12g，赤小豆30g，生地黄15g，金银花15g，防风10g，地榆炭20g，仙鹤草15g，黄柏炭10g，白芍12g，槐花炭9g，炙甘草6g。水煎服，7剂。

10月26日二诊：服1剂后，便血减少，7剂后便血全止，大便恢复正常，肛门灼热疼痛消失。因恐复发，又服5剂。精神大振，食纳略增，仍面色淡黄，面目虚浮，心悸怔忡，头晕眼花等。舌质淡、舌苔薄白，脉细无力。此失血之后，心脾气血两亏之象，用归脾汤加麦冬、五味子而收功。

按语：因时常便血，气阴固然不足，特别是便后晕厥，气阴亏极，有立脱之势。前人谓治血必先治气，拟补气止血是为正当。然便血色红，肛门灼痛，尿黄，苔黄，脉数等，又为血分湿热之象。《金匮要略》云："下血、先血后便，此近血也，赤小豆当归散主之。"所谓近血，多属肛门、直肠等出血性疾患。从赤小豆当归散之清热利湿、活血行瘀的功效来看，说明痔疮下血，多由湿热侵袭血分，损伤阴络，迫血下行而成。本案从脉证分析，证型虚实夹杂，本虚标实。专投补气摄血，则湿热难清，单纯清利湿热，又重伤气阴，血更难止。故用赤小豆当归散加金银花、生地黄、地榆等清利湿热、凉血止血、活血行瘀以治标；人参、黄芪、白芍补气摄血以顾本。如此标本兼顾，补不碍邪，攻不伤正，自能血止。

本案清凉兼补，与上案之温补兼清，两相映照。处方遣药，虽皆从《金匮要略》脱化而来，而加减之处，匠心别具，正是谭老善于运用经方之处。

2. 脾虚泄泻便血

赵某某，女，31岁。2009年5月10日初诊。

病史：患者因产后调摄不当，3个月以来，大便溏泻，每日4～5次，腹不痛不坠。最近1个月，大便时屡屡下血、色黑。曾去医院检查，排除内痔，但直肠有溃疡处。饮食尚好，面色发黄，睡眠正常。舌有薄苔，脉濡数。

辨证：脾虚失运，肠络受损。

治则：健脾止血，固肠止泻。

方药：拟健脾止血固肠法：苍术炭6g，赤石脂10g，禹余粮10g，赤石脂10g，血余炭3g，白术炭6g，木耳炭10g，黑升麻3g，柿饼炭30g，黑芥穗炭10g，吴茱萸5g（黄连5g同炒），阿胶珠12g，炒地榆10g，炒槐米10g，炙甘草6g。水煎服，7剂。

5月17日二诊：服药7剂，大便次数减少，血已减少，前方加怀山药30g、米壳12g。水煎服，7剂。

5月24日三诊：前方服7剂，下血已止，大便次数减至每日一二次，微溏，饭后胃脘觉胀，以四君子汤加味治之。药用：潞党参12g，白茯苓10g，诃子肉10g，苍术炭6g，赤石脂10g，白术炭6g，怀山药30g，川厚朴6g，炙甘草6g。服10剂后大便不再见血，面色红润。

按语： 谭老治泻痢及大便下血，时常用炭类，以其既能促进水分吸收，又可保护肠壁。而中医对出血疾患又有"见黑则止"之说，此种用法，临床多效。清代张璐云："下血虽曰大肠积热，亦当分虚实，不可纯用寒凉，必加辛散为主，久之不愈，宜理胃气，兼升举药。"本方用黑升麻、芥穗炭者，即下病上取之意；木耳炭、柿饼炭治诸种肠出血症，如肠风下血、痔疮下血等有效；用阿胶可增加止血之能力。

3. 气阴两亏便血

刘某某，男，78岁，2008年9月15日初诊。

病史：患者便血已有3个月，每天十多次，大便燥结呈球状，有时纯血无粪，气短腹胀，胀即如厕，颇以为苦，周身无力，面色发黄。舌质淡、苔薄白，脉沉细而弱。

辨证：气阴两亏，脾失统摄。

治则：补中益脾，理气润燥。

方药：潞党参10g，炒白术10g，阿胶珠10g，炒槐米10g，晚蚕沙与炒皂角子各10g（布包），柿饼炭30g，木耳炭10g，生地黄炭10g，炒地榆10g，熟地黄炭10g，火麻仁15g，仙鹤草20g，川厚朴6g。水煎服，7剂。

9月22日二诊：服药7剂，下血次数减少，大便已成条状，余症悉除，按原方加减。药用：黑荆芥穗6g，黑升麻炭6g，血余炭与晚蚕沙各10g（布包），赤石脂10g（布包），生地黄炭20g，苍术炭6g，炒槐米10g，熟地黄炭20g，白术炭6g，炒地榆10g，潞党参10g，柿饼炭30g，木耳炭10g，阿胶珠10g，仙鹤草20g，炙甘草6g，椿根皮炭10g。水煎服，7剂。

9月29日三诊：前方按二诊方加黄芪、山药，又服7剂，不再便血、腹胀、大便不再干燥，面色转红润，痊愈。

按语：患者高龄便血3月余，治当涩通兼顾，方中火麻仁、厚朴与诸炭药相伍，正为此意。初诊以四君子汤、槐角地榆丸化裁为主；二诊以赤石脂禹余粮丸合苍术地榆汤治之；三诊加用黄芪、山药，以收功。

（二十八）心悸

《素问·灵兰秘典论》曰："心者君主之官，神明出焉。"心主血脉，主神志，开窍于舌，其华在面，在志为喜，在液为汗，与小肠相表里。心对人的生命活动起主宰作用，凡表现血脉、神志病变多从心论治，临证涉心病机常较复杂，治心方法也颇多。谭老常用：补心、养心、救心、开心、利心、泄心、温心、滋心、清心、宁心的方法去治疗心悸的各种不适举例如下。

1. 补心

张某某，女，38岁，2010年5月19日初诊。

病史：3年以来不断发生心悸，时有因心情抑郁，突然出现心悸，经休息服药后病情好转；后又反复发作。多次查心电图示为窦性心动过速，长期间断服用西药普萘洛尔，病情无明显好转，每遇情绪抑郁时病情加重；近1月由于家庭问题心情不畅，心悸频发，伴头晕失眠，四肢麻木，劳累后加重。起病以来口干，腰酸腿软，食欲不佳，大便干、小便正常；月经量少，周期正常。慢性病容，精神欠佳，面色稍黑，形体偏瘦，气急。诊查：甲状腺未见肿大，无突眼征，心电图示窦性心动过速，偶发室性期前收缩。舌质暗红、苔少，脉细数。

辨证：心阴亏虚。

治则：滋阴清火，宁心安神。

方药：天王补心丹加减。柏子仁9g，酸枣仁10g，党参9g，茯苓9g，生地黄9g，当归9g，丹参9g，远志9g，天冬9g，麦冬9g，五味子6g，玄参 9g，淡竹叶 3g，桔梗 9g。水煎服，7 剂。

5 月 26 日二诊：患者服用 7 剂后，心悸、头晕明显好转，继续服用上方 10 剂后，患者不适症状悉除，查心电图为窦性心律，心率 80 次/分，未见期前收缩。

按语： 本案属心阴不足，心失所养，故心悸易惊；心阴亏虚，心火内生，扰乱心神，故心烦失眠，虚火耗津而口干口渴；舌红、少苔，脉细或弦数，为阴虚有热之象。《景岳全书》曰："阳统乎阴，心本乎肾，所以上不宁者，未有不由乎下，心气虚者，未有不因乎精。"明确指出本病与肾关系密切。本患者除了有心阴虚的表现外，还可见腰膝酸软，大便干燥等肾阴虚之表现。治疗当用天王补心丹加减以滋阴清火，宁心安神，兼补肾阴。用天冬、麦冬、生地黄、玄参滋养心阴，兼补肾阴；当归、丹参补血养心；党参、茯苓、五味子补益心气；远志、酸枣仁、柏子仁宁心安神；淡竹叶清心除烦；桔梗一味，乃舟楫之药，载药入胸，正如《摄生秘剖》中言："以桔梗为使者，欲载诸药入心，不使之速下也。"

谭老指出柏子养心丸和天王补心丹同治阴血亏虚之心悸，然使用有别：前者柏子仁配枸杞子，滋阴清热力弱，适用内热较轻者；后者玄参、二冬、生地黄合用，滋阴清热力强，适用阴亏内热者。临床使用不可一成不变，应灵活应用。

2. 养心

张某某，男，62 岁，2006 年 3 月 15 日初诊。

病史：患者每次情绪激动后，出现阵发性心悸，动则汗出，心悸气喘加重，倦怠懒言，畏寒，腰膝酸软无力，时有胸闷；或作痛；舌淡白、苔薄，脉弱虚大、时而结代。查心电图：频发室性期前收缩，患者既往有冠心病病史 5 年。

辨证：心肾阳虚。

治则：养心益气，温通肾阳。

方药：用柏子养心丸与四逆汤加减以养心气温肾阳。柏子仁 10g，红参

10g，北黄芪 15g，全当归 15g，熟地黄 15g，炮附子 10g（先煎），制远志6g，炙甘草 6g，生姜 3 片，大枣 3 枚为引。日 1 剂，水煎服，7 剂。

3 月 22 日二诊：服用 7 剂后自汗好转，腰膝酸软减轻，但心律失常稍有缓解，有时现口干、多饮。上方去炮附子，加葛根 15g、麦冬 12g、怀生地黄 15g、炒酸枣仁 10g、丹参 9g。水煎服，15 剂。

4 月 5 日三诊：患者服药 15 剂后，未再出现心悸、自汗。偶发室性早搏未再出现。

按语：本案患者，心悸明显，但动则汗出，畏寒，腰膝酸软，此乃一派阳虚之象。阳者，温煦也，人体气血津液，皆赖其推动；阳虚，气血运行无力，心失所主，故心悸不适。初诊以柏子养心丸与四逆汤加减以补肾阳、温脾阳、通心阳、除里寒。服药后患者自汗有好转，腰膝酸软减轻；但辛温燥烈之品，易耗伤阴液，而见口干欲饮。谭老果断易大热之剂为平补之方，以麦冬、熟地黄佐参、芪治之，平补阴阳、益气养血，方能收到较好效果。谭老指出"药贵平和"，但是对于寒热分明、虚实迥异者，在辨证精准时，使用峻猛之剂，可收奇效。

3. 救心

张某某，男，57 岁，2009 年 10 月 12 日初诊。

病史：患者身重困倦，气短，胸部憋闷，时有刺痛，剧则汗出，痛引肩背内臂，心悸不宁半年，2009 年 9 月初，突然出现急性后壁、下壁心肌梗死，经住院治疗好转出院。血压偏低，自觉心悸，伴有恐惧感，兼见胸闷隐痛、气短懒言、面色憔悴；活动受限，起立时感头晕漂浮、双腿无力，行走需要人搀扶；下午下肢肿胀，饮食尚可，睡眠欠佳。诊查：口唇青紫绀，舌质淡嫩、有紫斑、舌苔薄浮黄，脉细迟结代（45 ～ 50 次 / 分）。既往有高血压、血脂偏高，未予重视。（医院诊断为冠心病，陈旧性下壁、后壁心肌梗死，心律失常，Ⅱ度房室传导阻滞，频发室性期前收缩。）

辨证：心神失养，气虚血瘀。

治则：行气宁心，养血复脉，活血祛瘀。

方药：方取《医林改错》血府逐瘀汤合生脉散加减。炒桃仁 6g，红花 6g，川芎 6g，赤芍 10g，麦冬 30g，五味子 5g，炙黄芪 30g，当归 10g，炙甘草 6g，枳壳 10g，降香 10g，丹参 15g，茯苓 10g，炙远志 10g，石菖蒲 10g，独活 10g，大枣 6 枚，西洋参 10g。水煎服，7 剂。自己在家每日早晚各吸氧 1 次，每次半小时至 1 小时左右。

10 月 19 日二诊：服药 7 剂后自感舒适，心悸减轻，恐惧感消失，脉结代比前好转，胸痛减轻，在阴天时有胸闷气短感，睡眠亦好。药已见效，暂不必更改，原方去降香，加太子参 15g、生山楂 10g、熟地黄 10g，继续服药半月。

11 月 4 日三诊：心悸较前减轻，已能熟睡，气力亦见增强，情绪舒畅，已能独自活动；脉细、略带滑象、按之有力，脉搏增加，68 次 / 分，歇止偶发 1 次；舌色稍红润，面有光华。大便无力，艰难不爽。原方去川芎、赤芍，加火麻仁 6g、何首乌 6g。继续服药半月。心悸症状进一步改善，日常生活无大碍，处方去火麻仁，加枸杞子 10g，如此调理 1 个多月，自觉症状全部平复，行动自如。

按语：谭老认为，心悸一证，临床较为多见，处理时须注意以下问题：首先，应明辨病情的邪正虚实。此例心悸是由心脏损伤、神不守舍而致，属于心病且元气大伤，是为虚证。不同于气火潜逆，或痰火上凌，有实邪为患，因此不能重用重镇药物。无实邪若用重镇，则反遏抑心气，心动亦将更缓，病情亦更为险逆。又要分析药物与病情的相互关系。阴柔养血药、辛香温通药乃临床常用药物，但就本例心悸而言，心肺俱不足，阳微气虚，而阴柔药呆滞，不利于阳气的运行；辛香药走窜，亦易伤正气。用时不可大意，应谨慎选择。治疗方案上：先治心肺，再固肝肾。君主为病，和肺、肾关系最为密切。心与肺同居上焦，心主营，肺主气，肺朝百脉，共司营卫之运行。未有心病而肺不病者。

本例心悸，以益气为主，方取血府逐瘀汤合生脉散，兼顾心肺，在益气养血的同时顾及心痹络瘀、虚中有实。所以参以理气通络之品。

4. 开心

（1）耿某某，女，46岁，1995年10月25日初诊。

病史：患者自1994年起，劳累后，或情绪不稳定时出现阵发性心悸，短时即过，随后缓解，最近几天因工作劳累紧张，心悸频发，以夜间为甚，且每次发作历时较前次延长，最长时达十多分钟才缓解，心悸过后感觉胸闷。就诊时见：一般情况可，面色发白，舌质偏白、苔薄白，脉细弱。心率80次/分，律齐。曾做过数次心电图检查未发现异常。

辨证：心气不足，心血亏虚。

治则：益心气，养心血。

方药：方取四君子汤合柏子养心丸加减。人参6g，白术9g，柏子仁12g，麦冬12g，当归9g，黄芪15g，茯神15g，生地黄12g，石菖蒲9g，枸杞子9g，玄参9g，甘草6g。水煎服，7剂。

11月3日二诊：服上方7剂后，患者心慌发作次数有所减少，心慌发作过后仍有胸闷。在原方基础上去石菖蒲、玄参，加瓜蒌6g、薤白6g、陈皮6g、阿胶珠6g，以宽胸理气；加阿胶珠以加强养血和血之力。水煎服，7剂。

12月10日三诊：患者又服药7剂后，心悸、胸闷减轻，劳累后未再发生心慌，面色好转，嘱咐患者注意休息，别操劳过度。为了以后不再发病，前后共服药1个多月未再发生过心慌。

按语：本例为年轻女性患者，心悸的发生常与精神刺激、过度劳累等因素有关，且每次历时较短。心电图检查未见异常，故本病为非器质性心脏病，病变部位在心，与肝、脾、肾等脏皆有密切关系。肝藏血而润心，脾生血而养心，肾之真阴上行济心以制心火。故治疗当以心为主，兼顾肝、脾、肾三脏。以柏子仁、麦冬滋养心阴；以生地黄、玄参填补肾阴；以四君子健脾益气生血；加减中以陈皮、瓜蒌、薤白宽胸理气，以除胸闷，是谓"开心"，即宽胸中之气；阿胶味甘平，功能滋阴补血。方证合拍，故取效比较迅速。

（2）张某某，男，15岁，1999年5月25日初诊。

病史：患者近2年来经常感冒，发热，伴有心悸。曾在当地医院就诊，诊断为心肌炎。近3月来，因上述症状加重，在当地多方治疗无效，半月前在某附属医院儿科住院。治疗用青霉素等药半个月，体温恢复正常，但自觉心悸无力。安静时心率110次/分，稍活动后加快。诊查：患者发育良好，营养中等，体型稍偏胖，面色㿠白，行动缓慢，咽部充血。舌质淡、舌尖略红、苔白腻，脉细弱而数。

辨证：心阴亏虚，脾虚湿盛。

治则：滋阴清热，健脾化湿。

方药：茯苓12g，生地黄12g，北沙参15g，麦冬9g，北豆根9g，玄参12g，五味子3g，柏子仁6g，牡丹皮12g，银柴胡10g，蒲公英12g，黄芩12g，生薏苡仁18g，紫苏梗12g，陈皮6g，甘草6g。水煎服，7剂。

6月2日二诊：服药7剂后，心率较前减慢，动后心率在100次/分左右，有时还稍感心悸。舌质淡、苔白腻、舌青筋缕缕，脉细略数。继服原方加远志6g，再服7剂。

6月10日三诊：服上方7剂后，心悸消失，心率一般在80次/分左右，活动后未觉明显不适，心电图示：窦性心律不齐，继续服用原方20剂。3个月后，其父来告知，患者目前一切正常，能坚持学习和适当的活动，自从服中药以来，未再感冒、发热。

按语： 患者面色白，行动缓慢，舌质淡、苔白腻，加之动则心悸、乏力，似为心脾气虚。但仔细察之，患者虽面白，但口唇红且干，舌质虽淡而舌尖红、舌下青筋缕缕。盖小儿阳常有余，阴常不足，反复发热耗伤阴液，阴液不足致使湿热不退，故应当辨证为"心阴虚并脾虚湿滞"，以增液承气汤之生地黄、玄参、五味子、麦冬、北沙参滋阴清热；柏子仁、远志养心安神；北豆根、蒲公英、黄芩清热解毒利咽；茯苓、紫苏梗清热健脾化湿；妙在使用生薏苡仁与牡丹皮合用能清利湿热、抑火凉血。该患者既往使用镇惊安神之中药未见疗效，而本方全然未用此类药物，谨守滋阴清热之法，不但很快控制了心率，而且心电图转为正常，患者体质亦有很大改善。

谭老指出：中医治病讲究辨证论治，而西医是以药对症治疗。本案患者有反复感冒发热病史，明确诊断为心肌炎所致心悸。为何患者心悸经久不愈？乃邪热稽留，耗伤心阴，故治当清热养阴，而不重镇安神，从根本上治愈此病。

5. 利心

刘某某，男，54岁，2008年4月18日初诊。

病史：心悸胸闷10余年，近几年加重。近2年来反复发作心悸胸闷，每因劳累后复发或加重，伴有头晕。经医院检查"病态窦房结综合征"，曾服用西药治疗，效果不明显。今天因心悸、胸闷、头晕加重前来就诊。患者心悸、胸闷、头晕，少气懒言，畏寒肢冷，胸背冷痛，下肢浮肿，面色黧黑，微发黄色，表情淡漠。舌质紫暗、有瘀斑，脉细涩时有结代。

辨证：心血瘀阻，心肾阳虚。

治则：活血化瘀，行气止痛，补虚救脱。

方药：血府逐瘀汤和四逆汤加减。桃仁9g，红花10g，柴胡9g，枳壳10g，赤芍10g，川芎12g，丹参15g，当归12g，制附子6g，炙甘草6g。水煎服，7剂。

4月26日二诊：患者服药7剂后心悸、胸闷、头晕减轻，畏寒肢冷，胸背冷痛，下肢浮肿比前大有好转。但仍感疲乏无力，畏寒肢冷。舌质淡暗、有瘀斑、舌苔薄白，脉沉迟无力。上方改丹参30g，制附子9g（先煎）。继续服用14剂。

5月12日三诊：服药14剂后，心悸胸闷、疲乏无力、畏寒症状消失，下肢不再浮肿。

按语：谭老经过长期的临床观察，总结出"病态窦房结综合征"常见的中医证型是心血瘀阻。常表现为胸闷心悸、畏寒肢冷、头晕乏力，甚者晕厥等症。"有诸内必形诸外"，其病机为心肾阳虚。明代医家张景岳曰："天之大宝只此一丸红日，人之大宝只此一息真阳。"气血瘀阻鼓动无力，脏腑功能低下，心跳缓慢。血行缓慢则成瘀，于舌象可见淡暗、有瘀斑。法随证立，治疗采用活血化瘀；方从法出。谭老选用血府逐瘀汤合四逆汤加活血之丹参。方中炙甘草益气；熟附子壮肾阳，兼有强心之功；当归、红花、赤芍、川芎逐瘀活血，宣痹止痛；柴胡、枳壳、川芎为血分气药，理气活血。四逆汤急救回阳，血脉充实，血行则瘀去，体自康复。本例以温通之法利心定悸，以达和顺。

6. 泄心

孟某某，女，69 岁，2004 年 6 月 28 日初诊。

病史：患者因长期工作紧张劳累，阵发性心悸胸闷 1 年余，于 2003 年突然出现胸闷、阵发性心悸而至大医院住院治疗。查心电图：心房颤动，做 24 小时动态心电图诊为慢快综合征，最慢心率 36 次 / 分，当时诊断为冠心病、病态窦房结综合征（慢快综合征型），并同时安装起搏器至今，目前仍服用地高辛等药物。自从安装起搏器后患者胸闷、阵发性心悸未见减轻，并出现呃逆、胸闷、进食极少。患病以来口干、痰多、便秘尿黄、乏力。慢性病容，精神较差，表情痛苦。舌质暗红、苔薄黄、干燥，脉结代。

辨证：气阴两虚，胸阳不展。

治则：益气通阳，养阴安神，泄心逐痰。

方药：西洋参 3g（研末冲服），茯苓 9g，枳壳 9g，陈皮 6g，酸枣仁 9g，远志 6g，党参 9g，瓜蒌 9g，薤白 9g，半夏 6g，黄芩 10g，石菖蒲 10g，麦冬 15g，天冬 15g，酒大黄 9g，黄连 9g，甘草 6g，生姜 3 片。水煎服，10 剂。

7 月 9 日二诊：连服 10 剂后，患者胸闷好转，仍感心悸。谭老分析认为该患者胸阳已通，心之阴血尚有不足，故改用归脾汤加减治疗。患者服用 15 剂后，心悸、结代脉明显转好，按上方继续服用 1 个月完全康复。

按语：本案患者主要表现为心悸、胸闷，伴舌暗红、苔黄燥。心阴不足，心失所养，故心悸；胸阳不展，郁于胸中，故胸闷不适。谭老治疗以益气通阳、养心安神、泄心逐痰，可谓独具匠心。方中茯苓、酸枣仁养心安神；茯苓配半夏、党参健脾和胃；生姜和胃降逆止呃；瓜蒌、薤白、枳壳、陈皮通阳散结；酒大黄泻下通肠，逐瘀通经；石菖蒲安神定志、祛痰；黄连苦入心经，改善心火亢盛、除烦；西洋参、党参补心气、滋心阴而安心神。诸药合用共奏益气通阳、养阴安神、泄心逐痰作用，攻补兼施使心悸胸闷完全解除。

7. 温心

赵某某，女，57 岁，2005 年 8 月 28 日初诊。

病史：患者 1 年多来屡有心悸气短，未予重视，近 1 个月来心悸频繁发作，伴呃逆声响有力，进餐后明显加重，腹胀，矢气频频，纳呆，气短乏力，面色无华。舌质淡红、苔白腻、边有齿痕，脉弦细。查心电图：频发房性期前收缩，二联律。既往因"心悸、气短"在某医院以"冠心病，心律失常"住院治疗，住院期间出现呃逆症状，日渐加重疗效不佳，要求出院。遂求诊于谭老。

辨证：肾阳不温，肝脾气滞。

治则：温阳疏肝，健脾行气。

方药：当归 12g，白芍 12g，柴胡 10g，甘松 10g，淫羊藿 10g，郁金 9g，半夏 10g，茯神 15g，白术 15g，枳壳 10g，丹参 15g，茯苓 12g，生山楂 15g，陈皮 6g，桂枝 6g，炙黄芪 30g，炒杜仲 30g，甘草 6g。水煎服，14 剂。

治疗期间患者症状日减，心律齐。

按语：心悸、气短是心脏供血不足的表现。因开始发病时未予积极治疗，加之患者素有肾阳不温、肝气不疏、脾胃不和，木失条达，疏泄无权，故心悸不安。治宜温肾疏肝、健脾行气为法，兼以温补心阳、安神定悸。本方选用甘松、枳壳、淫羊藿为主药，具有补阳、行气、定悸之效。甘松芳香辛温，具有行气畅中之功；郁金、枳壳解郁行气；淫羊藿温肾壮阳、益气、强志。数药相配，温心阳、行气血，使心阳振、悸动安、心律齐。配合健脾补肾疏肝之品而达定悸之效。谭老指出，本案虽病位在心，然与肝、脾、肾关系密切，故当以"五脏相关"理论论治，诸脏兼治，而使心病自愈。

8. 滋心

陈某某，男，66岁，2008年10月25日初诊。

病史：劳累和工作紧张时会发生心悸，曾服硝苯地平、阿替洛尔等药，症状可控制，但易复发。心电图检查为陈旧性心肌梗死、阵发性房颤。起病以来精神饮食可，大小便正常，睡眠欠佳。诊查：精神尚可，面色正常，舌质稍红、偏暗，脉弦细、时呈结代脉。

辨证：心肾阴虚，气阴两虚。

治则：滋补心肾，益气养阴。

方药：生脉散合四物汤加减。西洋参6g（研末冲服），麦冬9g，五味子9g，白芍9g，生黄芪15g，丹参9g，当归9g，生地黄15g，川牛膝12g，何首乌9g，桑寄生9g，炒酸枣仁9g。水煎服，10剂。

11月4日二诊：服药10天后，心悸次数有所减少，精神明显好转，睡眠体力亦好转，上方加柏子仁9g，继续服用上方30剂。

2009年1月18日三诊：患者自我感觉良好，心悸完全控制，劳累，精神紧张，也未再发生心悸，面色红润，精神佳。

按语： 心悸病位在心，关联五脏，主要表现为心悸、脉结代，常伴有头晕、胸闷、气短等症状。《伤寒论》中炙甘草汤，开治疗心悸之先河。本案患者因工作紧张、劳累后心悸发作，谭老认为其病机为心气不足、心阴亏虚，加之瘀血阻滞而致心悸；其病为本虚标实，以本虚最为关键。其中心肾阴虚、宗气不足为病之本，瘀血、痰热为病之标。常以生脉散合四物汤加减治疗。

谭老指出：生脉散原为张元素所创，用于治疗肺热不清，久致气阴耗损之证；但临床使用不限于此，不论何种疾患，只要辨证为"气阴两虚"者，均可加减用之。方中西洋参、麦冬、五味子、生黄芪益气养阴，补宗气之不足；丹参、当归、生地黄、川牛膝养血活血；何首乌、桑寄生滋补肾阴；酸枣仁一味养心安神。

9. 清心

张某，男，42 岁，2013 年 8 月 28 日。

病史：患者近半年来经常出现心悸、胸闷、头晕，伴有失眠、乏力、上腹部饱胀感，进食后饱胀感加重。心电图检查频发室性期前收缩；心脏超声正常；胃镜显示有慢性浅表性胃炎。诊断为：心律失常，频发室性期前收缩，慢性胃炎，自主神经功能紊乱；进服中西药无数，仅上腹胀略有好转。患者甚是痛苦，求诊于中医。诊查：精神紧张，面色晦暗，触事易惊，饮食无味，心悸烦闷，坐卧不安。舌质稍暗、苔薄黄腻，脉弦细滑。

辨证：胆胃不和，痰扰心神。

治则：清心利胆和胃，化痰宁心安神。

方药：温胆汤和泻心汤加减。茯苓 12g，麦冬 12g，半夏 9g，黄芩 9g，黄连 6g，石菖蒲 9g，远志 6g，酸枣仁 12g，莲子心 3g，竹茹 12g，炒三仙各 18g，枳实 9g，胆南星 5g，太子参 10g，甘草 6g。水煎服，7 剂。

9 月 5 日二诊：患者服药 7 剂后，心悸，头晕好转，胸闷，腹胀减轻，仍感乏力，睡眠好转，纳食不佳。舌质淡红、苔薄白，脉弦细。药用：温胆汤合四君子汤加减。党参 12g，白术 12g，茯苓 12g，生薏苡仁 24g，木香 6g，砂仁 6g，炒三仙 27g，陈皮 6g，半夏 9g，竹茹 9g，炒枳实 9g，丹参 9g，白芍 9g，赤芍 9g，生黄芪 12g，西洋参 5g（研末冲服），甘草 6g。水煎服，15 剂。

9 月 20 日三诊：患者服上方后诸症改善，偶有心悸，胸闷，失眠，乏力，胃脘部不适，纳食不佳，面色红润。舌质稍红、舌苔薄白，脉弦细滑。药用：瓜蒌薤白汤合生脉散加减。生黄芪 12g，党参 15g，麦冬 9g，五味子 6g，桂枝 6g，太子参 10g，酸枣仁 9g，阿胶 9g（烊化），丹参 9g，瓜蒌 12g，薤白 9g，生地黄 15g，炙甘草 9g，大枣 4 枚。水煎服，10 剂。

10 月 5 日四诊：服上方后，诸症进一步好转，体力恢复，食欲增加，腹胀缓解，睡眠好转，面色红润。舌苔黄白相间，脉弦细。效不更方，按

20 日处方继续服用 10 剂。

10 月 16 日五诊：患者服药后心悸、胸闷、头晕好转，但因近日过度劳累，自觉乏力，容易疲劳，口干。纳食、睡眠尚正常。余症全部消失。按 20 日处方继续服用 2 月余没有再发生过心悸、胸闷等症而停药。

按语：本例患者为中年男性，主诉纷繁，自觉症状较多；辅助检查提示有室性期前收缩，浅表性胃炎。患者就诊时精神紧张，情志因素对本病起到推波助澜作用。患者半年来一直在各大医院就诊，但是疗效不佳；最后求诊于谭老。

谭老根据患者的临床表现，认为本病之心悸不离于心，亦不止于心。治疗当以心为主，兼顾他脏。患者心悸烦闷，坐卧不安，饮食无味，此乃胆胃不和之症。胆胃不和，酿热生痰，痰热扰心，则心神不宁。治疗当清胆和胃，化痰宁心。初诊以温胆汤和泻心汤加减，方中竹茹甘而微寒，归肺、胃、胆经，意在清热化痰、除烦和胃；黄连、黄芩苦寒，入心、三焦、大肠经，功用泻火除烦。《本草思辨录》卷四谓："黄芩为少阳脏热之药，竹茹为少阳腑热之药，古方疗胆热多用竹茹，而后人无知其为胆药者。"患者服药 7 剂后，胆热渐清，心脾气虚渐显；故二诊以益气健脾、清胆和胃为法，以温胆汤合四君子汤加减，服药 20 剂后，患者心悸好转；但舌稍红，脉弦细滑，提示气阴不足，以生脉散合瓜蒌薤白汤加减，调治 3 个月，疾病得以痊愈。

10. 宁心

李某某，男，51 岁，2012 年 9 月 22 日初诊。

病史：近半个月来农活繁忙，心中烦闷，午饭时食物稍急，饭后即觉胸闷不舒，1 小时后突然胸部剧痛，疼势难忍，急找谭老就诊。胸部剧痛，时轻时重，重时叫嚷不停，心神不宁，有时背痛彻胸，胸闷气短，坐卧不安，恶心作呕，吸气时痛势加剧，痛剧时，大汗淋漓。曾用止痛药物，均无明显效果。舌质红、苔薄白，脉弦数有力。

辨证：热饮相搏，胸气壅滞，心悸不宁。

治则：疏通胸气，清热通痹，宁心安神。

方药：瓜蒌 30g，丹参 18g，黄芩 12g，青皮 12g，薤白 12g，檀香 6g，川芎 10g，枳实 10g，佛手 12g，香附 12g，白芍 10g，五灵脂 10g，黄连 6g，甘草 3g。水煎服，3 剂。

9 月 25 日二诊：连服 3 剂，胸痛大减，胸亦不闷，夜能安然入寐。又服 3 剂后，胸痛消失，不觉胸满气短，心神安宁，食欲恢复，脉弦大而软。是胸阳已通，后以调胃理气，疏胸通阳法调理而愈。

按语：因秋季农活过忙，劳累不得休息，则虚热上泛，心中烦躁。如热邪上泛，与胸中水饮相搏结，阻碍胸气输布，多成胸痹。胸气塞滞则痛，气体受阻，故胸满气短，坐卧不宁；热饮相搏，则舌红、苔腻，脉弦数有力。故用疏胸气、清热通痹、宁心安神法，胸痛快速消失而痊愈。

（二十九）胸痹（心绞痛）及真心痛（心肌梗死）

（1）周某某，男，58 岁，1998 年 12 月 16 日初诊

病史：胸痛已达 3 年之久，发作无定时，昨晚餐后突然胸左侧阵阵憋闷，继而剧烈疼痛，痛引左侧背部及上臂膀，面色苍白，汗出如珠，四肢逆冷，时有麻木，喘息咳嗽，头晕，恶心，舌淡、苔薄，脉微细。急来就诊，遂取硝酸甘油 5 粒舌下含服，再服速效救心丸 10 粒，休息半小时而缓解。

辨证：胸阳痹阻，阳气欲脱。

治则：温阳益气，活血祛瘀。

方药：红参 10g，炙黄芪 15g，炮附子 10g，炮干姜 6g，丹参 15g，红花 10g，炙甘草 6g。水煎服，3 剂。

方中红参、炙黄芪、炮附子、炮干姜益气温阳固脱；丹参、红花以活血祛瘀通络，使阳气易复；炙甘草补三焦之虚。

12 月 19 日二诊：服上方 3 剂，胸闷好转，仍有疼痛，四肢渐温，汗出减少，气喘亦减，夜寐尚安，继用上方加五味子 9g、浮小麦 10g、炒白

芍 12g、瓜蒌 15g、薤白 9g、甘松 6g，以收敛阴营，温通阳气，宽胸宣痹，7 剂。

12 月 26 日三诊：胸闷、胸痛引臂已愈，汗出已止，紫绀消失，喘亦平，余症均可。嘱其再服 7 剂，巩固疗效。后随访 2 年，一直未曾复发。

（2）刘某某，男，61 岁。2007 年 11 月 14 日初诊。

病史：3 年以前经某医院确诊为冠心病，证见胸左侧疼痛，痛甚彻背，发作频繁，每遇劳累则胸憋气短、头晕耳鸣，食少倦怠，腰酸乏力，怔忡心悸不寐。舌质紫暗，脉结细弱。

辨证：阴阳两虚，气血亏损。

治则：益气养血，调补阴阳。

方药：潞党参 12g，麦冬 12g，桂枝 6g，五味子 9g，当归 12g，炮附子 6g，丹参 15g，薤白 10g，甘松 6g，延胡索 12g，白芍 12g，川芎 9g，炒枳壳 10g，炙甘草 9g。水煎服，7 剂。方中党参、附子、薤白、甘松、桂枝辛温，温中通阳；麦冬、五味子、炙甘草养阴补三焦之虚；枳壳、延胡索理气活血止痛；当归、川芎、白芍、丹参养血行血补血。此方能使气血双补，血脉通行，通阳行血而不伤正。

11 月 21 日二诊：服上方 7 剂，胸痛减轻，但睡眠不宁，大便干，偶觉胸中心跳，脉有结代，食少倦怠。再拟养心安神，宽胸和胃之剂治之。药用：当归 12g，麦冬 20g，瓜蒌 20g，西洋参 6g，炒酸枣仁 15g，龙齿 15g，丹参 15g，焦三仙各 10g，五味子 9g，炙甘草 6g。水煎服，7 剂。

11 月 28 日三诊：服上药 7 剂，胸痛已止，睡眠好转，食欲增加，大便通畅，再予前方 7 剂，巩固疗效。后随访 1 年，病情稳定。

按语：本病发病原因与年老体衰、阳气不足、七情内伤、气滞血瘀、过食肥甘、劳倦伤脾，痰浊化生、寒邪侵袭、血脉凝滞等因素有关。喻昌曰："胸中阳气如离照当空。设地气一上，则窒塞有加。"故胸中阳气不振，寒浊之邪即上乘阳位。中焦积冷，饮食寒凉，痰浊内停，均可伤及胸阳，而使阳气不能用事，致成《金匮要略》所谓"胸痹"，《黄帝内经》所谓"真心痛""厥心痛"之证。其见证有胸闷胸痛、胁支满、胁下痛、膺背肩胛间痛、两臂内痛、喘息咳唾、短气，脉见阴微阳弦，且以真心痛之"手足青至节，心痛甚，旦发夕死，夕发旦死"为危重。在治法上，《黄帝内经》有"心病食薤"的记载；《金匮要略》则以宣痹通阳为主，创瓜蒌薤白白酒汤诸方。元代危亦林以芳香温通之苏合香丸"治卒暴心痛"。后人据阴寒、痰湿均可导致气滞血瘀这一点，提出活血化瘀大法，可谓别开生面。本案两例真心痛，均甚危急，治失其宜，可能卒死。例（1），病程日久，突然发作，将罹阳气暴脱之难，方仿急救回阳汤意予之，其危即解，后以瓜蒌薤白之剂增益之，慢慢调理而愈。例（2），亦属病久阴阳两虚、气血亏损之证，治以调补阴阳、益气养血之剂。使胸阳莅位，气阴得复，"阴平阳秘，精神乃治"。

（三十）冠状动脉硬化性心脏病

（1）赵某某，男，56岁，1999年3月12日初诊。

病史：患者有高血压及慢性支气管炎已10余年。近几年来出现胸闷、心悸、气急、阵发性心前区疼痛，由于劳累、情绪紧张、受凉、饱食后诱发，经某医院诊断为冠状动脉硬化性心脏病。现觉头晕心悸，胸闷气急，痰多，心前区疼痛阵作。血压128/95mmHg。舌质稍红、偏暗，脉弦细、时而结代脉。

辨证：胸阳不展，痰瘀交阻。

治则：通阳化痰，行气活血。

方药：郁金9g，丹参30g，旋覆花9g，炒桃仁10g，瓜蒌9g，薤白10g，半夏9g，桂枝6g，制香附12g，失笑散12g（包煎）。水煎服，3剂。

3月15日二诊：据述服药后心悸、胸闷、气急、痰多、头晕、心前区疼痛诸症均见明显减轻。效不更方，再予原方7剂。服药后症状基本消失。

按语： 冠状动脉硬性化心脏病、心绞痛，其临床表现与祖国医学中之"胸痹"相似。胸痹首见于《金匮要略》一书，有专篇叙述。其中有这样一条："胸痹，心中痞气，气结在胸，胸满，胁下逆抢心，枳实薤白桂枝汤主之。"本例证候与上述描写颇为相似。其病因病理为胸中阳气不能流通畅达，以致痰浊壅塞、血脉瘀阻。方药采用枳实薤白桂枝汤（枳实、薤白、桂枝、厚朴、瓜蒌）加减。方用桂枝、薤白通阳；半夏、瓜蒌化痰；香附、郁金理气；丹参、桃仁、失笑散活血。使痰浊化去，而气血畅通。

（2）王某某，男，66 岁，2005 年 10 月 18 日初诊。

病史：阵发性心慌四五年，每次心悸发作与劳累有关，服硝苯地平、阿替洛尔等药，症状可控制，但易复发。曾在医院做心电图检查为冠心病、陈旧性心肌梗死、阵发性房颤。起病以来精神饮食可，大小便正常，睡眠欠佳。诊查：精神尚可，面色正常。舌质稍红、偏暗，脉弦细、时呈结代脉。

辨证：心肾阴虚，气阴两虚。

治法：滋补心肾，益气养阴。

方药：用生脉散合四物汤加减，西洋参 6g（研末冲服），五味子 9g，白芍 9g，生黄芪 15g，丹参 12g，当归 10g，麦冬 10g，生地黄 15g，川牛膝 12g，何首乌 10g，桑寄生 12g，炒酸枣仁 12g。水煎服，10 剂。

10 月 29 日二诊：服药 1 个月，心悸减少，精神明显好转，睡眠体力亦好转。继续服用上方 1 个月。

11 月底三诊：患者自我感觉良好，心悸完全控制，虽工作劳累，精神紧张，亦未再发生心悸。复查心电图：窦性心律。诊查：精神佳，面色红润。舌质稍暗红，脉弦细。原方加冬虫夏草 3g（研末冲服）。水煎服，10 剂。

按语：《素问·平人气象论》曰："左乳之下，其动应衣，宗气泄也。"这是现存有关心悸"因虚而作"的最早描述。心悸病位在心，关联五脏，主要表现为心慌、脉结代，常伴有头晕、胸闷、气短等症状。本案患者因劳累后心悸发作，谭老认为其病机为心气不足、心阴亏虚，加之瘀血阻滞而致心悸；其病为本虚标实，以本虚最为关键。其中，心肾阴虚、宗气不足为病之本，瘀血、痰热为病之标。常以生脉散合四物汤加减治疗。生脉散原为张元素所创，用于治疗肺热不清，气阴耗损之证；但临床使用不限于此，不论何种疾患，只要辨证为"气阴两虚"者，均可加减用之。方中西洋参、冬虫夏草、麦冬、五味子、生黄芪益气养阴，补宗气之不足；丹参、当归、生地黄、川牛膝养血活血；何首乌、桑寄生滋补肾阴；炒酸枣仁一味养心安神。总之，本病病位在心，其本在肾，总的病机为本虚标实，而在急性期则以标实为主。

（三十一）风湿性心脏病

刘某某，女，38岁，1996年3月26日初诊。

病史：患者心脏病七八年，因咯血去医院检查：咽部慢性充血。心脏体检为二尖瓣病变，心界向左下扩大明显，心律不齐。两下肢有明显凹陷性水肿。尿常规蛋白阳性。血常规正常，血沉24mm/h。诊断：风湿性心脏病。面浮足肿。胃纳不振，上腹作胀，食后益甚。有时心惊。小便短少。大便先干后溏，日行3次。经行量少，色暗，常提前而至。舌质淡而暗晦、中有浅裂、前半右侧有瘀斑、苔薄白、脉濡软。

辨证：脾虚失运，水湿停滞，气血瘀阻，积聚成癖。

治则：健脾利水，活血行瘀。

方药：潞党参10g，黄芪12g，茯苓（带皮）30g，陈皮10g，大腹皮10g，丹参12g，赤芍10g，炒枳壳6g，白术12g，炒谷芽10g。水煎服，7剂

上方服7剂后，尿量增加一倍多，浮肿渐退，腹胀亦轻，仍予原方略作加减，再服7剂后，续有好转，服14剂后浮肿退净。继服半个月停药。停药后稳定半年后复发，服上方加减仍获效。

按语：脾虚气弱，津液流布失常，水湿停聚成肿；血行不畅，瘀凝为癖，所以面浮足肿，脘腹作胀。治疗方法，当以健脾益气，利水消肿为主，用潞党参、黄芪、带皮茯苓、大腹皮等药，辅以行气活血；用炒枳壳、白术、赤芍、丹参等药，得以肿胀消退。诸恙悉平。

（三十二）胸痹

（1）马某某，男，46岁，1997年6月9日初诊。

病史：反复左胸部闷痛，痛时彻引肩背，伴有心悸、胃脘痞塞不舒，气逆作嗳，已1个多月，饮食尚可，大小便正常，夜能眠，在医院检查诊断为冠心病。舌苔薄白，脉沉细弦、沉取无力。

辨证：胸阳不振，气血不和，胃有停饮，痰壅气阻。

治则：宣痹通阳，理气和血，和胃化饮。

方药：用瓜蒌薤白半夏汤合橘枳生姜汤加减。全瓜蒌9g，薤白6g，清半夏9g，陈皮6g，炒枳实6g，香附6g，炒栀子6g，何首乌12g，当归9g，川芎6g，生姜3片。水煎服，7剂。

6月16日二诊：服药7剂，左胸痛减，脘中痞塞亦轻，饮食、二便均好，如有东西在咽喉中梗阻。舌苔白厚腻，脉同前。按上方去生姜、何首乌、香附，加木香3g、川厚朴6g、桔梗6g、广郁金6g。水煎服，7剂。

6月23日三诊：服药7剂，左胸未痛，咽中异常，胃脘胀痛，均已消失。有时稍感觉胃内不适恶心嘈杂，舌苔薄白，脉沉细。虽胸阳舒展，然湿热阻中，胃气未和，遂更方变法。药用：白芍10g，清半夏9g，陈皮6g，茯苓9g，炒栀子6g，山药9g，枇杷叶6g，通草3g，生甘草3g，代赭石9g。水煎服，7剂。服用7剂后诸症渐平，而告痊愈。

（2）张某某，女，50岁，1998年4月18日初诊。

病史：自1986年血压偏高及冠状动脉供血不足，现左胸前常痛，彻引肩背部，夜眠不宁，心烦气逆，纳食恶心脘胀，面目浮肿，精神不振，经绝1年，形体肥胖，血压180/96mmHg。舌苔薄白、微腻，右脉弦细小滑、左沉小弱。

辨证：痰浊内阻，清阳不展。

治则：宣痹通阳，行气散结，和胃化痰。

方药：选用瓜蒌薤白半夏汤合枳桔二陈汤加减治之。瓜蒌9g，薤白

6g，清半夏9g，茯苓12g，炒枳实6g，桔梗6g，香附9g，郁金10g，五味子6g，远志9g，柏子仁9g，丹参10g，佛手10g，陈皮6g。水煎服，7剂。

4月26日二诊：服药7剂，胸背痛减，肩肘常感麻木，脘胀未除。睡眠仍不佳，饮食一般，大便偏干，血压已降至146/86mmHg。舌苔淡黄，脉同前。气机未畅，胸阳不宣，按上方去五味子、柏子仁、丹参，加片姜黄6g、生山楂9g、车前草10g。水煎服，7剂

4月4日三诊：服药7剂，胸脘已畅，血压稳定，遇阴天则两肩背沉重，夜眠好。舌苔薄白，脉沉细缓弱。按初诊方去桔梗、丹参、陈皮，加桂枝3g。水煎服，7剂。

4月12日四诊：服药7剂，胸痛大减，夜已能眠，身仍乏力，大便干，饮食可，血压降至132/80mmHg。舌苔淡润，脉沉缓。按三诊方去车前草加当归9g。再服7剂而痊愈。

（3）刘某某，男，42岁，1999年4月22日初诊。

病史：活动后感觉胸闷气短，咳逆，心痛彻背，心悸少眠，夜醒汗出，纳食不香，身倦乏力，大便正常。胸透左心室向左扩大，心电图显示冠状动脉供血不足。舌质红、苔白滑，脉弦滑。

辨证：心阳不足，阳损及阴，阴阳两虚。

治则：宣痹通阳，逐饮降逆。

方药：用瓜蒌薤白半夏汤加减。瓜蒌9g，薤白6g，半夏9g，茯苓9g，当归10g，远志6g，桔梗6g，肉桂3g，生甘草3g，陈皮6g，枳壳6g。水煎服，7剂。

4月29日二诊：服药7剂，胸闷痛减，身感轻松，夜间醒后汗出，咽痒呛咳，其他尚好。舌苔薄白，脉沉缓细滑。按上方去枳壳，加小麦20g、炒苦杏仁6g。大枣7枚。水煎服，7剂。

5月7日三诊：服药7剂，症状减轻，胸部渐舒，寐醒自汗大减，饮食尚好，有时头晕痛。舌脉同前。按二诊方加熟地黄12g、淫羊藿10g、麦冬10g、丹参12g、菊花6g。水煎服，7剂。

5月14日四诊：服药7剂，胸已不痛，脘部亦适，夜寐转好，二便佳。舌苔薄白，脉左沉缓滑、右沉细缓。按三诊方去茯苓、苦杏仁。嘱再服7剂而康复。

（4）孙某某，女，36岁，2002年3月12日初诊。

病史：患者于2000年因劳累及精神过度紧张而突发心前区疼痛，胸闷，彻引后背，腰腹亦痛，心烦易怒，痞塞嗳气，纳谷不香，口黏欲呕，夜眠多梦，大便正常、小便可，月经提前，历时4日，去年得病曾在当地医院检查：诊断为心律不齐，胃下垂6cm。舌质红、苔薄白，脉沉细、两关弱数。

辨证：胸阳闭阻，胃气不和，升降失调，痰气上逆。

治则：宣痹通阳，开胸散结，化痰和胃。

方药：拟瓜蒌薤白半夏汤加减。瓜蒌9g，薤白6g，半夏9g，炒枳实6g，桔梗6g，青皮3g，香附9g，赤芍9g，白芍9g，生甘草3g，生姜3片。水煎服，7剂。

3月19日二诊：服药7剂，胸痛已瘥，胃纳转佳，尚有胸闷痞塞，后背作痛，食后嗳气脘胁作痛，舌质淡、苔薄白，脉无变化。上方加厚朴9g、延胡索6g、紫苏梗6g、炒山药9g。水煎服，7剂。

3月26日三诊：服药7剂，胸痛彻背渐平，胸闷痞塞亦少，食仍嗳气，脘胁胀痛。舌质淡、苔薄白，脉沉细缓。药后胸阳已展，胃气未和。改服平胃二陈汤加味调胃健脾，和中降逆。药用：生白术9g，厚朴6g，陈皮6g，半夏9g，茯苓9g，枳实6g，生甘草3g，川楝子6g，香附9g，生姜3片。水煎服，7剂。

4月3日，服药7剂，诸症渐平。

（5）王某某，女，43岁，2004年9月2日初诊。

病史：患者半年来反复发作胸痛，自觉与呼吸无关。头晕心悸，失眠，健忘，已2年多。有时胃中痞满，食后腹胀，右前臂麻痛，月经按期，暗红量多，有血块，饮食正常，小便夜频，大便干，2日1次。舌质红、苔薄白，脉左沉细、右缓滑。

辨证：肝郁化热，脉络壅塞，气阻痰壅。

治则：疏肝通络，豁痰下气，育阴散瘀。

方药：用旋覆花汤加减治疗。旋覆花9g（布包），丹参15g，菊花6g，钩藤9g，生石决明15g，玉竹9g，当归9g，香附10g，赤芍12g，郁金6g，竹茹9g，火麻仁10g，枳壳12g，茯苓9g，半夏6g，陈皮6g，薤白6g。水煎服，7剂。

9月9日二诊：服药7剂，胸闷已瘥，头晕减轻，夜尿频减，时有恶心。舌苔淡黄，脉沉细小弦。按上方加代赭石6g。水煎服，7剂。

9月16日三诊：服药7剂，头晕时轻时重，恶心已除，夜眠、饮食尚可，劳累后右臂发麻，心悸不宁。舌质淡红、苔薄白，脉沉缓。按前方去郁金、旋覆花、代赭石、薤白，加白芍9g、片姜黄6g。水煎服，7剂。

9月23日四诊：服药7剂，头晕、肢麻、心悸不宁已除而告痊愈。

按语： 胸痹是以胸膺疼痛为主症，其病位包括上焦心肺两脏。病因方面，古人认为多由胸阳不足，阴乘阳位，而气机不畅所致，如《金匮要略》所云："阳微阴弦，即胸痹而痛，所以然者责其极虚也。"《医门法律·杂证》云："胸痹总因阳虚，故阴得乘之。"都说明了内因是本病发病的关键所在。另外，本属阳虚，若再感受寒邪痹阻脉络也可成胸痹，如《诸病源候论·胸痹候》所云："寒气客于五脏六腑，因虚而发，上冲胸间，则为胸痹。"再如饮食不节，过食肥甘生冷，嗜酒贪杯，均能损伤脾胃，使痰湿内盛，上犯胸膺，引起气机失畅，闭阻不通。临证除应考虑其本为阳气不足外，又当根据不同见症，究属寒邪侵袭，抑属痰湿诱发，分别施治。若病延日久，气滞血凝，络脉瘀阻，当从瘀血论治。一般治疗多先从标病入手，通阳散结、豁痰下气，活血化瘀以除阴寒、痰湿、瘀血之痹结，而后治本培补阳气，使胸际空旷，清气转运，布息展舒。故《金匮要略》《千金方》均以通阳主治，即是此意。究其治法，《类证治裁·胸痹论治》曾云："只在旋转上焦清阳，疏利胸间痰气，不与胸痞、结胸等证混治，则得之矣。"临床用药不外阳微者治以甘温；阴凝者治以温通；饮逆者治以辛泄；痞阻者治以辛滑；喘逆者治以苦降；痹久者兼通络。

谭老治疗此证多赞同喻嘉言氏《医门法律》之说。喻氏认为："胸痹者阳气不用、阴气上逆之候也，然有微甚之不同，微者但通其不足之阳于上焦，甚者必驱其厥逆之阴于下焦。"如例（1），因其胸痛彻背，痞塞，脉沉细弦，谭老认为胃有停饮，痰涎壅塞胸中所致，故先以瓜蒌薤白半夏汤通阳散结，逐痰降逆；合橘枳生姜汤和胃化饮；佐香附、栀子辛散苦降；取得初效，继以桔梗开胸散结，合欢皮舒郁行气等，终以降逆和中之剂获愈。例（2），谭老认为素体肥胖，多阳虚痰湿，其左胸痛彻背，面目浮虚，是湿痰壅阻，清阳不展。与例（1）所不同者，阳虚湿郁痹而不通。故以瓜蒌薤白半夏汤和枳桔二陈汤宣痹通阳，和胃化痰；佐香附行气舒郁；远志、柏子仁安神宁志；丹参养血通络；药后症减，再以片姜黄、桂枝通阳散结，以复上焦之阳；诸症渐平。此例血压偏高，三诊加用桂枝通阳而血压下降。说明谭老审其胸阳不展，非桂枝不能通，不受桂枝升压之戒，巧于配伍，以取卓效。例（3），谭老认为其主证虽为胸痹，但有饮停胸膈之胸闷、短气、咳逆之症，并兼见心液不足之心悸、少眠，夜醒汗出之象。故以瓜蒌薤白半夏汤合枳桔二陈汤，宣痹通阳、逐饮降逆；再以甘草、小麦、大枣、麦冬、丹参滋养心液；苦杏仁宣肺化饮；荷叶、菊花清暑宣上，郁金行气舒郁。出入加减，疗效巩固，诸症缓解。例（4），谭老认为其主证虽属胸痹，但以肝胃不和、升降失调为本，胸阳不宣，痰饮内结为标，急则先治标。以瓜蒌、薤白、枳实、桔梗、青皮、香附宣痹通阳，开胸散结；半夏、生姜逐饮降逆，待其胸阳已展，饮结已开；再以平胃二陈汤加味，温胃健脾，和中降逆，培补其本，巩固疗效。例（5），谭老根据脉证认为久病肝郁化热，风阳上扰，故有头晕、心悸、失眠健忘，近因气阻痰壅，则有胸痛痞塞、腹胀，脉见左沉细、右滑缓是其外候。因而立方先用生石决明、菊花、钩藤、当归、玉竹育阴清热，平肝养血；旋覆花、郁金疏郁通络；半夏、陈皮豁痰下气；薤白辛滑通阳；白芍养肝息风；片姜黄行气通络。药后病衰。

由此可见，谭老治疗胸痹，首先辨明证之主次，识别病因病机，分清标本缓急，采取同病异治，通常达变，因时因人制宜。因白酒辛散，久服易耗阳气，故在瓜蒌薤白半夏汤中未用。

（6）陈某某，男，49岁，2004年11月12日初诊。

病史：患者心悸，气短，胸闷，左胸隐痛，已年余。心烦失眠，稍动心惕惕然，若不自持。医院检查，心电图 ST 段下降，诊为冠心病。脉弦虚、三五至即现间歇，舌质红燥、少津、边缘有瘀斑。

辨证：心阴虚损，心阳不振，气滞血瘀。

治则：育阴助阳，化瘀通络。

方药：黄芪25g，玉竹24g，女贞子24g，党参25g，何首乌24g，丹参25g，川芎10g，白术10g，胆南星10g，五味子10g，炒酸枣仁15g，桂枝5g，朱茯神10g，甘草10g。水煎服，7剂。

11月19日二诊：服7剂，夜能入睡，心悸气短减轻，胸闷痛好转。脉细数，间歇脉30至现1次。左胸堵闷，肢冷自汗，是心阴渐复，心阳不振。宜养心扶阳，活血止痛法。药用：麦冬30g，何首乌24g，丹参24g，玉竹18g，黄芪20g，郁金10g，川芎12g，桂枝6g，木香10g，枳壳10g，佛手10g，人参5g，炒酸枣仁10g，炙甘草10g。水煎服，7剂。

11月26日三诊：服7剂后胸满疼痛消失，心悸气短不显，夜能安寐，食欲增加，身觉有力，精神清爽，活动后稍觉胸中堵闷。舌尖红、无苔，脉虚数。是心阳已振，心阴不足，宜用育阴养心活血法。药用：女贞子24g，麦冬24g，玉竹24g，丹参20g，玄参15g，何首乌15g，炒酸枣仁10g，五味子10g，川芎10g，桂枝9g，木香10g，人参3g，朱茯神10g，炙甘草10g。连服半个月，诸症消失，身体健壮。后改为复方丹参片，每日3次，每次3片，2个月，嘱其坚持服用中药，睡眠及情绪激动和过度活动。

按语： 本例患者阴血不足，心阳不振，气滞血瘀，血瘀闭阻心络，故胸闷隐痛。方中以玉竹、女贞子、何首乌、五味子滋补心阴；黄芪、人参、白术补气健脾，振奋心阳；郁金、川芎行瘀止痛；佛手、木香、枳壳行气；

桂枝、甘草益气复脉，缓急止痛；酸枣仁、朱茯神稳心安神。本病治疗过程中，补阳后又显阴虚征象，又予滋阴药，逐渐使阴阳平衡。始终辅以川芎、丹参等以养血活血，使补而不滞，活血而不伤正气。

（7）吕某某，男，50岁，2010年4月18日初诊。

病史：患者经常失眠，心悸气短。近期因劳动繁忙过于劳累，食欲减少，眩晕疲惫，心悸气短加重，动则心感惕惕不安，左胸钝痛，有时剧痛，上周于劳动中突然昏倒，家人急送医院抢救。经全面检查诊断为冠状动脉供血不全。面色苍白，血压90/60mmHg。舌质淡、边缘有齿痕、苔白腻，脉沉细不整、忽快忽慢、时有结代。

辨证：真阴损伤，心阳耗损。

治则：育阴扶阳，养心活血，安神止痛。

方药：左归饮合炙甘草汤加减。熟地黄24g，山茱萸15g，枸杞子15g，玉竹30g，何首乌24g，黄芪24g，丹参24g，五味子10g，茯苓12g，当归12g，川芎10g，炒白术10g，桂枝9g，太子参12g，炒酸枣仁15g，木香10g，炙甘草12g。水煎服，7剂。

4月26日二诊：服药7剂后心悸、气短、胸闷均减轻，夜能入寐，精神好转，身觉有力，食欲渐增。唯胸钝痛变为隐痛。脉象细数不整，间歇不整现象。是心气未充，心血不畅之象，仍宜育阴补气、养心活血、通络止痛。药用：黄芪30g，熟地黄30g，丹参30g，玉竹24g，麦冬15g，当归15g，川芎12g，郁金9g，炒桃仁10g，红花10g，阿胶10g（烊化冲服），肉桂5g，薤白10g，五味子9g，炒酸枣仁10g，人参5g，炙甘草10g。水煎服，7剂。

5月3日三诊：连服7剂，心悸气短明显减轻，胸部堵闷，胸痛仍有时出现，但隐隐不显，心烦热，面潮红，血压升至108/76mmHg。舌尖红、少津，偶有期前收缩出现。是心阳已复，心阴未充，仍宜培育真阴，养心活血安神。药用：生地黄30g，玉竹30g，何首乌24g，麦冬24g，丹参18g，玄参15g，牡丹皮9g，知母肉12g，五味子12g，人参3g，阿胶10g，炒白术 10g，薤白 10g，甘草 10g。此方服用 7 剂后症状消失，精神清健，饮食正常，一般活动无心悸气短，胸闷不适之感。脉虚软，心律整齐，是心气恢复，心血充盛之象。按照此方服用 1 个半月，身体健壮，心电图正常，恢复正常劳动。

按语： 此系疲劳过度，真阴损伤，工作繁忙，心阳耗损，加之血压过低，血运不畅，心失所养而昏仆于地。治宜育阴扶阳，养心活血，安神止痛法。

（8）张某某，男，55 岁，2012 年 3 月 9 日初诊。

病史：患者经常头晕、头痛已 5～6 年，近几个月来心前区疼，血压偏高，每遇过劳则头晕加剧，迁延多日未能及时治疗。近日来自觉心悸、气短、胸闷，时有隐痛或心前区刺疼，向左肩背放射，发作时不能转侧，大汗出。经检查诊断为冠心病心绞痛。血压 190/116mmHg，心电图 ST 段下降。舌质红、苔薄黄，脉弦细数不整。

辨证：心阴不足，血运不畅。

治则：育阴养心，活血止痛。

方药：熟地黄 24g，山茱萸 15g，玉竹 24g，麦冬 24g，生地黄 20g，丹参 24g，女贞子 18g，钩藤 18g，何首乌 15g，当归 12g，川芎 10g，炒桃仁 10g，红花 10g，炒酸枣仁 10g，五味子 10g，朱茯神 12g，人参 3g，炙甘草 10g。水煎服，7 剂。

3 月 16 日二诊：服用 7 剂后，夜能安睡，心悸胸闷减轻；食欲稍好，身觉有力，唯胸痛不时发作。为心血不充，血运不畅所致，宜育阴养心、理气止痛法。上方去玉竹、山茱萸、何首乌，加薤白 10g，制乳香 10g。水煎服，7 剂。

3 月 23 日三诊：连服 7 剂，睡眠好，胸痛无，心悸气短消除，脉虚大不整，时有间歇，强弱不一。是心气渐复，心阴充盛之象。宜育阴养心活血法，齐心汤治疗。药用：当归 10g，白芍 10g，丹参 15g，郁金 12g，黄芪 15g，麦冬 12g，瓜蒌 10g，薤白 9g，炒香附 12g，五味子 10g，炙甘草

6g。连续服用 1 个多月，症状消失，脉象未再出现间歇，而脉力大小调匀。并嘱其注意睡眠，安静休息，勿过度劳累。

按语： 患者素有高血压史，脉弦细数不整，舌红，胸闷气短心悸，失眠，胸部有时隐痛，或剧痛，脉搏有间歇，脉力大小也不一致。系心阴不足，血运不畅，心失所养。心络系于左臂，心血不足，左臂麻痛。治以育阴养心，活血止痛法，使心悸平、胸痛消。

（9）吴某某，男，52 岁，2015 年 9 月 14 日初诊。

病史：患者素有高血压病已有 10 余年，1 个月前因劳动过于劳累，突然心前区痛，持续约半个小时，当时心悸、胸痛不敢呼吸，疼痛放射至左肩及左上臂，后来经常发作。经医院治疗半个月，效果不显著，出院回家。近又疼痛加剧，每日发作数次，每次疼痛约 7 ～ 8 分钟。查血压 180/110mmHg，心律不齐，两次心电图 T 波倒置。舌质红、干燥少津，脉弦虚不齐。

辨证：肾阴不足，心气虚损，血运不畅。

治则：育阴养心，活血通痹。

方药：用齐心汤加减治疗。当归 12g，白芍 12g，丹参 30g，郁金 12g，熟地黄 15g，炒酸枣仁 12g，瓜蒌 12g，薤白 10g，川芎 10g，佛手 10g，炒香附 12g，钩藤 15g，女贞子 12g，五味子 9g，麦冬 12g，黄芪 15g，淫羊藿 10g，炙甘草 9g。水煎服，7 剂。

9 月 21 日二诊：连服 3 剂，夜能安睡，心悸气短减轻，心前区痛显著减轻，胸闷轻松，身觉有力。心气渐复，肾阴恢复，血运通畅，仍按上方继续服用 4 剂。

9 月 28 日三诊：连服 7 剂，夜间睡眠深沉，不再心悸气短，胸闷、心前区疼痛基本消失，食欲增加。精神清爽，脉弦细不齐和间歇脉偶尔出现，舌淡、无苔。是肾阴恢复，心气渐充之象。仍宜前法去黄芪、香附、酸枣仁，加木香 6g、炒桃仁 10g。连服半个月，诸症消失，病获康复。

按语： 患者心前区阵痛，向左肩臂放射，胸闷气短，前胸有压缩感，头眩失眠，心悸，舌质红、干燥少津，脉弦虚不整。系肾阴不足，肝阳偏盛，心气虚损，血运不畅，不能濡润心脏，导致上述症状。故用齐心汤调理，使症状消除而获得康复。

（三十三）头痛

（1）郎某某，女，26岁，1998年3月19日初诊。

病史：患者经常偏头痛1年有余，平素急躁易怒，1年前无明显诱因，左侧头胀痛经常发作，或如针刺样、眼前发黑、视物模糊；有时呕吐，反复发作。医院诊断为偏头痛，以麦角胺治疗，可暂时缓解，未能根除。近1个月来，病情加重，有时波及全头部，痛处不移，伴恶心呕吐，故求诊于谭老。就诊时见：左侧偏头痛时有发作，波及全头，痛处不移，伴恶心呕吐。舌红、舌下络脉迂曲，脉弦。

辨证：肝风上扰，瘀血阻络。

治则：平肝息风，化瘀通络止痛。

方药：用天麻钩藤饮加减。川芎15g，白芷6g，钩藤12g，茯神9g，菊花9g，石决明15g，白芍12g，牛膝12g，赤芍12g，天麻9g，石菖蒲6g，葛根15g，半夏12g，竹茹9g，藁本6g，瓜蒌9g，代赭石18g。水煎服，7剂。

3月26日二诊：服药7剂后，头痛明显减轻，再进7剂头痛止。加减调理2个月，随访未复发。

按语：头为诸阳之会，凡五脏之精华，六腑清阳之气，皆上会于此。故头痛多由不慎感受六淫之邪，由表侵袭于经络，上犯于颠顶，清阳之气受阻所引起。西医往往用麦角胺类药物治疗，但远期疗效不佳。中医认为，头为诸阳之会，脏腑气血聚集之所。若六淫邪气外侵，气血痰浊内阻；或气血不足以上荣；或肾虚肝旺而风阳上逆，致空窍郁闭、清阳不运，头痛乃作。头痛病因虽繁，但大多与风有关，盖风为百病之长，头为至高之处，风性轻扬，易客犯头部而致头痛，因而前人又称头痛为"头风"。

本案患者属于偏头痛发作期，肝风上扰清窍，又有瘀血痰浊阻于脑络。谭老应用天麻钩藤饮加减以平肝息风、化瘀通络止痛。方中天麻、钩藤、石决明、代赭石、菊花平肝潜阳；石菖蒲、半夏、竹茹清热化痰；川芎、牛膝、赤芍活血行瘀，《本草经疏》谓牛膝"走而能补，性善下行"，谭老用之引血下行以折其上亢之阳；又用葛根升清阳、滋阴津，《本草经疏》言："葛根之用，妙在非徒如瓜蒌但滋阴津，亦非徒如升麻但升阳气，而能兼擅二者之长。"茯神安神；白芷、藁本祛风止痛。如此加减调理2个月，肝风息，痰瘀去，脑络通，而头痛症状消除。

（2）刘某某，男，42岁，2002年5月18日初诊。

病史：患者半个多月前曾因受寒，后发热，导致头痛、眼花。经过服用西药治疗未果，仍有眼花、视物有点模糊不清，偶有头晕，时轻时重，一直未愈，故求诊谭老。就诊时见：不能思考，遇到烦恼则头痛加剧，夜眠不安；面色萎黄，唇紫，形体消瘦，神疲纳呆，两目干涩。舌质淡红、苔薄白，脉弦细数。

辨证：风阳上扰，血虚头痛。

治则：疏风清热，清利头目。

方药：用菊花茶调散加减。菊花9g，天麻10g，石决明12g，麦冬6g，白芷6g，薄荷6g（后下），桑叶6g，蔓荆子9g，赤芍6g，黄芩6g，当归10g，川芎3g，夜交藤12g，珍珠母12g，甘草6g。水煎服，7剂。

5月26日二诊：服药7剂后，头晕、头胀痛减轻，颈项微强，容易出汗，饮食少，两目干涩。舌质淡红、苔薄黄，脉弦滑。风邪已去，治拟平肝潜阳、养血育阴。药用：天麻6g，菊花9g，石决明9g，白芷6g，白蒺藜9g，葛根20g，川芎3g，石斛9g，白芍9g，麦芽9g。水煎服，7剂。

6月2日三诊：夜寐稳定，头痛减轻，头胀、颈项微强均已消失，饮食增加，按二诊方继续服用半月诸症消失而获得痊愈。

按语：《普济方·头痛附论》曰："若人气血俱虚，风邪伤于阳经，入于脑中，则令人头痛也。"本案患者素有阴血亏虚，虚火上炎，又外感风寒，与虚火搏结于脑络，干扰清窍，导致头晕、头痛、眼花、视物不清；忧思伤脾，清阳不升，则头痛加剧；面色萎黄，唇紫，形体消瘦，神疲纳呆，两目干涩，舌质淡红、苔薄白，脉弦细数，均为气血虚弱之象。

《素问·至真要大论》曰："必伏其所主，而先其所因。"谭老审因度势，处以《丹溪心法》之菊花茶调散加减治之。薄荷、桑叶、蔓荆子泄风阳、清头目；菊花、黄芩清肝热；赤芍、川芎养血活血；珍珠母、夜交藤平肝祛风安神。二诊患者风邪已去，治以平肝潜阳、养血育阴以固其本。用芎、归、芍养血调血；石斛养阴；天麻、石决明平肝息风；白蒺藜，《本草正》有言："蒺藜，凉血养血，亦善补阴去风解毒，白者良。"又《本草便读》曰："白蒺藜，善行善破疏肝之瘀，故能治风痹目疾。"故谭老常用白蒺藜以养血补阴，祛风解郁明目；《本草正》言"麦芽，病久不食者，可借此谷气以开胃"，谭老用之和胃以培补后天之本，配伍精当。共服用1个月，患者诸症未见反复，而获得痊愈。

（3）吴某某，男，22岁，1999年7月16日初诊。

病史：患者5年前在外地干活不慎摔伤头部，而昏迷，住院抢救。诊断为脑震荡。出院后经常头晕、头胀、头痛，时轻时重，有时头痛如裂，导致夜不能寐，不寐则痛势更甚，病情反复发作，经久不愈，严重影响生活，异常苦恼。经中、西医，包括针灸诊治，均未能有明显改善症状，遂求诊于谭老。就诊时见：头痛如刺，非常痛苦，痛固定于后脑受伤部位；舌紫、苔薄白，脉细涩。

辨证：瘀血阻络。

治则：活血化瘀，通络止痛。

方药：选《医林改错》清代王清任的通窍活血汤合《寿世保元》明代龚廷贤的清上蠲痛汤加减治之。桃仁9g，红花9g，当归9g，川芎6g，赤芍6g，麝香0.3g（研末冲服），生姜6g，细辛9g，羌活3g，白芷3g，蜂房9g，荆芥6g，防风6g，全蝎3g（研末冲服），甘草2g。水煎服，7剂。

7月23日二诊：服药之后痛势较前缓解，效不更方，继续服用至头痛完全缓解，随访半年，未见反复。

按语： 本例患者有头部外伤史，头痛近 6 年。"久病多责之于瘀"，外伤后，离经之血瘀滞不去，久病入络，脉络不畅，致头痛经久不愈。谭老应用通窍活血汤和清上蠲痛汤加减治之。方中麝香芳香走窜，通行十二经，开通诸窍，和血通络；桃仁、红花、赤芍活血化瘀；虫类药全蝎搜络止痛；荆芥、防风、羌活、细辛、白芷理气通窍。其中用细辛9g看似有悖"细辛不过钱"之理，然细辛，《神农本草经》谓之上品，主头痛，久服能利九窍。因其辛温行散，用之既能通窍止痛，又能鼓舞气血流行，小剂无以起效，故用9g。当归、川芎理头部之血滞，使通则不痛；甘草既能调和诸药又能止痛。诸药配伍共奏祛风、清热、活血、通络止痛之效，则瘀血去，气血行而络通痛止。

（4）张某某，女，47岁，2001 年 7 月 15 日初诊。

病史：患者 2 年来，每次月经时常伴有头痛、头晕、肢麻。曾服中药治疗，病情无明显改善，故求诊于谭老。就诊时见：头痛、头晕伴肢体麻木，心烦心慌，口干口苦，下肢肌肉抽搐；舌质红、苔白腻，脉弦细。

辨证：脾虚湿困，寒热错杂。

治则：健脾化湿，寒热平调。

方药：六君子汤合半夏泻心汤加减。党参 12g，白术 9g，茯苓 12g，半夏 9g，陈皮 9g，焦三仙各 20g，泽泻 12g，苍术 9g，黄芩 9g，干姜 6g，甘草 6g。水煎服，7 剂。

7 月 23 日二诊：服药 7 剂后肢体麻木好转，头痛、头顶晕胀，睡眠不佳，便溏。舌质红、苔白腻，脉弦细。药用：当归 10g，川芎 6g 活血，散瘀止痛。水煎服，7 剂。

7 月 30 日三诊：头痛减轻，他症如前。舌质红稍暗、苔白，脉沉弦。方用少腹逐瘀汤加减。当归 10g，川芎 6g，赤芍 9g，炮干姜 3g，肉桂 3g，独活 6g，天麻 9g，白芷 6g，藁本 6g，防风 6g，蔓荆子 6g，甘草 3g。水煎服，7 剂。

8月8日四诊：药后诸症改善，继续服用7剂而痊愈。

按语： 谭老认为内伤头痛，病情久暂是辨别虚实的要点。如属虚证，其病之根本为病久气虚，且多由风、痰、火热诱发，属本虚标实之证。治疗宗东垣之法，以补气健脾、化痰降浊为宜。本案患者头痛，因劳累伤气则加重，加之便溏，正是脾虚湿困之象。曾服补肝肾祛风通络之品，疗效不显，而运用六君子汤为正治之法，治脾气虚弱之主证。改投少腹逐瘀汤加味以活血散瘀，温通血脉、理气为法。故方用肉桂、干姜辛热之品入肝肾归脾，理气活血，温通血脉；当归、赤芍入肝，行瘀活血；川芎活血理气，使气行血活，故气血活而痛止；天麻、白芷、蔓荆子、藁本、独活不仅能缓解头晕、头痛，对肢体麻木等症亦有明显改善。谭老认为其主要病机在于气血瘀滞，运行不畅，导致每次来经头痛，治疗上以活血化瘀止痛而收良效。

（5）王某某，女，39岁，2000年10月12日。

病史：久苦两头角刺痛，左重右轻，剧则恶心少食，口干不饮，腰背酸痛，小便频数，小腹坠痛，心悸多梦，月经量多。舌苔薄黄、质淡，脉沉细弦、尺弱。

辨证：肝血不足，胆火上逆。

治则：养血益阴，平肝泻胆。

方药：拟四物汤加味。当归10g，生地黄10g，白芍12g，川芎6g，生牡蛎15g，菊花9g，黄芩6g，龙胆草3g，香附12g，女贞子12g，生甘草3g。水煎服，7剂。

10月19日二诊：服药7剂，头痛减轻，纳食转好，口干已差，仍心悸多梦，小便频数，腰背酸痛，舌苔薄、白、黏，脉象同前。按上方去川芎、女贞子、黄芩，加生龙齿9g、炒栀子6g、覆盆子10g、茯苓10g、陈皮6g。水煎服，7剂。

10月26日三诊：服药7剂，头已不痛，夜眠梦少，心悸也轻，小便正常，月经正常，色紫红，已净。舌质红、苔薄白，脉沉细缓。病已向愈，改方巩固。按二诊方去龙胆草、炒栀子、菊花，加何首乌9g、川楝子6g、炒酸枣仁9g。水煎服，服药7剂。未再复诊，后随访病愈。

按语：头为诸阳之会，清阳之府，外感内伤，邪害清窍均可头痛。新病多实，久病多虚，实痛剧烈，虚痛隐隐，补其不足，泻其有余，是治头痛之常法。谭老治痛，审证求因，同病异治。血虚头痛，法宜养血清上缓图收功。药用当归、川芎、生地黄、白芍有养血、活血、调血作用；药用菊花滋水清肝。《素问·标本病传论》曰："知标本者，万举万当，不知标本，是谓妄行。"谭老对此常见病多发病，一丝不苟，按其标本，轻重缓急，同病异治，逆者潜镇，虚者补养，均获卓效。

（6）薛某某，女，32岁，2003年6月12日初诊。

病史：久患头晕，右头角痛，重则恶心，呕吐痰涎，心悸不宁，纳少不饮，二便调，月经错后，行经腹痛、腰痛。舌红润、苔薄白，脉沉弦滑。

辨证：肝脾不和，风痰上逆。

治则：平肝息风，降逆化痰。

方药：拟用半夏白术天麻汤加减。生石决明20g，菊花10g，天麻6g，半夏9g，橘红10g，茯苓12g，白术10g，川芎6g，黄芩6g，竹茹10g，通草6g，生甘草6g。水煎服，7剂。

6月19日二诊：服药7剂，头晕痛大减，恶心、呕吐已止，饮食转好，舌无变化，脉转滑缓。按上方再服药7剂，以后随访，病未复发。

按语：头痛是一种常见病，祖国医学历代医家认为，头部经络为诸阳经交会之处，凡五脏精华之血，六腑清阳之气，都上会于此。若六淫外侵，七情内伤，升降失调，郁于清窍，清阳不运，皆能致发头痛。新感为头痛，久病为头风。大抵外感头痛，多属实证，治宜疏风祛邪为主；内伤头痛，多属虚证，治宜平肝、滋阴、补气、养血、化痰、祛瘀等为主。但由痰饮、瘀血所致者，为虚中有实，应当分别施治。①头痛可分偏正、左右、前后、寒热，如痛在脑后，上至巅顶，下连于项，多太阳经风郁，宜用川芎、羌活、蔓荆子、紫苏叶。②痛在左右头角，并连及耳部，多少阳经火郁，宜用菊花、牡丹皮、栀子、桑叶、钩藤。③痛在前额及眉棱骨处，多阳明经热郁，宜用葛根、白芷、石膏。④痛在巅顶，或连于目系，为厥阴经头痛，宜用吴茱萸、生姜。⑤痛偏左者为血虚兼风，宜用川芎、当归、防风、薄荷。⑥痛偏右者为湿痰挟热，宜用半夏、石膏、苍术、黄芩。⑦寒痛者畏寒喜暖，宜用桂枝、干姜。⑧热痛者恶热喜凉，寒热久郁，发时闷痛，欲棉裹者，多湿痰，宜用二陈汤加黄芩、石膏、薄荷、细辛、川芎。⑨气虚者多因劳而痛，宜用补中益气汤加川芎、天麻。⑩血虚者心悸，善惊而痛，宜用四物汤加菊花、黄芩、薄荷、甘草。⑪胆火上逆者多头晕两头角痛，宜用菊花、龙胆草、黄芩、生地黄、牡丹皮、桑叶。⑫肝阳乘胃者多头痛呕吐，宜用生石决明、竹茹、半夏、茯苓、菊花、钩藤、栀子、荷叶。谭老还特别指出，明代方隅所云："胆经郁热，令人头角额尖跳痛，如针刺，非酒洗胆草不能除。"临证确有良效。

（三十四）眩晕

（1）吴某某，男，42岁，1996年4月16日初诊。

病史：自1996年初，患头晕耳鸣，时有昏睡，腰腿酸软无力，记忆力减退，工作劳累时加重，夜眠时好时坏，近期脱发比较严重，饮食正常，便干，二三天1次。舌质红、苔白，脉沉细弦。

辨证：肾精不足，髓海空虚。

治则：滋补肾阴，填精益髓。

方药：拟用杞菊地黄丸左归丸加减。熟地黄15g，山茱萸15g，牡丹皮10g，茯苓10g，山药20g，野菊花6g，泽泻10g，川牛膝15g，淫羊藿15g（羊脂油炙），枸杞子10g，菟丝子10g，巴戟天10g。水煎服，10剂。

4月27日二诊：10天后，头晕耳鸣，昏睡大减，记忆力恢复，腰腿酸软消失，干活自觉有力，饮食，二便正常。唯睡眠差，脱发同前。舌苔薄白、质红润，两尺脉稍沉弱、余脉皆缓平。仍按原方去牡丹皮、茯苓、泽泻、川牛膝，加当归 12g、柏子仁 10g、炒酸枣仁 15g。水煎服，10 剂。

5 月 7 日二诊：服完药后一切不适症状消失，也不再脱发，精神饱满，已恢复健康。

（2）张某某，女，32 岁，1998 年 5 月 17 日初诊。

病史：头晕头痛，口干不欲饮，好叹气，心烦易怒，月经提前，量少色暗黑，睡眠尚可，胃纳可，二便调。舌红、苔白腻，脉左关弦数、右脉沉细数。

辨证：肝郁痰热，上扰清窍。

治则：平肝、清热、潜阳；理气、化痰、降逆。

方药：拟用天麻钩藤饮合二陈汤加减。天麻 10g，钩藤 9g，石决明 20g，栀子 6g，黄芩 6g，清半夏 9g，陈皮 6g，茯苓 10g，川牛膝 12g，香附 12g，当归 10g，白芍 12g，蔓荆子 6g，竹茹 10g，代赭石 10g，甘草 6g。水煎服，7 剂。

服药 5 剂后头晕头痛已去，其他如常。

（3）白某某，女，29 岁，1997 年 3 月 12 月初诊。

病史：眩晕近 3 个月，活动后加重，肢体倦怠，气乏少力，面色发白稍黄，食少便溏。舌苔薄白，脉细弱无力。

辨证：脾不健运。

治则：补中益气，健脾养血。

方药：拟用人参归脾汤合补中益气汤加减。黄芪 18g，党参 12g，炒白术 10g，陈皮 9g，升麻 10g，当归 12g，远志 9g，炒酸枣仁 15g，龙眼肉 15g，柴胡 6g，川芎 9g，木香 6g，炙甘草 6g，大枣 5 枚，生姜 3 片。水煎服，10 剂。

3 月 22 日二诊：服药 10 剂，诸症均减，自觉有力，面色好转，头不再晕，时而出现腰酸。舌苔薄白，脉缓细。上方有效，加炒杜仲 15g、巴戟天 10g、熟地黄 18g。水煎服，服药 10 剂，诸症消失。

（4）王某某，女，46岁，1999年4月16日初诊。

病史：头晕，头痛，目眩，昏睡不醒，有时睡二三天方可缓解，严重时有时呕吐，曾经某医院CT检查脑膜瘤，一直服用西药治疗时轻时重，3年有余，屡治未愈，近来发作频繁，伴有头脑胀痛。舌淡胖、苔白腻，脉弦滑。

辨证：肝胆郁热，痰火上扰。

治则：平肝清热，涤痰开窍。

方药：涤痰汤合清上蠲痛汤加减。清半夏9g，胆南星9g，石菖蒲12g，当归9g，白芍9g，川芎10g，丹参18g，橘红12g，天麻10g，白芷9g，藁本6g，炒僵蚕10g，炒地龙10g，炒全蝎10g，菊花6g，钩藤9g，麦冬10g，车前草15g，青竹茹10g，甘草6g。水煎服，7剂。

4月23日二诊：服药7剂，眩晕头痛减轻，不再昏睡，仍有头脑不清感觉。舌质暗有瘀点、苔薄黄润，脉沉细弦。药用：血府逐瘀汤加减。当归10g，川芎6g，赤芍9g，桃仁9g，红花10g，柴胡6g，桔梗9g，枳壳9g，天麻10g，清半夏9g，丹参15g，炒僵蚕10g，炒全蝎6g，菊花9g，栀子6g，大黄6g，青竹茹10g，甘草6g。水煎服。服用2个月后停药，一直未再发生头晕头痛和昏睡。

按语：眩晕是临床常见症状，眩是目眩，眼花缭乱；晕是头晕，物景旋转，轻者闭目即止，重者如坐舟车，天旋地转甚至晕倒，或昏睡。祖国医学对眩晕的论述很多，如《黄帝内经》有"诸风掉眩，皆属于肝""上气不足，脑为之不满，耳为之苦鸣，头为之苦倾，目为之眩""髓海不足，则脑转耳鸣"，以及"木郁之发甚则耳鸣眩转，目不识人，善暴僵仆"等，主要说明眩晕与肝肾有关。后世医家不断发展补充。如金元时期刘河间认为"风火相扇发为眩晕"，朱丹溪指出"痰因火动，无痰不作眩"，明代张景岳强调阴虚，认为"无虚不作眩"，清代王清任认为"眩瞀皆因于瘀血"，都从不同的角度阐述了眩晕的成因。

谭老认为，眩晕一证虚者较多，阴虚引起肝郁痰热上扰清窍、气血虚弱引起脑失所养、肾虚精亏引起的髓海不足均可导致眩晕，但痰浊壅遏，化火上蒙，或瘀血阻滞心失所养也可发生眩晕。所以在临床治疗眩晕时应详辨虚实寒热，痰湿血瘀，以证遣方，随症化裁，治疗中多收良好的效果。例（1），为肾精不足，髓海空虚导致。谭老以张景岳之法，分清本虚标实，用杞菊地黄合左归丸滋肾填精益髓和其阴阳，而获痊愈。例（2），肝郁痰热，上扰清窍。谭老以天麻钩藤饮合二陈汤共奏平肝清热，燥湿化痰，理气降逆之效。例（3），脾不健运，气血虚弱，脑失所养导致气血虚弱性眩晕。谭老以补益中气、健脾养血的人参归脾汤和补中益气汤加减而获痊愈。例（4），头晕、头痛、昏睡的表现。谭老据脉证诊为肝胆郁热，痰火上扰，痰迷心窍，此症非胆南星、半夏、天麻不能除，故以涤痰汤合清上蠲痛汤而获愈。由上可见，谭老在治疗眩晕上师古方而不泥古方，同病异治，因人制宜，立方遣药，随症加减的灵活性。

（5）宋某某，男，31岁，1999年10月9日初诊。

病史：患者经常头晕，近几日头晕严重，经某医院检查未发现任何病理现象，未予服药。现仍头晕，昏重，右手麻木，气倦懒言，神疲纳呆，心悸气短，自汗出，食欲不振，运化失常，胸闷，夜寐欠安，面色苍白，手足发凉。舌质淡红、苔薄白，脉沉细弱。

辨证：气血两虚。

治则：补气养血。

方药：生黄芪20g，党参15g，当归12g，清半夏9g，陈皮12g，远志12g，茯苓12g，龙骨18g，升麻5g，甘草3g。水煎服，3剂。

10月12日二诊：服3剂后，头晕已减，他症同前。舌尖红、苔薄白。以上方加养血益阴之品，加生地黄15g、熟地黄15g、菊花10g。水煎服，6剂。

10月18日三诊：药后头晕已减，胃纳欠佳，胸闷，气短尤甚。舌苔白稍腻。此乃湿阻中焦所致，故改用燥湿健脾之平胃散治之。药用：陈皮12g，厚朴12g，茯苓12g，苍术10g，薏苡仁18g，半夏10g，砂仁6g，甘草 6g。水煎服，3 剂。

10 月 21 日四诊：服 3 剂，饮食好转，脘腹胀满已愈，胸闷亦减，舌苔白腻已退。还有头晕、心悸气短。因湿象已退，再按初诊之原方加白薇 12g、菊花 10g。水煎服，3 剂。

10 月 25 日五诊：服后头晕顿减，精神振作，身力倍增，自汗出，心悸气短之症较前大减。手足已温。再以原方服用 3 剂而愈。嘱其注意善后调养，调饮食，慎起居，勿过劳，避风寒。

按语：气血双虚之头晕，多由脏腑亏损、元气虚弱而致。血虚不能上奉，脑失其濡养，故头目眩晕。心主血脉，其华在面，气血不足则颜面苍白；肺气不足，皮毛不固，故气短自汗；气虚则血不畅行，循行不周，不能达于肢末，故见手指麻木，手足不温。气虚则体倦懒言，神疲纳呆；血虚则不能养心而心悸、夜寐不沉。气虚则血不荣于血脉，以补中益气汤合归脾饮加减治之而获得痊愈。

（6）吕某某，女，52 岁，2000 年 3 月 21 日初诊。

病史：患者自诉多以年来头晕，时轻时重，近日头晕，头内发空，血压偏高，两腿酸软无力，失眠多梦，食少身倦，多愁善感，二便正常。舌略红、根部有黄苔，脉弦有力。

辨证：阴虚阳亢，肝阳上扰。

治则：养阴潜阳，平肝止眩。

方药：白蒺藜 24g，生地黄 18g，桑寄生 18g，钩藤 18g，生龙骨 20g（先煎），生牡蛎 18g（先煎），黄芩 15g，石决明 20g，白芍 15g，菊花 12g，胆南星 10g，生栀子 10g。水煎服，5 剂。

3 月 26 日二诊：服 5 剂后，头眩痛次数减少，时间缩短，腰腿已不感酸软，夜能入睡，食欲渐展，身觉有力，是阴复热解，虚阳潜敛之象，上方加龟甲 15g、五味子 6g。水煎服，5 剂。服药后头不再晕，血压及其他症状都转正常。

按语：此系体质素虚，而多愁善感，损伤其阴，致阴气不摄，阴虚阳亢，肝阳上扰，而为眩晕。治以养阴潜阳，平肝止眩法而获得痊愈。

（7）苏某某，女，39岁，2000年6月12日初诊。

病史：患者3个月前与家人生气而引起胸闷，气短，心慌，失眠，身倦无力，头晕目眩，曾在医院做X线检查，肺部无异常，经医院治疗效果不显。遂请谭老诊治，舌红、苔薄黄，脉弦有力。

辨证：肝气上冲。

治则：养阴平肝，镇逆安神止眩。

方药：钩藤24g，郁金12g，夏枯草12g，生龙骨18g，炒酸枣仁12g，牡丹皮12g，磁石12g，生栀子6g，菊花10g，柴胡10g，香附12g，乌药10g，木香6g。水煎服，5剂。

服药后，眩晕消失，胸胁不觉胀痛，胃脘舒畅，食欲恢复，精神清爽，不再失眠而痊愈。

按语：患者情志易怒，怒后出现气上冲、头晕、失眠、心悸气短、心神浮越而眩晕。谭老以养阴平肝法而使眩晕得以平复。

（8）王某某，男，41岁，2001年5月11日初诊。

病史：患者头晕失眠，腰痛，四肢乏力，兼有头痛多梦，记忆力减退已2年。近几天头晕严重，时有站立不稳。饮食、二便正常。舌质嫩红、苔薄黄，脉浮弦大无力。

辨证：真阴不足，虚阳上越。

治则：滋阴潜阳，安神止眩。

方药：党参15g，生地黄15g，麦冬15g，桑寄生15g，川续断12g，生龙骨15g，炒酸枣仁15g，杜仲15g，肉苁蓉15g，茯苓15g，钩藤15g，石决明15g，淫羊藿12g，巴戟天10g，胆南星10g，甘草6g。水煎服，3剂。

5月14日二诊：服药3剂，头晕、腰痛均减，夜能安睡，食欲好转，身觉有力，大便1日1～2次，溏稀，是脾虚胃弱，运化失常。宜健脾和胃，育阴潜镇法。药用：何首乌 15g，桑寄生 15g，钩藤 15g，巴戟天 15g，生代赭石 12g，山药 12g，熟地黄 10g，茯苓 10g，白术 10g，炙甘草 10g，狗脊 10g，胆南星 10g，肉苁蓉 6g。水煎服，5 剂。服用 5 剂不再眩晕，食欲增加，大便日 1 次，精神清健，身觉有力，诸症基本消失。

按语： 患者头晕、腰痛、四肢乏力，多梦是肝肾阴虚；失眠、健忘是元神不足、心肾虚损。脉浮弦大无力，为真阴虚，阴不维阳，虚阳上越之脉。舌质嫩红为阴虚有热，苔黄是内有虚热。脉症合参，为心肾之虚而致眩晕。

（三十五）内耳性眩晕

白某某，男，52 岁，2001 年 6 月 18 日初诊。

病史：患者半年来时常出现眩晕，近 1 周眩晕较重，视物旋转感，恶心，呕吐，不能起立，不敢睁眼，夜卧不安。舌红、苔薄白腻，脉弦滑，尺弱。

辨证：阴虚肝热，湿热上冲。

治则：清肝化湿，养阴止眩。

方药：石决明 24g，清半夏 20g，滑石 18g，茯苓 15g，钩藤 15g，磁石 12g，知母 10g，胆南星 10g，葶苈子 10g，白蒺藜 10g，炒酸枣仁 12g，琥珀 1g，朱砂 0.5g（后 2 味同研冲服）。水煎服，3 剂。

服药 3 剂后已能安睡不晕，按原方再服 3 剂痊愈。

按语： 引起眩晕的原因很多，概括为外感、内伤。此例为内伤。由于阴亏血少，阴亏则阳盛，血虚则生热。肝热系因阳亢，阳亢之本源于阴亏。阴亏而致肝热，湿热上冲，形成眩晕。治疗应清肝化湿，滋阴潜阳止眩。首先升脾降胃，用调理脾胃之剂，辅以茯苓使其利水渗湿，葶苈子、胆南星以行水利湿，使之升脾降胃，而致肝气平和，不致生热；肝恶燥喜润，燥易致肝火妄动，应用重镇药，如用朱砂、琥珀、磁石以镇肝木，引肝火下降，以息肝风；另石决明性能敛戢肝火，镇息肝风，以缓其上升之势；

滑石清热兼能利湿，上能清肝热，下行可将余热排出；知母苦寒质柔，有滋阴清热润燥作用。本病病因较多，临证时须注意辨证施治，不致顾此失彼，才能达到较好的效果。

（三十六）高血压性眩晕

（1）徐某某，男，42岁，2002年1月10日初诊。

病史：患者长时间睡眠欠佳，一晚只能睡4～5个小时，白天时常头晕，心悸，气短，有时头痛。近段因劳累，头晕加重。经检查血压为202/130mmHg。舌尖红、无苔，脉细数弦、无力。

辨证：肝肾阴虚，肝阳上亢。

治则：补益肝肾，潜阳镇逆。

方药：钩藤30g，白蒺藜30g，夏枯草15g，生地黄24g，何首乌24g，炒酸枣仁20g，石决明24g，桑寄生18g，杜仲18g，菊花10g，黄芩15g，五味子9g，胆南星10g，决明子20g。水煎服，5剂。

1月15日二诊：服药5剂后，已能安睡，头晕痛减轻，还有心悸气短，胃脘满闷，饮食无味。舌尖红，脉弦虚、右沉弦滑。应先和胃理中气，使中气健运，胃纳恢复，再予大剂益阴潜镇方奏效。故以健脾和胃，育阴安神法治之。药用：地骨皮30g，生山药24g，紫贝齿18g，党参15g，何首乌15g，夏枯草15g，炒酸枣仁20g，磁石15g，地龙12g，黄芩6g，木香10g，枳壳10g，胆南星10g，淫羊藿12g，白术10g，甘草6g。水煎服，5剂。

1月20日连服5剂，胃脘不再胀满，饮食知味，睡眠好，每晚能达6～7个小时，头痛减轻，脉弦虚。是阴气渐复，脾胃较前健运，血压169/98mmHg。应以育阴潜镇安神法以降血压。药用：地骨皮30g，夏枯草24g，钩藤24g，石决明24g，玄参24g，杜仲18g，磁石18g，地龙15g，桑寄生15g，五味子10g，胆南星10g，黄芩6g，人参3g。水煎服，10剂。服后血压降至150/94mmHg。后以此方服之血压正常而停药。

按语： 高血压病多与精神情绪等因素有关，致使肝阴伤耗，郁结化热，热冲于上而为肝阳上扰。肾水亏之，不能养肝，亦即水不涵木而致阴虚阳亢，血压升高。治宜育阴潜阳，平肝息风，使阴阳平衡。本例患者失眠、心悸气短、头眩已有3年，心悸气短为心血虚，失眠心烦为肾阴虚损。正所谓"动以养阳，静以养阴"，也就是人体肾阴的恢复，必须充足的睡眠。今失眠已久，肾阴不但不能恢复，反而更行消耗。肾阴主收摄，而司潜敛，如阴虚不能潜敛，则失眠、气短、心悸，所以人体阴气越虚，则意识越妄动，甚至坐卧不宁。治疗宜大剂滋补真阴，潜阳安神以治之，才能达到症去压降的效果。

（2）王某某，女，34岁，2002年4月2日初诊。

病史：患者因工作调动，思虑过度，引起神经衰弱，经常失眠，头眩，心悸，连夜失眠，血压急剧上升。头眩晕，耳鸣，心悸、恶心脘满，心烦气短，食欲减退，有时彻夜不眠。血压210/120mmHg。舌红、苔黄腻，脉左弦细数、右虚数。

辨证：肝阳上亢，阴虚火旺。

治则：育阴潜阳，平肝泻火。

方药：钩藤30g，生地黄24g，决明子24g，黄芩20g，夏枯草24g，代赭石24g，白蒺藜18g，紫贝齿18g，杜仲18g，桑寄生18g，磁石15g，胆南星10g，生龙骨20g，炒酸枣仁18g，合欢皮12g。水煎服，3剂。

4月5日二诊：服药3剂后睡眠好转，夜晚能睡5～6个小时，醒后精神好，头眩晕、烦热心悸、均减轻，恶心胸胁胀满消失，食欲增加。舌淡红，脉弦虚不数。是阴气渐复，肝阳清敛，仍以前法继续服用5剂。

4月10日三诊：以上诸症基本消失，血压146/98mmHg。药用：黄芪30g，钩藤30g，夏枯草24g，石决明24g，炒槐花18g，黄芩24g，杜仲12g，决明子24g，茺蔚子24g，桑寄生24g，玄参24g，何首乌15g，地龙15g，胆南星10g，车前子10g（包煎）。服药15剂，血压为130/82mmHg。

按语： 本例由思虑过度引起，肝肾阴阳失调。因肝肾阴虚，肝阳上亢，而致上盛下虚，出现头晕、耳鸣、心悸、心烦气短、失眠等症状。脉左弦细数、右脉细数，系肾阴不足，阴虚阳亢。在治疗中，以药物调节阴阳之平衡，阳盛者清肝阳，阴虚者益肾阴。阴虚则潜敛失职，阳亢则兴奋偏盛，最易引起失眠。故用酸枣仁安神；合欢皮定志。此为治疗和稳定血压的有效方法。

（3）高某某，男，56岁，2007年10月22日初诊。

病史：患者因家事不遂，经常烦闷生气，发生头眩胀痛，心悸失眠，口苦咽干，心烦，两胁胀痛，血压224/122mmHg。舌质红、苔薄白，脉弦大。

辨证：肝阳上亢，冲气上逆。

治则：清肝泄热，滋阴降逆。

方药：钩藤45g，夏枯草30g，黄芩30g，槐米15g，栀子6g，石决明24g，桑寄生18g，龙齿18g，青葙子15g，地龙15g，胆南星6g，川厚朴9g，枳壳12g，甘草6g。水煎服，3剂。

10月25日二诊：服药3剂，心不烦热，燥汗不出，头胀减轻，胸胁胀痛消失。舌红、苔黄腻，脉弦不减，是冲逆平息，而肝中郁热仍须疏解，应继以清肝潜镇，育阴安神之剂。药用：夏枯草30g，钩藤30g，杜仲15g，黄芩30g，青葙子20g，玄参20g，生地黄20g，代赭石24g，珍珠母24g，紫贝齿18g，炒酸枣仁20g，桑寄生18g，地龙15g，胆南星10g，枳壳10g，甘草6g。水煎服，连服半月。头不眩晕，心不烦，口不干苦，胸胁不满，睡眠已安。血压140/90mmHg。

按语： 本例患者头目眩晕，口苦咽干，胸胁胀痛不适，心烦热，脉象左弦大，此属肝阳上亢，冲气上逆。治疗应以清除肝热，镇逆安神为主，以安神降压汤治之。夏枯草、生栀子、槐花以清肝热；龙齿、生赭石、胆南星、钩藤、珍珠母镇逆以降压；失眠加炒酸枣仁以安神。待症状减轻，脉象沉敛，然后再以育阴潜镇降压之法巩固治疗，直至血压降下。

（4）刘某某，男，50岁，2009年9月12日初诊。

病史：患者高血压已多年，经常头晕、头痛不能起立，心烦不能眠，饮食正常，经治疗无明显效果。平时血压在190/100mmHg上下，舌质红、苔黄腻，脉弦大有力。

辨证：肾阴虚损，肝阳上亢。

治则：清肝泄热，安神潜镇。

方药：槐米20g，夏枯草20g，黄芩20g，钩藤20g，青葙子18g，生赭石20g，玄参20g，炒酸枣仁20g，生石膏20g，决明子20g，天麻10g，白蒺藜15g，杜仲20g，桑寄生20g，地龙18g，胆南星6g，甘草6g。水煎服，7剂。

9月19日二诊：服药1周，头眩痛减轻，睡眠好，心不烦，脉弦大重按觉软，舌略淡，是肝热减轻，肝气舒畅，肝阳渐复而不上扰，肝火敛收而不上冲。血压降至160/98mmHg。宜原方加减。药用：槐米20g，钩藤45g，夏枯草30g，黄芩20g，青葙子20g，玄参30g，茺蔚子24g，磁石24g，珍珠母30g，桑寄生24g，炒杜仲18g，石决明20g，白术10g，胆南星6g，炒酸枣仁20g，合欢皮12g。水煎服，7剂。服药1周，头晕胀痛消失，夜能安睡，心不烦，身觉有力，舌淡红、无苔，脉弦虚数。是肝热清解，肾阴犹虚，虚阳上泛，肾失潜敛，血压降至146/92mmHg。故仍宜清肝养阴，潜镇安神法治之。

按语：患者已高血压多年，致阴虚阳亢，人体的阴阳失去平衡，兴奋太过而抑制不及。治疗的方法，须以药物调剂阴阳之平衡，阳盛者清之，阴虚者益之。清是清肝阳，益为益肾阴。肝阳盛，则助长兴奋；肾阴虚，则抑制无力，都能使血压升高，出现高血压病。由于本病的类型不同，而选用的药物亦因之而异。阴虚阳亢的，应养阴清热。清肝降压药有夏枯草、青葙子、黄芩、槐花等；甘温益阴降压药有桑寄生、炒杜仲、白蒺藜、决明子、茺蔚子等；镇坠降压药有磁石、代赭石等；镇静降压药有胆南星、钩藤、天麻等。镇静可增加抑制能力，进而促使血压降低。总之，治疗高血压病，要根据脉症的表现，辨证分型，针对病因结合症状而施治。肝阳上亢者以清肝为主而辅以潜镇，阴虚阳亢者应养阴清热，佐以潜镇安神。因本病多阴虚阳亢，阴虚则潜敛失职，阳亢则兴奋偏盛，最易造成失眠之证候，潜镇安神，可促使入寐，是治疗高血压病的有效方法。本例属肝阳上擾，肾阴虚损，水不制火，肾气不摄，肝火妄动所致，故以清肝泄热，安神潜镇法治疗获效。

（三十七）中风

（1）张某某，男，72岁，1989年5月12日初诊。

病史：经常头晕无力。近期右侧肢体不断麻木发凉，步履艰难，活动不利，上肢不能持物。流口水，口角左歪，舌强，语言謇涩，形体消瘦，面色萎黄，饮水时呛。经某医院检查，诊断为脑梗死经输液治疗7天未见明显好转。舌质淡、苔薄白，脉细弱。

辨证：气血亏虚，瘀阻脉络。

治则：益气养血，祛瘀通络。

方药：拟补阳还五汤加味。黄芪60g，当归12g，赤芍12g，川芎10g，天麻10g，桃仁10g，红花9g，炒地龙10g，川牛膝12g，茯苓12g，橘红9g，石菖蒲12g，清半夏9g，甘草6g。水煎服，7剂。

5月19日二诊：服药7剂，上下肢体活动自觉比前有力，流口水及语言均感觉好转。口角仍有歪斜，舌质稍红、苔薄白，脉细缓。按上方加炒僵蚕10g、全蝎6g。水煎服，7剂。

6月26日三诊：服药7剂，右侧下肢已能行走，上肢有力手已能拿东西，口角歪也好转，面色红润。舌苔薄白润，脉沉缓，病已好转八九，按照上方继续服用30剂，行走拿捏自如，语言已流畅，口歪不明显。

（2）刘某某，男，42岁，1995年10月6日初诊。

病史：2个月前，因醉酒后，左半身不能自主。言语不清，胃纳正常，大小便正常。经西医确诊为脑血栓形成。左半身不遂，上下肢有时疼痛，左手肿胀，言语不清，心烦急躁。血压 170/100mmHg。随住院输液和针灸治疗未见明显效果。舌质红、苔白黏，脉沉弦滑。

辨证：肝风挟痰，阻于经络。

治则：平肝潜阳，化痰息风，疏气通络。

方药：天麻 10g，当归 10g，黄芩 9g，黄连 6g，生地黄 12g，白芍 12g，菊花 10g，石决明 30g，钩藤 10g，茯苓 12g，清半夏 9g，黄芪 25g，石菖蒲 12g，石斛 10g，夏枯草 10g，决明子 15g，枳实 6g，竹茹 10g，陈皮 9g，生姜 5g。水煎服，7 剂。

10 月 13 日二诊：服药 7 剂，头脑清凉，不再急躁心烦，血压下降（160/96mmHg），上肢已能伸屈抬举，舌苔白厚腻，脉仍弦滑，按上方去夏枯草、决明子，加炙甘草 6g。水煎服，7 剂。

10 月 20 日三诊：服药 7 剂，左半身肢体动作较慢，上下肢疼痛已减轻，左手还有肿胀，已能活动。舌微强、能言，（血压降为 140/90mmHg），有人扶着已能下地活动，舌苔薄白，脉沉滑缓，改为补阳还五汤加味：黄芪 30g，当归 12g，赤芍 10g，川芎 6g，炒桃仁 10g，红花 9g，炒地龙 10g，川牛膝 12g，天麻 10g，石菖蒲 12g，生白术 9g，茯苓 12g，陈皮 9g，威灵仙 10g，鸡血藤 20g，宣木瓜 15g，独活 10g，炙甘草 6g。水煎服，15 剂。

11 月 5 日四诊：服药 15 剂，弃杖已能行走，肢体疼痛及手肿已消，语言转清。血压 130/80mmHg。舌苔薄白润，脉沉缓，病已基本痊愈，按三诊方继续服用 10 剂，经随访生活各方面已能自理。

（3）王某某，女，76 岁，1997 年 4 月 16 日初诊。

病史：患者血糖偏高，餐后血糖高达 22.5mmol/L，素体肥胖多痰，近期肢体麻木，下肢发软右腿无力，步履蹒跚，行动不遂，头晕心烦，医院 CT 检查，多发性脑梗死。左侧半身不遂，口眼歪斜，语言謇涩，血压不高。舌苔淡黄，脉沉细弱。

辨证：气血上扰，风痰阻络。

治则：益气养阴，息风化痰，健脾补肾，活血化瘀。

方药：拟四物汤合麦味地黄汤加减。当归 10g，川芎 6g，白芍 9g，生地黄 12g，黄芪 12g，麦冬 12g，五味子 6g，山药 15g，白术 9g，山茱萸 12g，牡丹皮 12g，金石斛 12g，白僵蚕 10g，天花粉 9g，丹参 15g，黄连 3g，肉桂 3g，天麻 6g，清半夏 9g，陈皮 6g。水煎服，7 剂。

4月24日二诊：服药 7 剂，头晕心烦已轻，痰亦减少，肢体麻木感减轻，下肢较前有力。血糖稍有下降，（饭后最高 12.0mmol/L）。舌苔、脉象无变化，按上方去川芎、白芍，加川牛膝 10g。继续服用 40 剂不适症状全部消失，（餐后血糖最高 8.2mmol/L）。

按语：中风一证较为常见，因病急骤暴变，见症多端，有如自然界风性善行而数变之势。而且临床常以突然昏倒、不省人事，或口眼歪斜、言语不清、半身不遂为主证，所以古人命名"中风"，它概括了现代医学脑血管意外疾患。

中风之发生，不外在本为阴阳偏胜、气血逆乱；在标为风火交煽、痰气壅塞，形成本虚标实、上盛下虚的证候。但病情有轻重，病位有深浅。轻者见口眼歪斜、语言不利，或半身不遂；重者则常突然昏仆、不省人事。临床除用针灸治疗外，在立方用药上还应分为在经、在络，中腑、中脏，分别施治。在经、在络，阴虚阳亢者，可潜阳镇逆、化痰清络；若经脉空虚、风痰痹阻者，可祛风通络、养血和营。中腑中脏，属于闭证者，宜先开窍启闭，再潜阳镇逆，或豁痰息风。属于脱证者，应分别阳脱、阴脱，急用益气回阳，或补阴敛阳挽救。对后遗症，应根据病情症状用药分别施治。①为年老体弱、正气亏虚，劳累后伤气、气虚血行不畅、脉络瘀阻所发的中风，谭老以王清任的补阳还五汤，补气活血、通络之法，以大剂量生黄芪补益元气，促进血液流通；以当归、赤芍、川芎活血祛瘀；地龙通经络，天麻、茯苓、石菖蒲、橘红，开窍、益智、化痰，恢复语言，改善脑组织的功能。②为男性壮年，醉酒后发病，2 个多月，主要表现为左半身不能自主、语言不清、四肢肿胀疼痛。当时因饮酒过量、情绪不稳、血压升高、肝阳上扰、内风旋动、气血逆乱、风痰瘀血，阻滞经脉，而发为中风。虽舌苔脉证病位在心肝肾及脾胃，为本虚标实之证，其本为肝肾阴亏、胸阳不振；病之标为气血瘀滞。肝肾阴亏，阴不敛阳，肝阳上亢，血随气逆，冲犯脑窍，则发为中风。谭老以平肝潜阳、化痰息风、疏气通络为法，选用温胆汤加减和天麻钩藤饮，以燥湿化痰理气、醒脑平亢、补肾活血，调补正气方法调补，疗效显著。③本例患者年高体弱，患糖尿病多年，近期又因家事操劳过度，耗气伤血，导致气血逆乱，经络阻滞而见半身不遂、口眼歪斜、语言謇涩。所出现的诸症皆为肝火、气血、痰瘀互扰所致；五志过极化火，助风阳气血上扰；痰瘀经络妨碍气机升降之道，使肝火、心火夹痰上扰清窍。谭老以益气养阴、息风化痰、健脾补肾、活血化瘀。数法并用，使气血风痰畅通，中风诸症得以康复。

（4）刘某某，女，69岁，2006年10月15日初诊。

病史：平素患有高血压病，1个月前突然中风不语，急至医院抢救。口歪，语言不清，右半身不遂，经治月余，诸症稍见转好。出院后，服中药治疗，现症为语言不利，心烦不眠，右半身不用，下肢有痛感，口干思饮，小便多而黄，大便干燥。血压170/100mmHg。舌苔白厚中黑，脉寸关均弦、尺脉弱。

辨证：气虚血瘀，络脉瘀阻。

治则：补气活血，通经活络。

方药：补阳还五汤加减。生黄芪60g，当归10g，赤芍12g，川芎6g，桑寄生15g，钩藤12g，地龙12g，川牛膝12g，首乌藤12g，石决明30g，夏枯草10g，防风12g，炒酸枣仁12g，黄芩9g。水煎服，7剂。

10月22日二诊：服上药7剂后，患者精神状态明显好转，口唇麻木减轻，面色转红润，头胀明显减轻，仍感语言謇涩、行走不利。血压160/90mmHg。按原方加天麻10g、石菖蒲10g、远志10g、陈皮6g。继续服用7剂。

10月29日三诊：药后语言基本恢复，心烦、不眠完全好转。已能离人柱杖行走，口干、小便发黄好转。按照前方再加麦冬12g、葛根18g、天花粉10g。水煎服，7剂。

11月5日四诊：服用后其他症状已全部恢复，只有右手不能持物，行走不能离开拐杖。按一诊方去黄芩，加炒桃仁9g、红花9g、木瓜15g。继续服用。

按语： 患者正气较为亏虚，又因劳累伤气，气虚血行不畅，脉络瘀阻，发为中风。谭老宗王清任，用补阳还五汤补气活血、通经活络之法。谭老以大剂量生黄芪补益元气，意在气旺血行、瘀去络通；配伍当归、赤芍、川芎、川牛膝、活血祛瘀；地龙通经活络，力专善走，调行全身，以行药力；钩藤、黄芩、石决明共用清肝热、潜肝阳；酸枣仁配伍首乌藤养心安神、祛风通络；石菖蒲、陈皮、远志对语言有较好的康复作用。诸药配合，而取得较好的疗效。

（5）马某某，女，60岁，2006年11月12日初诊。

病史：患者平时一点小事就和家人发脾气，凡事稍不顺自己就怒气不休，患高血压病已有四五年，曾服中、西药治疗，时轻时重，突于8月7日夜间发现半身不遂，去医院就诊，经治1个多月未见好转。出院后请谭老诊治。时见右半身不遂，动则须人扶持，言语謇涩不清，口眼歪斜，舌体僵直，神识清醒，血压186/102mmHg。舌淡、苔白腻，脉沉弦。

辨证：气虚肝热，脉络瘀阻。

治则：益气清肝，活血通络。

方药：生黄芪30g，天麻12g，茯苓12g，生代赭石18g，当归12g，乳香10g，没药10g，丹参20g，赤芍10g，红花10g，桃仁10g，炒全蝎6g，炒僵蚕10g，白附子10g，清半夏10g，郁金10g，天竺黄10g，石菖蒲10g，陈皮9g，甘草6g。水煎服，7剂。

11月19日二诊：服药7剂病情好转，语言清楚，肢体同前，时有胸闷气短，喉中有痰。血压为180/100mmHg，脉弦数，舌不能吐出。宜用开窍涤痰，清肝息风，通经活络之剂治之。药用：桑枝24g，钩藤24g，代赭石15g，石决明24g，竹沥15g，石菖蒲10g，郁金10g，秦艽10g，天竺黄

10g，夏枯草 10g，僵蚕 10g，黄芩 10g，清半夏 9g，胆南星 6g，甘草 6g。水煎服，7 剂。

11 月 26 日三诊：连服 7 剂，精神好转，喉中已感觉无痰，血压稍低为 170/98mmHg，唯肢体同前，屈伸不灵。脉象滑数。是肝火稍退，而经络仍有壅闭。宜清肝涤痰，宣窍通络法治之。药用：桑枝 24g，代赭石 24g，牡丹皮 12g，清半夏 10g，天竺黄 10g，郁金 10g，桃仁 10g，炒全蝎 6g，川牛膝 12g，胆南星 6g，红花 6g，蕲蛇 5g。水煎服，7 剂。

12 月 3 日四诊：药后肢体较前灵活，血压已降至 164/90mmHg。舌淡、无苔，脉沉弦。是肺热已清，痰涎涤荡，而经络瘀闭犹未通畅，宜补气镇肝，化郁通络。药用：生黄芪 30g，生代赭石 15g，生山药 15g，炒桃仁 12g，川牛膝 12g，红花 10g，郁金 10g，炒白术 10g，乳香 6g。水煎，30 剂。送服愈瘫丸 1 粒 3g，每晚 1 次。愈瘫丸方：（家中常服用方）川牛膝 45g，炒苍术 45g，制乳香 45g，制没药 45g，炒全蝎 45g，制马前子粉 300g，甘草 45g。共末炼蜜为丸，每丸 3g 重。（血压高者禁用）。

此方依据脉症略有加减，每晚送服愈瘫丸 1 粒，共服 1 个月。四肢行动自如，身体恢复健康。

按语：本患者由高血压引起的中风，属于祖国医学"类中风"之范围，原因为五志过极，造成机体生理的乖和。其治法一般以清热化痰镇肝息风、补气活血、通经宣络为原则。今患者舌淡、无苔，脉象沉弦，是无郁热可知，治以补气镇肝、活血通络法，加愈瘫丸兴奋脊椎神经，通经活络之法而使肢体恢复。

（6）张某某，女，65 岁，2007 年 3 月 18 日初诊。

病史：患者半个月前于晨起时即左半身瘫痪，曾服中、西药 10 余天，病情毫无进展。发病前未感觉头部眩痛及头重脚轻等症状。医院 CT 检查多发性脑梗死。左半身瘫痪不能活动，神识清楚，言语謇涩、流涎，无口眼歪斜。血压 130/89mmHg。舌淡、无苔，脉沉细无力。

辨证：气虚血滞，经络瘀阻。

治则：补气活血，宣络启痹。

方药：生黄芪60g，当归24g，赤芍12g，桃仁10g，川芎10g，红花10g，全蝎10g，地龙10g，鸡血藤20g，川牛膝10g，桂枝6g，秦艽6g，甘草6g。水煎服，7剂。每晚送服愈瘫丸1粒。

3月25日二诊：服药7剂后，语言好转，肢体稍为灵活，能做屈伸活动。走动须人扶持，饮食已能自理，脉象仍弦细无力。药用：生黄芪60g，当归24g，鸡血藤24g，赤芍12g，牡丹皮12g，川芎10g，三棱10g，红花10g，土鳖虫10g，炒全蝎10g，炒僵蚕10g，乳香6g，桂枝6g。水煎服，7剂。每晚送服愈瘫丸1粒。

4月1日三诊：连服1周，病情明显好转，肢体灵活，活动自如，语言较为清楚，食欲增加。唯肢体无力，站立须人扶持，脉象较前有力。继以此方加减又服两周，一人持拐杖能走。后每晚只服愈瘫丸1粒。

按语：患者中风后脉象沉细无力，沉为病势在里，细而无力为气血两虚。病前无症状。舌淡暗、无苔为肝胃无热，血行瘀滞。病在睡眠后发作，往往与气虚血滞有关。人当睡后气血循环迟缓，如再气血不畅，往往使经络瘀滞，发生半身不能支配而偏瘫。

（7）李某某，女，58岁，2008年4月2日初诊。

病史：患者于1个月诊断为高血压，血压198/100mmHg，曾服中、西药治疗。半月前早上突患左半身不遂，言语不清，当时无昏迷现象。服再造丸及针刺治疗，一般情况改善，住院进一步治疗1个月无进展，遂出院找中医诊治。诊查：血压180/92mmHg，口眼歪斜，左侧肢体活动欠灵活。苔薄白，脉沉弦。

辨证：肝阳上冲，脑海失养。

治则：清肝潜阳，补气养血，活血通络。

方药：夏枯草24g，黄芩20g，钩藤24g，天麻10g，黄芪20g，生代赭石18g，丹参30g，地龙15g，桑寄生15g，乳香10g，川芎10g，白附子10g，胆南星16g，炒全蝎6g，炒僵蚕12g，川牛膝12g，甘草6g。水煎服，

7剂。

4月10日二诊：服药7剂后，语言比前稍清楚，已能下地扶拐杖活动。血压未降。舌红、苔稍黄，脉沉弦。药用：夏枯草30g，炒槐米15g，白芍30g，黄芩24g，钩藤24g，桑枝15g，丹参15g，鸡血藤15g，茯神15g，石决明30g（先煎），决明子10g，郁金10g，炒僵蚕6g，炒全蝎6g，甘草6g。水煎服，7剂。

4月17日三诊：服药后病情稳定，语言清楚，持拐杖活动自如。血压158/90mmHg，舌淡红、无苔，脉弦细。是肝热清解，气虚络闭。治宜补气活血，通络启痹法。药用：黄芪24g，玄参24g，地龙15g，炒僵蚕10g，生代赭石15g，丹参12g，乳香10g，桃仁10g，川芎10g，石决明30g（先煎），夏枯草15g，炒槐米15g。水煎服，7剂。服药后自己能下地活动，其他症状全部消失。舌不红，脉弦虚。继服原方帮助恢复。

按语： 脑梗死发生与高血压密切相关。中风致肢体一侧失灵而成半身不遂。对于合并血压较高患者治疗措施，宜以降血压为主，同时伴以缓痉息风之剂。使血压下降，再用补气活血、通络启痹之法促进瘫痪的肢体恢复功能。

（8）王某某，男，67岁，2009年10月2日初诊。

病史：患者有高血压约十年之久，平时血压一般在180/100mmHg左右。这次因情绪激动，忽然昏倒，头眩痛，恶心呕吐，神识不清，不能起立。历半小时许，经家人扶持，架至床上，出现半身不遂，送医院核磁检查示脑出血（少量）。经输液治疗半个月仍然不能活动。今请谭老用中药调理。诊查：血压仍高，为186/110mmHg，神识尚清，左半身不仁，搀扶尚能活动。舌质红、苔黄腻，脉左弦滑有力、右弦虚。

辨证：阴虚阳亢，脉络失养。

治则：育阴潜阳，舒痉挛，通经络。

方药：黄芪50g，黄芩20g，石决明30g，决明子15g，青葙子30g，玄参30g，夏枯草24g，白芍24g，茺蔚子24g，川芎10g，石菖蒲10g，五味子 10g，水蛭 6g，炒全蝎 6g，炒僵蚕 10g，川牛膝 12g，甘草 6g。水煎服，7 剂。

10 月 10 日二诊：服药 7 剂，血压下降，身觉灵活，他人扶持能下地活动。舌质淡红、苔仍黄腻，脉左弦虚数、右脉弦数。是肝阴略复，肝热清降之象。仍须用清肝养阴降血压，疏通经络之法。药用：黄芪 40g，夏枯草 18g，白蒺藜 15g，石决明 20g，玄参 15g，白芍 15g，川芎 10g，地龙 10g，炒全蝎 6g，川牛膝 12g，桑寄生 18g，甘草 6g。水煎服，7 剂。

10 月 17 日三诊：药后血压下降至 148/90mmHg，精神清爽，左半身灵活，自己持拐杖已能走路，其他症状全部消失，恢复正常。

按语： 血压过高，因情绪冲动，冲击血压上升，脑血管无法耐受血压冲击，昏倒而发生的脑出血，导致半身不遂。宜清肝育阴潜阳以降压，疏通经络改善症状治疗，能获得较好的治疗效果。

（三十八）口眼歪斜（面神经麻痹）

（1）黄某某，男，48 岁。1999 年 2 月 16 日初诊。

病史：7 天前，右侧头部突然晕痛，左面部、舌尖麻木，眼睑拘急，牵引，闭合失灵，口角右歪，流涎，且有食物溢出，语言謇涩，大便稍结。舌淡红、苔薄白，脉弦细。5 年前曾有类似发作。此系太阳、阳明脉络空虚，风痰乘虚侵袭而成。

辨证：脉络空虚，风痰上扰。

治则：搜风祛邪，化痰通络。

方药：拟牵正散合川芎茶调散加减治之。白附子 10g，炒僵蚕 9g，炒全蝎 3g，当归 10g，川芎 6g，钩藤 12g，荆芥 10g，防风 10g，白芷 10g，羌活 10g，甘草 6g，甘草 6g。水煎服，7 剂。

2 月 23 日二诊：服药 7 剂后，眼睑挛急，牵引减轻，稍能闭合，口角流涎减少，舌脉同前。治法不变，守原方继服 7 剂。

3 月 3 日三诊：眼已能闭合，口角已不歪斜，不再流涎，面部知觉恢复。近日来，左眼睑及颧部肌肉瞤动，恐怕病再复发而前来就诊。此为太阳、阳明脉络空虚，余邪未尽，治宜益气血以充脉络，疏风痰、清余邪，拟玉屏风散合牵正散加味。药用：黄芪18g，防风12g，白术10g，炒白僵蚕6g，白芷10g，全蝎2g，白附子6g，钩藤12g，细辛3g，甘草6g。水煎服，7剂。

3月9日四诊：药后面肌不再跳动，余无其他异常，嘱再服7剂，以资巩固。经多年追访，病未复发。

按语： 本例患者单见口眼歪斜、语言蹇涩、流涎、面舌麻木等症，乃由太阳、阳明经脉空虚，腠理不固，风邪乘虚而入，引动痰浊，阻滞脉络，发生牵引挛急所致。证属风邪中络证。《金匮要略》之"中络则口眼歪斜"，即此病。《黄帝内经》云："邪之所凑，其气必虚。"足阳明之脉挟口环唇，上面颊至目下；足太阳之脉起于目内眦，二经脉络一虚，痰浊内蓄，风邪易袭，此为本病之发病机理。故谭老初诊用牵正散化痰通络，镇痉缓急，合川芎茶调散加钩藤祛邪搜风，此偏重治标，连服14剂，即大见成效。后以玉屏风散益气固表，以补太阳、阳明脉络，再合牵正散加味祛风痰而清余邪，此标本兼顾，使补不滞邪，攻不伤正，病获痊愈。

（2）吴某某，女，52岁。1999年10月16日初诊。

病史：2日前洗头后，突觉畏风，头晕眼花，右面麻胀，继而口角、舌体向左歪斜。口角流涎，言语蹇涩，右眼难合，鼻唇沟消失。每逢说话、嬉笑、纳食、吹气等动作、更加明显。诊查：症情如上，血压150/95mmHg。舌苔白，脉浮弦。

辨证：风邪中络，肝风内扰。

治则：平肝祛风，通络化痰。

方药：天麻10g，菊花10g，荆芥10g，防风10g，羌活10g，细辛3g，白芷10g，白附子10g，炒僵蚕9g，炒全蝎2g，白芍12g，白蒺藜12g，甘草6g。水煎服，7剂。

10月23日二诊：药后面部麻胀好转，恶风减轻，痰涎增多，他症依然，守原方继服 7 剂。

10月30日三诊：恶风已止，诸症减轻，但头晕眼花加重，血压较前偏高（160/100mmHg），舌苔薄白，脉但弦不浮。知外风已去，内风未平，改用清肝柔肝，镇痉息风。药用：羚羊角 2g（久煎兑服），生地黄 15g，白芍 12g，菊花 10g，桑叶 9g，白蒺藜 12g，钩藤 12g，牛膝 12g，石决明 15g，炒白僵蚕 6g，全蝎 2g，车前草 12g。水煎服，7 剂。

11月6日四诊：病情大有好转，头晕眼花日益减轻，血压下降（147/80mmHg），言语清晰，流涎全止，鼻唇沟重现，皱眉、皱额、吹气等动作恢复正常。唯口角略有歪斜，舌苔白，脉弦缓。改投柔肝息风，活血通络法。药用：当归 10g，生地黄 15g，白芍 12g，枸杞子 12g，麦冬 12g，白蒺藜 12g，竹茹 10g，丹参 15g，菊花 10g，丝瓜络 10g，钩藤 12g，炒僵蚕 6g，炒全蝎 2g。水煎服，7 剂。后按四诊方连续服用 10 余剂而痊愈。

按语："面神经麻痹"，系祖国医学风邪中络之病。初期恶风、头晕眼花、口眼歪斜、口角流涎、脉浮弦等，为内外之风引动痰浊阻络之证。先以菊花茶调散合牵正散，疏散外风，化痰通络，镇痉缓急；佐白芍、白蒺藜等平肝息风；待外风缓解，内风尚劲，专以清肝柔肝、镇痉息风为主，方用羚角钩藤汤合牵正散加减，连服 10 余剂，再以柔肝息风、活血通络而获痊愈。

凡风邪中络，以太阳、阳明脉络空虚，复加外邪侵袭，引动痰浊者多见。而本例则因肝风内动、扰及太阳、阳明，触动痰浊，复挟外风而成，临床颇为少见，临证宜加以辨证。

（3）赵某某，女，60 岁，2009 年 10 月 22 日初诊。

病史：患者 7 天前感觉畏风流泪，左眼睑跳动，后开合失灵，口角抽搐，向右歪斜，口内滞食，泛泛流涎，鼻唇沟变浅，舌麻颈胀，皱额消失，吹气、说话失灵，口干口苦。舌质红、苔薄黄，脉弦细数。

辨证：脉络空虚，风热挟痰。

治则：疏风清热，化痰通络。

方药：牵正散合菊花茶调散加减。炒白附子 10g，炒僵蚕 6g，炒全蝎 2g，菊花 10g，白蒺藜 12g，防风 10g，荆芥 10g，羌活 10g，薄荷 6g，钩藤 12g，白芷 10g，谷精草 15g。水煎服，7 剂。

10 月 29 日二诊：服药后病情略有减轻，效不更方，原方继服 7 剂。

11 月 6 日三诊：左眼已能闭合，口角抽搐已止，流涎消失，仍流泪未休，头晕颈胀，舌尖麻木，渴不欲饮。此痰去络通，病有向愈之势，而肝经风热尚旺，仍拟原方，加疏风清热之品。药用：白附子 10g，炒僵蚕 6g，炒全蝎 2g，菊花 10g，夏枯草 12g，钩藤 12g，枸杞子 12g，白芷 10g，谷精草 12g，蝉蜕 5g，木瓜 12g，霜桑叶 6g。水煎服，10 剂。

11 月 16 日五诊：服用 10 剂后左眼开合如常，流泪自止，上肢抽筋不再发作，但左眼间有跳动，口干喜饮，大便略干，脉细数，恐余邪未尽，再宗原方，加何首乌 15g。水煎服，7 剂，诸症消失而痊愈。

按语：患者是太阳、阳明脉络空虚，肝经风热挟痰，乘虚侵袭，以致脉络受阻。治疗时，用菊花茶调散去细辛、川芎之温燥，加桑叶、钩藤、谷精草、夏枯草等疏泄肝经之风热，配合牵正散镇痉缓急，化痰通络。

本案与上案，同为太阳、阳明脉络空虚而兼挟肝经之证。彼因肝阳上亢，肝风内动，乘虚上窜太阳、阳明脉络；此因肝经风热，挟痰乘虚上扰太阳、阳明脉络。故彼用羚羊角、石决明、白芍等平肝镇肝，以息内起之肝风；此则用菊花、夏枯草、桑叶、谷精草等，以疏散肝经之风热。同病异治，兼证不同，用药不可不仔细推敲。

（三十九）不寐（失眠）

（1）王某某，男，38 岁，1997 年 3 月 12 日初诊。

病史：近 7 天来，整夜睡不着觉，心悸惊恐，烦躁不安，素有胃溃疡，神经衰弱，常患胃胀痛，脘中灼热，嗳气吞酸，呕吐酸水，易饥、胀饱，头晕沉重，心悸少眠，胃脘灼热胀满，口干不欲饮。舌质红、苔白黏，脉沉缓滑。

辨证：心胆气虚，湿热阻中。

治则：益气镇惊，安神定志，佐以清热。

方药：拟安卧如神汤加减。茯苓 10g，朱茯神 10g，生白术 10g，炒山药 12g，寒水石 6g，太子参 10g，炒酸枣仁 15g，制远志 6g，炒枳壳 9g，炒陈皮 6g，龙骨 15g，炙甘草 6g。水煎服，7 剂。

3 月 19 日二诊：服药 7 剂，夜眠转好，惊恐已少，脘热已除，仍胃胀嗳气作酸，少食，舌苔白黏，脉沉缓。按上方加黄连 3g、枳壳 6g。水煎服，7 剂。

3 月 26 日三诊：服药 7 剂，夜眠增加，一夜可达 4 个多小时，心悸亦轻，仍脘胀嗳气，肢体酸沉乏力，舌质红、苔白，脉左沉弦、右沉缓。按二诊方去远志，加炒麦芽 10g。再服 7 剂。夜眠正常，腰腿酸沉、身倦无力消失，胃脘仍有不舒，舌脉同前。改拟疏肝和胃之剂调理。

按语： 心胆气虚，多由心气不足，惊伤于胆所致，故多善惊易恐、心神不安、虚烦不寐。谭老认为虽有心胆气虚之证，但兼有中焦失调、胃热气逆之状，故不寐。用药必须顾其兼证，益气镇惊，安神定志，佐以清热。故方用太子参、白术、茯苓、炙甘草补益心神之气；寒水石清阳明之热；远志、茯神安神定志；龙骨具有安神、平肝潜阳之功效；炒酸枣仁养血敛阴；炒山药培补脾肾；继以黄连清火安神；炒枳壳、陈皮调中和胃；使阳能交阴，诸症消失。

由此可见，不寐一症病因病机多端，虽属心经主病，但与人体阴阳、气血脏腑功能失调有关。谭老治病求本，分清主次、标本缓急，通常达变，用药得宜，因而治疗效果较为显著。

（2）赵某某，男，48 岁，1999 年 4 月 11 日初诊。

病史：患者素体强健，但因思虑过度已 1 年余不能安睡。曾服用西药安定片开始服时有效，后来效果不显，近半年来失眠加重。平时自觉头晕，情绪急躁，胸闷，食欲亢进，呃逆吞酸，口苦目眩。血压偏高150/100mmHg，舌淡、苔薄黄，脉滑数。

辨证：肝郁化火，痰瘀阻滞。

治则：泻肝祛瘀，泻火化痰。

方药：用泻肝安神汤加减。生珍珠母 30g，丹参 15g，栀子 9g，黄芩 3g，夏枯草 15g，钩藤 9g，朱茯神 10g，合欢皮 10g，炒酸枣仁 15g，胆南星 3g，石菖蒲 9g，竹茹 9g，远志 3g，半夏 9g，丹参 9g。水煎服，7 剂。

4 月 18 日二诊：睡眠大有好转，情绪平和，但有腹胀，便干，舌脉同前，上方加香附 9g，陈皮 9g，槟榔 10g，厚朴 3g，水煎服，7 剂。

4 月 26 日三诊：精神振作，腹胀亦减，情绪日趋稳定，夜寐安。

按语：《古今医统大全·不得卧》对不寐之病因病机进行了较为详细的分析，指出："痰火扰乱，心神不宁，思虑过伤，火炽痰郁，而致不眠者多矣。"本案之不寐兼见头晕、情绪急躁诸症，故可辨证为"肝郁化火，痰瘀阻滞"。肝火上炎，扰乱清窍，故不寐；舌质青、苔白为痰瘀内阻。当务之急，在于祛邪，用黄芩、栀子、胆南星清肝火；珍珠母、朱茯神、炒酸枣仁、合欢皮宁心安神治失眠；夏枯草、钩藤清热平肝降压；竹茹、半夏化痰热；丹参以行血化瘀；石菖蒲化痰开窍；槟榔、香附、厚朴、陈皮理气导滞。

不寐症和情志变化有密切的关系，因此谭老在药物治疗的同时，还针对患者的心理状态，晓之以理，使患者解除烦恼，消除顾虑和恐惧，睡觉时不要考虑一切繁杂的事情。同时嘱患者加强体育锻炼，睡前不可喝浓茶、咖啡等。

（3）刘某某，男，38 岁，2003 年 10 月 18 日初诊。

病史：患者半年前开始出现失眠、头晕、耳鸣、心悸、健忘，腰酸腿软、五心烦热、口干喜饮，鼾声如雷，头痛诸症。但饮食、二便如常。舌红、少津、有裂纹、苔薄黄，脉细数。

辨证：心肾失济，痰热内扰。

治则：交通心肾，清热化痰。

方药：用生脉散加味治疗。炒酸枣仁 15g，柏子仁 10g，太子参 9g，麦冬 9g，生地黄 9g，五味子 6g，茯苓 9g，牡丹皮 6g，黄连 6g，半夏 6g，川贝母 6g，黄芩 3g，珍珠母 9g（先煎），牡蛎 9g（先煎），远志 6g。水煎服，7 剂。

10 月 26 日二诊：睡眠转佳，鼾声减少，其他症状缓解大半，晨起口干多饮。舌淡红、苔薄黄，脉细。上方加车前草 15g、灯心草 6g，继进 10 剂。

11 月 3 日三诊：自诉睡眠大有好转，基本上无失眠现象，舌脉同前。原方再进 10 剂，以巩固疗效。

按语：本案患者长期不寐，兼见头痛、心烦、口干欲饮、舌红、少津、脉细数等脉症，是阴虚火旺的主要依据；心肝火旺、热扰心神，故心烦不寐及心悸；肾精亏虚，髓海不足，故头晕、腰酸、耳鸣、健忘。

谭老治疗采用生脉散加入潜阳安神药珍珠母、牡蛎作为基本方。又因患者睡时鼾声如雷，为痰热内扰，故方中加入清热与化痰之品，如黄芩、黄连、川贝母、半夏、车前草；清虚热安神之品牡丹皮、灯心草；养心安神之品炒酸枣仁、柏子仁；合而收交通心肾、清热化痰之功，加强疗效，获得痊愈。

（4）李某某，男，31 岁，2009 年 10 月 19 日初诊。

病史：患者半年前因生气，出现时常觉头晕、纳呆、睡眠质量差，每晚入睡时，口干喜饮、口苦目赤，胁肋走窜疼痛，大便偏干。舌质暗红、苔薄黄，脉弦。

辨证：肝郁化火，扰神犯胃。

治则：疏肝健脾，清热和胃。

方药：龙胆泻肝丸汤加减。龙胆草 12g，柴胡 9g，半夏 9g，黄芩 9g，远志 12g，炒栀子 9g，太子参 9g，白芍 6g，枳实 9g，青皮 6g，茯苓 12g，焦三仙各 18g，制香附 10g，甘草 6g，生姜 3 片。水煎服，7 剂。

10 月 27 日二诊：患者服药后，睡眠明显好转，继续服用 7 剂而痊愈。

按语：肝为木脏，脾属中土，五行相克，故肝气郁结，最易侵犯脾土。治当疏肝健脾，《金匮要略·脏腑经络先后病脉证治第一》曰："见肝之病，知肝传脾，当先实脾。中工不晓相传，见肝之病，不解实脾，唯治肝也。"《素问·逆调论》曰："阳明者胃脉也，胃不和则卧不安。"则提出对于胃气不和所致之失眠，可用消食和胃之法。肝火旺扰动心神，其症多见心烦不寐，滋阴降火，用解郁行气之法治疗。

谭老指出：本案患者情志因素是致病之因，肝气郁结，木失调达，横逆犯胃，故纳呆；脾不升清，故头晕；扰乱心神，故不寐。观其症口渴甚，烦躁易怒，口苦目赤，提示肝郁化火。治当疏肝健脾，清热和胃。方中柴胡疏肝、行气、解郁；黄芩、栀子、龙胆草清肝经火热；太子参、白芍、甘草养阴柔肝；茯苓、远志安神定志；制香附、焦三仙健脾消食。胃和、肝火降、胃气畅则夜寐自安矣。

（5）赵某某，男，59岁，2006年12月16日初诊。

病史：患者3个月以来每夜均不能正常入睡，常伴五心烦热、盗汗、大便干燥诸症，曾服用各种镇静药不效，服用补品，病情反而加重；就诊时见：精神疲惫，头晕，耳鸣，健忘，心烦，腰酸，口干少津，容易疲劳，面色黑黄。舌淡红，脉沉细。

辨证：阴虚火旺，神魂失藏。

治则：滋阴降火，育阴潜阳。

方药：镇心丹和黄连阿胶汤加减。北沙参12g，远志6g，茯苓12g，黄连9g，阿胶6g（烊化），黄芩9g，白芍9g，炒酸枣仁9g，何首乌12g，夜交藤9g，西洋参6g（研末冲服），麦冬12g，五味子6g，生地黄12g，生龙骨10g，生牡蛎10g，丹参9g，白芍10g，甘草6g。水煎服，7剂。

12月23日二诊：服药7剂，上述症状明显改善，体力稍有恢复，面色稍转红润，精神好转，按上方加知母6g、甘草6g。水煎服，15剂。

按语：《难经·六十四难》最早提出"不寐"病名。导致不寐的病因众多，《医宗必读·不得卧》将不寐的病因概括为五个方面："一曰气虚，一曰阴虚，一曰痰滞，一曰水停，一曰胃不和。"就本案而言，肾阴不足，不能交通于心，心肝火旺，火性上炎，虚热扰神，故虚烦不眠；髓海亏虚，故头晕、耳鸣、健忘；腰府失养，故腰酸乏力；口干、心烦、脉细均为阴津不足之象，综上可辨证为"阴虚火旺"。

谭老指出：阴虚则阳必旺，宜壮水之主，以制阳光，方用镇心丹和黄连阿胶汤加减。方中黄连、黄芩苦寒，清心泻火；北沙参、麦冬、五味子、生地黄、酸枣仁、白芍养阴清热安神；夜交藤、阿胶、何首乌补血养心安神；龙骨、牡蛎震慑心神。全方滋阴与泻火兼施，泻火而不伤阴，滋阴而不碍邪，所以服用后疗效显著。

（四十）痹证

1. 风寒湿邪痹证（急性风湿性关节炎）

（1）任某某，男，52岁，1989年7月18月初诊。

病史：年轻时因在外住宿受寒，左腰、髋关节疼痛，经外地医院诊断为急性风湿性关节炎，予西药及镇痛剂治疗数日均未见效，回家后十几年疼痛不断加重，服用西药至今未愈。诊时：微恶风寒，身痛无汗，左腰髋痛如被杖，触之愈甚，步履艰难。入夜痛增，不能安寐。舌质淡红、苔薄白，脉沉缓。

辨证：风寒湿杂至，痹于肌表，阻滞筋脉，血脉不畅。

治则：祛风散寒，化湿开痹，活血通络。

方药：用麻杏苡甘汤加味。麻黄6g，炒苦杏仁10g，薏苡仁20g，秦艽12g，海桐皮15g，防风10g，姜黄10g，当归10g，红花6g，甘草6g。水煎服，6剂。

7月24日二诊：药后无明显变化，上方加细辛3g、独活12g，再服6剂。

7月30日三诊：药后微出汗，身痛消失。腰、髋关节疼痛明显减轻，脉转细缓。初见药效，再拟原法加减。药用：麻黄6g，炒苦杏仁10g，薏苡仁20g，秦艽12g，怀牛膝12g，防风10g，细辛3g，当归10g，赤芍10g，甘草6g。水煎服，6剂。

8月6日四诊：服用后腰、髋关节痛轻，伸屈自如，已能下地活动。舌脉同前，上方去麻黄、苦杏仁，加黄芪15g，白术10g，继服6剂。

8月12日五诊：药后疼痛全部消失，活动自如，十几年的病痛终于解除，要求再服几剂，以防复犯。连服12剂，痊愈。

按语： 患者在外受风寒湿邪10余年，服西药止痛治疗一直未愈，仍恶风寒，身痛无汗，关节痛如被杖，说明"风、寒、湿"三气仍滞留肌表经络。初用麻杏苡甘汤加海桐皮、秦艽、防风疏肌表之风寒湿邪；佐红花、姜黄活血通络止痛，使风寒湿邪从肌表而解。然麻杏苡甘汤主治风湿在表，虽加入秦艽、防风、海桐皮，才有偏重治风湿之功，对于风寒湿并盛、滞留于肌表之痹证，显然不利，故收效不显。遂于原方加细辛、独活增强祛风散寒之力，药后微微汗出，诸痛骤减。继进祛风散寒，化湿通络，补卫固表法，而获痊愈。

（2）马某某，男，24岁，1999年11月24日初诊。

病史：患者3个月前开始右膝、踝、足趾关节疼痛，肌肉拘挛不舒，得热减轻，遇寒加重，自服止痛片和保泰松等药物无好转，故求诊于谭老。就诊时见：下肢关节肿痛，遇寒则重，口干，纳差。苔薄白，脉细。

辨证：风寒湿邪，痹阻经络。

治则：散寒除湿，通络止痛。

方药：用独活寄生汤加减。当归12g，独活12g，桑寄生12g，羌活12g，秦艽12g，白芍12g，川芎6g，熟地黄18g，川续断12g，生黄芪15g，茯苓12g，生薏苡仁18g，炮附子10g（先煎），桂枝10g，炙甘草6g。水煎服，6剂。

11月30日二诊：服药6剂后，疼痛减轻，关节处稍舒，原方不动再进6剂。

12月6日三诊：药后疼痛基本消失，膝、踝、趾关节活动不再疼痛。上方加怀牛膝12g，再服10剂，停药痊愈。

按语： 痹证乃风寒湿之气，客于肌肉筋骨之间，凝结不散，阳气不行，故痛不可当。寒易伤人体阳气,血遇寒则凝,得热则行。《圣济总录》言寒痹"治宜通引荣卫,温润经络,血气得温则宜行。"谭老治以祛邪兼补,以独活寄生汤去风湿、止痹痛、益肝肾、补气血;以熟地黄补肝益肾,壮骨强筋;当归、白芍、川芎和营养血;羌活、独活祛风胜湿;桂枝、附子助阳散寒,皆可以通行经络;茯苓、薏苡仁渗湿;川续断祛风湿而强腰膝;牛膝通经活络,强壮筋骨。使风寒湿三邪尽去,气血自得通行。景岳谓:"惟血气不充,故风寒得以留之;惟阴邪留滞,故经脉为之不利,此痛痹之大端也,惟此为最。"此案祛风胜湿、助阳散寒与补气血、助肝肾诸法合用,祛邪通络共施而使寒去痛止,从而获得痊愈。

2. 寒湿痹证

(1)马某某,女,29岁,1991年12月12日初诊。

病史:患者3年前产后用冷水洗物,感受寒湿,右腕关节肿痛,畏冷喜暖,经用膏药固定治疗右腕关节强直。去年冬季左腕亦肿痛,时好时坏,现两腕关节肿痛,入夜灼痛,活动受限,恶风畏冷,见热则舒,饮食、二便均调,月经正常。舌苔白浮黄、质红,脉沉细滑。

辨证:营血亏虚,湿热痹阻。

治则:养血和营,通络开痹,兼清湿热。

方药:用川芎茯苓汤加减。当归10g,川芎6g,赤芍10g,赤茯苓10g,炒薏苡仁20g,秦艽12g,桂枝6g,威灵仙10g,地龙9g,陈皮6g,生甘草6g。水煎服,6剂。药渣煎水熏洗患处。

12月19日二诊:服药6剂,腕部肿痛减轻,舌脉同前。按上方加桑枝20g、松节10g、忍冬藤20g、海桐皮10g。水煎服,10剂。药渣煎水熏洗患处。

12月29日三诊:服药10剂,腕部已不再肿痛。再用10剂而获痊愈。

按语:痹者闭而不通。《素问·痹论》云:"风寒湿三气杂至,合而为痹也。"本病历代医家均认为,主要是由于风寒湿邪气侵入人体流注经络,致气血不和而成。虽三气感受合并而来,但各有偏胜。故临床证候也有不同。

风胜为行痹，寒胜为痛痹，湿胜为着痹。如《类证治裁》云："诸痹风寒湿三气杂合，而犯其经络之阴也。风多则引注，寒多则掣痛，湿多则重著，良由营卫先虚，腠理不密，风寒湿乘虚内袭，正气为邪所阻，不能宣行，因而留滞气血凝涩久而成痹。"谭老认为寒湿之邪侵袭经络，流注关节，复因产后正虚，湿著不去，反从火化，伤营耗血，其腕关节肿大，痛著不移，入夜灼痛，是血虚而热之象。此时治疗宜养血和营，通络开痹，兼清湿热，切忌风药，因风燥易伤血之故。方用当归、川芎、赤芍养血和营；桂枝、威灵仙横行开痹；秦艽、地龙、薏苡仁、海桐皮清湿热、通经络；赤茯苓淡渗利湿；陈皮苦温行气；甘草培土缓急；松节疏利关节，内外兼治，久则症除。谭老治痹证，着眼于湿，确有道理，因为风寒易治，唯湿难愈。临证辨别内湿外湿及分析病因病机之所在，审其兼症，药因证用，疗效显著。

（2）白某某，女，36 岁，1993 年 4 月 22 日初诊。

病史：产后自觉腰、髋、膝关节冷痛，未加介意。近 1 个月来，病情逐渐加重，关节剧痛不堪，伸屈困难，整日卧床。患处恶寒、触之厥冷，头痛无汗，腹胀纳差，渴喜热饮。舌质淡、苔白，脉沉细弱。

辨证：气血虚损，痹阻气血，血瘀寒凝。

治则：温化寒湿，益气养血，活血通痹。

方药：用炮附子 15g（先煎 1.5 小时），白芍 12g，麻黄 9g，黄芪 15g，炙甘草 12g，生姜 10g。水煎服，6 剂。

4 月 28 日二诊：药后微出汗，腰已不痛，髋、膝关节疼痛亦明显减轻，伸屈自如，并能下地活动。药中病机，原方续服 10 剂。

5 月 8 日三诊：髋、膝关节痛减，患处稍有恶寒，又见肩关节麻木疼痛，便干尿黄。改用养血、疏风、通络。方药：当归 10g，炒桃仁 10g，赤芍 10g，秦艽 12g，生地黄 15g，怀牛膝 12g，川芎 6g，嫩桑枝 15g，枳实 10g，防风 10g，细辛 3g，桂枝 10g。水煎服，6 剂。

5 月 15 日四诊：诸痛消失，大便通畅。胸脘怕冷，喜温暖，腹胀肠鸣，饮食欠佳，舌脉同前。用调和营卫，温中祛寒法，桂枝附子汤加减收功。

药用：桂枝 10g，炮附片 10g（先煎），吴茱萸 6g，细辛 3g，白芍 12g，怀牛膝 12g，宣木瓜 15g，薏苡仁 30g，乌药 10g，陈皮 6g，炙甘草 6g。水煎服。继续服用半月上述症状消失停药，痊愈。

按语：产后多虚，气血亏损，寒湿乘之，凝滞筋脉发为冷痛恶寒，头痛无汗，渴喜热饮等，经谓"痛痹"是也。以炮附子之大辛大热，温散筋骨之寒湿；用麻黄温散陈寒，助炮附子驱逐寒湿从肌表而出；以甘草、白芍甘缓酸敛，和血开痹；佐以生姜之甘缓和解；黄芪固卫，以防麻黄发散太过。寒湿之邪随汗而解，使其病衰大半，则以养血、疏风、通络之剂收功。

3. 风寒闭阻痹症

张某某，男，36 岁，2002 年 7 月 6 日初诊。

病史：患者 3 个月前外出回家，因坐在火车门口一晚，感受风寒诱发腰部、左膝关节疼痛，天气转冷时加重。近十多天因天气变化腰膝疼痛加重，遂来求诊于谭老。就诊时见：腰膝疼痛，不耐体力劳动，失眠多梦，饮食及二便正常；苔薄白，脉弦滑。

辨证：风寒痹阻经络。

治则：祛风散寒，益肝肾、止痛。

方药：用独活寄生汤加减。当归 10g，白芍 12g，潞党参 10g，白术 10g，川芎 6g，川续断 12g，独活 9g，羌活 9g，桑寄生 15g，怀牛膝 12g，茯苓 12g，防风 12g，炒杜仲 12g，甘草 6g。水煎服，7 剂。

7 月 13 日二诊：服药 7 剂后，诸痛减轻，但不灵活。药用：原方加威灵仙 12g。水煎服，10 剂。

按语：本例患者属受风寒湿三气杂合为症，闭阻经络而关节疼痛；风寒之邪留滞腰府而腰痛，日久致肝肾亏虚；药用独活寄生汤加减，以益肝肾，祛风寒，兼补气血。二诊诸痛减轻，为邪去络通之象；邪去而正未足，则不耐疲劳，仍守原方扶正祛邪为用，此时加威灵仙有治寒湿痹证及小便热盛的作用，使诸症消除，达到痊愈之目的。

4. 湿热壅滞全身痹证

李某某，男，36岁，1997年7月23日初诊。

病史：发热（腋下体温39.2℃）全身及关节灼痛，出现红斑、恶寒，入夜更甚，汗出后热退，随即发冷寒战，已3日余。面色淡黄，口干不欲饮，大便溏薄、小便短黄。舌质红、舌苔黄滑，脉濡数。某医院诊为急性风湿性关节炎经抗风湿治疗不见好转，遂请谭老诊治。

辨证：湿热滞表，血热瘀阻。

治则：清利湿热，凉血消瘀，宣痹止痛。

方药：用宣痹汤加减。秦艽12g，防己12g，防风10g，羌活10g，连翘12g，栀子10g，法半夏9g，生地黄12g，桃仁10g，薏苡仁25g，苦杏仁12g，赤小豆18g，滑石20g。水煎服，6剂。

7月30日二诊：服药后体温下降，寒热好转，关节灼痛减轻，口干欲饮，尿黄。舌质红、苔黄，脉仍濡数。继续用原方，去半夏、薏苡仁，加忍冬藤60g、红花6g。水煎服，7剂。

8月7日三诊：药后不再冷热寒战，体温正常，关节微痛、红斑瘙痒，大便转结，小便仍黄，舌脉同前。此湿热滞留血分，治当重清血分热毒，药用：犀角地黄汤加味。水牛角30g，紫草15g（代犀角），生地黄25g，粉牡丹皮10g，金银花20g，炒栀子10g，黄柏10g，红花6g，赤芍12g，秦艽10g，防风10g，蝉蜕6g。水煎服，7剂。

8月21日四诊：上方连服14剂，体温正常，红斑、瘙痒消散，关节疼痛消失。

按语："湿聚热蒸，蕴于经络，寒战热炽，骨节烦痛，舌色灰滞，面目萎黄，病名湿痹，宣痹汤主之。"此吴鞠通对湿痹之证治，与本案颇相类似，故以宣痹汤宣通肌表经络，清利湿热。"宣可去壅"，壅去则通，通则不痛。痹多风、寒、湿三气杂合，故选配秦艽、防己之润而不燥，疏散风寒；以生地黄、桃仁凉血祛瘀消斑。药后表邪得清，疼痛大减，证属血分热盛，遂改用犀角地黄汤重清血热，连服14剂，血热清，红斑消，夜热除，痹痛去除。

5. 湿热壅滞四肢痹证

李某某，男，42岁，1999年6月28日初诊。

病史：游走性关节疼痛1月余。面色潮红，发热（体温38.5℃）不恶寒，两手腕指关节肿＝胀，指尖灼痛，不能屈伸；两下肢踝关节以下亦肿胀灼痛，步履艰难。虽经多方诊治，服用西药，此愈彼发，缠绵不休，纳呆口苦，小便灼热、短黄。舌质红、苔白而黄厚、舌中微黑，脉弦滑数。

辨证：湿热痹痛。

治则：清热利湿，宣痹止痛。

方药：拟用二妙散加味。金银花20g，黄柏10g，苍术10g，嫩桑枝30g，地骨皮15g，桑白皮10g，薏苡仁30g，茯苓12g，防己12g，赤芍10g，知母10g，川续断10g。水煎服，3剂。

7月1日二诊：服后体温下降，诸关节肿痛灼热显著减轻，可下地活动。食纳增进，尿不灼热，舌苔白黄不厚，脉弦数，原方继续服用6剂。

7月7日三诊：药后手已能握，四肢肿痛全消，体温正常。但足背灼热，按之则痛，着地痛增，小便短黄，舌脉同前。下焦湿热尚重，仍以清利下焦为主。药用：黄柏10g，金银花15g，苍术10g，滑石粉15g（包），知母12g，怀牛膝12g，薏苡仁20g，生地黄15g，黄芩10g，地骨皮12g，防己10g，木瓜10g。水煎服，6剂。

7月13日四诊：药后诸症继续减轻，踝趾关节，游走疼痛。此风气较胜，上方去金银花、地骨皮、知母、滑石，加秦艽12g、独活10g、防风10g、地龙10g。水煎服，6剂。

7月19日五诊：用后诸症消失。1周后因自己饮酒过量，病情反复。壮热口干，骨节痛胀，四肢灼痛红肿，便结尿黄，舌质红、苔黄，脉弦数有力。此湿热之邪深入血分，拟凉血解毒，清热化湿。药用：水牛角30g，生地黄15g，赤芍15g，粉牡丹皮10g，秦艽10g，防风10g，嫩桑枝15g，萆薢12g，土茯苓15g，川续断10g，滑石粉15g（包）。水煎服，10剂。服用后诸症又消失。嘱忌饮酒数月。

按语：痹证，《黄帝内经》云："风、湿、寒三气杂至而为痹。"仲景提出"经热则痹"补其不足。临床所见，属风寒湿者固然居多，然湿热为病，亦不少见。本例属湿热痹痛，与前案所不同者，此为湿热壅滞全身骨节且见表邪，此属湿热壅滞四肢小关节，故以二妙散黄柏之苦寒；知母、金银花、地骨皮、桑白皮清热；苍术苦燥化湿；辅以薏苡仁、防己、土茯苓效力更佳；桑枝能引药力直达肢末；川续断疏利关节；赤芍凉血祛瘀，有防邪入血分之妙。当痹痛显著减轻，证以下肢为主时，则以三妙散重清下焦湿热，并加疏风之品。后来酒返复用犀角地黄汤加味，清热凉血，痹通痛止，说明湿热成痹每多侵淫血分。

6. 热痹化燥（类风湿关节炎）

（1）吴某某，女，36岁，2002年3月21日初诊。

病史：患者四肢关节肿痛已四五年，日久不愈，经常潮热汗出，曾在多处治疗，服用多种中西药物时轻时重，一直不愈，后来行动不便，关节处发热、红肿热痛、肿大变形。今请谭老诊治。小便黄；舌质干红、苔薄黄，脉弦细数。

辨证：湿热痹阻，热盛阴伤。

治则：增液润燥，养筋活络。

方药：玉竹15g，白芍15g，石斛15g，薏苡仁20g，五加皮15g，海桐皮15g，白茅根30g，忍冬藤30g，夜交藤30g，川牛膝10g，炒黄柏10g，知母10g，嫩桑枝60g。水煎服，浓煎，每剂分3次温服，15剂。

4月6日二诊：服药半个月后关节处不再发热，肿痛比前减轻。效不更方，按原方继续服用3个月，诸症消失而获得痊愈。

按语：肢体关节经常作痛，屡治无功，日久则四肢及背脊腰骶诸关节部分肿大强直，病变关节周围肌肉萎缩，变成畸形，甚至拘急挛缩，不能屈伸。因湿热蕴结于肢体、关节、经络、筋骨之间，久羁不解，郁而化燥，劫伤津液，筋骨关节失于润养，气滞血瘀，凝结不行，故令肢节变形而拘挛。本例为典型的类风湿关节炎，故用玉竹、石斛、白茅根益气清热，润燥生津；白芍、牛膝、海桐皮通经活血，消瘀止痛；夜交藤、忍冬藤、桑枝养血补虚，通经络以利关节；黄柏、知母滋阴清热，润燥消肿；薏苡仁治筋急拘挛，清热散结；五加皮逐肌肤瘀血，解筋骨拘挛。全方共奏增液润燥、养筋活络之效，故能取得满意疗效。

（2）张某某，男，46岁，2004年7月20日初诊。

病史：周身关节痛已十年之久，两踝关节、两腕关节及手关节相继肿大，近4个月来加重，下肢活动困难，曾用激素治疗2个月，临时管用，无甚疗效。X线照片有增生性变化，全身皮肤、毛发增多，面红。舌红苔燥而无津，脉沉滑。

辨证：风湿化热，伤津烁液，血不荣筋。

治则：疏风清湿热，育阴生津，通络开痹。

方药：生地黄30g，忍冬藤30g，老鹳草24g，地龙15g，络石藤15g，生石膏20g，知母15g，防己15g，牛膝15g，乳香10g，没药10g，蜈蚣4条，水牛角粉5g（冲）。水煎服，7剂。

服药7剂后关节痛大减，关节活动已灵活，后原方去水牛角粉，加连翘15g，蒲公英12g，以助清热，又服7剂后则关节痛及肿大均显消退。下肢已能活动，较前自如，后继续服用自己配制的通络去湿胶囊，每次2粒，每日3次，5个多月而痊愈。

按语：此例患者属于风湿化热深陷经络，伤津烁液，血不荣筋所致。故以疏风、清化湿热、育阴生津、通络开痹法治之，共服药10余剂，症状减轻。后改用通络去湿胶囊口服，每日3次，每次2粒，而获痊愈。

（3）王某某，男，56岁，2010年7月6日初诊。

病史：患者周身关节疼痛已五六年，两膝关节及踝关节相继肿大，但不红、不痛。最近1个月以来肿势逐渐加重，开始疼痛，尤以两腿为重，渐至步履困难，行路须扶双拐。曾服激素治疗，无明显效果，且表现全身肥胖。后改用中药治疗。现周身关节肿痛，以两膝关节及两手关节肿痛较重，步履困难须人扶持，心烦热，口渴善饥多饮。舌红、黄燥、少津，脉弦有力。

辨证：风湿化热，胃营两伤。

治则：清热生津，通经络，疏风湿。

方药：生地黄30g，滑石24g，忍冬藤30g，嫩桑枝24g，络石藤15g，牡丹皮12g，地龙12g，知母10g，木通10g，水牛角粉6g（冲）。水煎服，7剂。

7月13日二诊：服用7剂后关节肿痛大减，活动较前灵活，膝、踝关节肿胀明显见消，是热去津生，病情好转。舌质略淡，脉较前缓和。上方加桃仁10g、红花10g。再服7剂。

7月20日三诊：关节疼痛、肿胀减轻，心不烦热，口不渴，舌不红，行动灵活，食欲增加，是热退津复。膝关节及两腿酸软。改用补气固腰，疏风湿，通经络法。药用：嫩桑枝30g，生薏苡仁20g，忍冬藤18g，生黄芪15g，杜仲15g，威灵仙12g，五加皮12g，络石藤12g，秦艽10g。木瓜15g，桃仁10g，乳香10g，没药10g，水牛角粉6g（冲）。水煎服，15剂。服15剂后，关节肿痛消失，下肢运动自如，饮食如常，精神清健，后继续服用通络去湿胶囊，每次2粒，每日3次，6个多月而痊愈。

按语： 关节疼痛多属风湿流注关节所致。故治风湿痹证，多以疏风湿、活血通络为主。今患者四肢关节肿痛，心烦热，口渴喜饮，舌质红、苔黄燥少津，脉沉弦有力，皆属风湿化热，阻碍气机，邪袭胃肠营血所致。风湿化热阻碍气机，水运不畅，故关节肿痛，热伤胃津，口渴喜饮。总由风湿化热，胃营两伤。故宜疏风湿、通经络、清热生津法治疗，后以"通络去湿胶囊"清利湿热，化瘀通经，使湿热彻底清除，达到痊愈之目的。

（四十一）喉关痛

王某某，男，36岁，1993年5月28日初诊。

病史：患者自从25日感觉咽喉疼痛，遂在本村诊所拿药服后未果，去医院检查，咽喉炎，用头孢类药物输液治疗两天病情未见好转，反而加重，遂请谭老用中药调治。诊见：咽喉双侧周围肿胀突起，焮红灼热，疼痛，吞咽困难，悬雍垂亦肿胀变形，发热等周身不适，口干、咳嗽痰多，小便黄。舌质红、苔薄黄，脉浮数。

辨证：肺胃蕴热，邪毒雍聚。

治则：散表清热，解毒消肿。

方药：金银花 24g，黄芩 15g，防风 12g，大黄 9g，桔梗 12g，白芷 15g，蒲公英 30g，皂角刺 12g，泽泻 15g，板蓝根 15g，射干 9g。水煎服，3 剂。由于无法吞咽煎好后分数次慢慢频服，1 剂服后疼痛缓解，已能吞咽。

5 月 31 日二诊：3 剂服完后热退咽喉肿消大半，守原方再服 3 剂，病获痊愈。

按语：喉关痈，泛指发生在咽喉及其附近部位的痈肿。根据发病病位的不同，而有喉关痈、里喉痈、颌下痈、下喉痈等名称。其中，喉关痈最为常见，是指发生在喉关部位，也就是喉核周围的痈肿，多继发于风热乳蛾。会厌痈是发生在会厌的痈肿，相当于现代医学的急性会厌炎或会厌脓肿。喉痈以发热、咽喉肿痛、汤水难下，或呼吸困难、张口受限为主要临床特征。各类喉痈多发病较急，变化迅猛，易产生严重后果，故应及时正确治疗。症见喉核之上后方红肿疼痛，喉核常挤向前下，悬雍垂水肿、变形，说话时口中如有物并带鼻音。疼痛连及耳窍，咽肿如塞。多因肺胃蕴热，复感风热，邪毒痰火雍聚咽喉所致。治宜泻热消肿解毒。方用金银花、蒲公英、板蓝根、射干、皂角刺、桔梗散表清热、解毒消肿利咽；防风、泽泻、大黄泻热除湿、泻下解毒。适用于咽喉痈、咽喉肿塞、疼痛剧烈、汤水难入者。

（四十二）脑膜瘤

刘某某，女，36 岁，2016 年 7 月 19 日初诊。

病史：患者 1 年前开始不断头痛、头晕、昏睡。今又头痛、严重时抽掣样痛、伴有头晕、昏睡 3 天不醒，半年前曾在省级医院做核磁片检查示：

矢状窦旁脑膜瘤，医院要求住院手术治疗；患者不同意手术，遂同家人前来请谭老用中医诊治，患者自觉头痛头晕，精神欠佳，昏沉无力。舌胖有齿痕、质红、苔少，脉弦细滑。

辨证：软坚散结，清热息风。

治则：化痰散结，解毒开窍。

方药：拟用化瘤汤合清上蠲痛汤加减。当归9g，川芎6g，白芷6g，炒全蝎9g，炒僵蚕10g，大蜈蚣2条，炒地龙10g，羌活3g，防风3g，苍术3g，麦冬10g，独活3g，细辛2g，蔓荆子6g，丹参15g，菊花3g，黄芩6g，甘草3g。水煎服，7剂。服药期间忌食鱼、虾、鸡、酒等辛腥肥腻之品。

7月26日二诊：服完7剂后头痛头晕均有减轻，精神好转，昏睡也比前好转。效不更方，按上方继续服用7剂。

8月2日三诊：药后精神大有好转，头痛头晕未再发生。有时想呕吐，眼睛稍有模糊，前方去独活、细辛、蔓荆子；加姜竹茹10g、姜半夏6g、石决明12g。水煎，再服7剂。

8月10日四诊：服完后一切不适症状全部消失，已能参加劳动。应患者要求再连续服用一诊方半月，去省医院复查。

9月8日五诊：脑膜瘤比前次显示稍有缩小，没有出现任何不适症状。方药按照一诊方稍有出入，继续服用1个月。

按语：脑瘤多由痰湿之邪凝聚于脑，脑部气滞血瘀、痰瘀互结所致。在其病变过程中，痰瘀互结、脑络痹阻，日久化热动风，风火相煽，从而出现剧烈头痛、头昏目眩、耳鸣等表现。遵奉《黄帝内经》"坚者削之、结者散之、瘀者行之"之旨，取化痰通络、软坚散结、清热息风为基本治法。以当归、川芎、丹参活血散瘀、通经止痛；全蝎、僵蚕、蜈蚣、地龙虫类之药，因其具有化痰散结、息风止痉、通络止痛等作用，对消散积块，缓解抽掣样头痛、昏睡等有明显的效果。方中全蝎、僵蚕以其燥化湿痰、解痉镇静为此方之主药；取白芷、防风、羌活、苍术化湿祛风止痛；独活、细辛、蔓荆子活血祛瘀、通窍止痛；黄芩、菊花为此方之辅药，为血中气分药上行头目，活血散郁除风；甘草调和诸药。诸药合用，共奏化痰散结、通络息风之功；加姜竹茹、姜半夏、石决明缓解干呕和视物模糊，使不适症状迅速消除。患者服用 1 个月后自行停药，至今从未复发，也未再做过检查。

（四十三）梅核气（慢性咽炎）

（1）姜某某，女，30 岁，1995 年 3 月 18 日初诊。

病史：胸闷，气短，太息，咽喉不利如贴异物，咯之不出，咽之不下，呛咳少痰，饮食如常。舌苔薄白，脉沉弦而滑。

辨证：痰气凝结，肺胃失宣。

治则：疏气解郁，降气化痰。

方药：清半夏 9g，紫苏叶 6g，木香 6g，厚朴 6g，桔梗 9g，胆南星 6g，茯苓 9g，射干 9g，白术 9g，陈皮 6g，生甘草 6g。水煎服，5 剂。

3 月 24 日二诊：服药 5 剂，胸闷、气短、太息消失，咽喉没有异物感，但还有不适的感觉。舌苔薄白，脉缓滑。再以清胃利咽方药：紫苏叶 6g，清半夏 9g，木香 6g，厚朴 9g，桔梗 9g，射干 6g，枳壳 9g，白术 9g，茯苓 10g，蝉蜕 5g，陈皮 9g，枇杷叶 6g，金银花 15g，生甘草 6g。水煎服，服药 3 剂，诸症消失。

（2）郝某某，女，46 岁，2000 年 5 月 10 日初诊。

病史：咽中不利，如有异物阻于喉咙，咳之不出，咽之不下，二十多年前因夫妻生气争吵生气后引起，现遇到不如意之事后咽喉阻塞严重，经医院检查无器质性病变，食欲尚可，痰涎不多，平时饮水不多，二便正常。舌苔灰白、厚腻，脉沉紧滑。

辨证：气郁不通，痰结咽喉。

治则：开郁行气，降逆化痰。

方药：清半夏 9g，紫苏子 9g，厚朴 9g，桔梗 9g，化橘红 6g，射干

9g，茯苓 12g，赤芍 9g，青竹茹 10g，麦冬 12g，北豆根 6g，生甘草 6g。水煎服，7 剂。

5 月 17 日二诊：服药 7 剂，咽喉阻塞感觉明显好转，时有不适症状出现，舌苔白，脉缓滑。上方加白术 10g、炒牛蒡子 6g、蝉蜕 6g、金银花 15g。水煎服，7 剂。

5 月 24 日三诊：又服 7 剂后没有出现不适症状的感觉，诸症消失而停药。

7 月 12 日再诊，因夫妻吵架生气再次引起咽喉不适症状出现，患者自述不再服中药，经检查咽喉红，舌苔薄白，脉缓稍数。随取菹草 30g，每次 2g 泡水频饮之，每日 3～4 次，2 个月后告之，服完后一直未出现咽喉不适症状而告痊愈。

按语：梅核气（西医为慢性咽炎）是一种情志不舒，气郁不伸引起的郁证。郁者，滞而不通之意。丹溪曾以"血气冲和，万病不生，一有拂郁，诸病生焉"立论，创六郁之说，主张先由气郁，而后湿、痰、热、血、食等随之而郁，从而发病。梅核气的主症是咽中似有异物，吞咽不适，如有物贴之，咯之不出，咽之不下，是由于七情郁结，肺胃宣降失常，气滞痰阻所致。西医医学诊断为慢性咽炎，用抗生素治疗，疗效不显，而不知郁结生痰致病之道理怎会愈病。中医治疗本病历代医家主张行气开郁，降逆化痰，郁开气行痰消，其病自除。谭老认为胸闷、太息、咽中似有异物，是痰气凝结，肺气不宣，胃失和降造成之症，必须药因证用，在半夏厚朴汤的基础上加以宣肺化痰、利咽开郁之品，才能取得药到病除之效果。

（3）许某某，女，36 岁，2001 年 10 月 12 日初诊。

病史：去年以来，自觉咽喉有一肿物堵塞，吞之不下，咯之不出。咽喉干痛，进食艰难，自疑肿瘤，心烦不安。前医给服半夏厚朴汤，始终未效。诸症日益严重，咽干口燥尤甚，每日饮水约 4000mL，如若杯水车薪，手足心烧，低热盗汗，尿黄便结，咽部充血明显。舌质红、苔微黄、稍腻，脉弦略数。

辨证：肺阴不足，阴亏火旺。

治则：滋阴降火。

方药：拟用清咽滋肺汤加减。麦冬 12g，玉竹 12g，荆芥 10g，牛蒡子 10g，天花粉 12g，枳壳 10g，玄参 12g，苏木 9g，射干 9g，海蛤粉 10g（包），甘草 3g，桔梗 10g，郁金 10g。水煎服，7 剂。

10 月 19 日二诊：服后症状稍有好转，每至午后有加重感。自觉肿物散开，粘于咽壁，干燥难受，音不能出，大量饮水，方有缓解，前法不效，改从痰、气、火论治，方用川贝平肺散加减。药用：川贝母 10g，百合 24g，苦杏仁 10g，孩儿茶 9g，知母 10g，麦冬 15g，生石膏 18g（先煎），天冬 15g，玄参 12g，薄荷 6g，清半夏 6g，蝉蜕 6g，甘草 3g。水煎服，7 剂。

10 月 26 日三诊：药后病势大有好转，口渴骤减，自觉肿物缩小，吞咽稍有梗塞感，大便不结，小便仍黄。舌脉同前。药已中病，继续服用上方 7 剂。

11 月 2 日四诊：吞咽正常，咽喉亦无梗塞感。稍有咽干口燥，睡后多梦，郁郁微烦，苔白微黄，脉来弦缓。仍拟上方去石膏、天花粉、天冬，加生地黄 15g、黄连 6g、当归 10g、朱砂 2g（冲）。再服 7 剂，而获痊愈。

按语：患者致病之初，咽喉梗塞，自疑肿瘤，此乃忧思过甚。"思则气结""忧则气滞"，气机不畅，郁而化火，炼津成痰，以致火、气、痰互结咽喉，如异物梗塞、吞咽困难、干燥烦渴。治当针对火、气、痰同时并治，不是单纯滋阴降火所能奏效，所以服清咽滋肺汤，未能奏效。谭老改投川贝母平肺散加玄参滋阴降火、理气化痰、利咽散结后，收效甚捷。

本案之临床见症，现代医学或称"慢性咽炎"，或称"咽喉异物感"，或谓"神经官能症"。与中医之"梅核气"完全相似。前医投半夏厚朴汤治疗，似乎对症，然不效者，是因患者与寻常之梅核气不同。常见之梅核气，多系痰气互结，用半夏厚朴汤理气化痰，自合情理。此案之梅核气是火、气、痰互结，火不去，则痰气胶结难解，痰气不除，则火亦不去，若用半夏厚朴汤，以火济火，安能奏效。

（4）黄某某，男，48岁，2002年5月20日初诊。

病史：咽部充血，后壁有颗粒状炎性肿物，外披黄白色黏液，有异物感较重，病已2年。经西医确诊为慢性咽炎。咽干欲饮，甚则作痛，声音嘶哑，胃纳可，便溏尿黄。原有过敏性肠炎、肺气肿、支气管炎。诊查：舌质红，脉沉细滑数。

辨证：肺胃热盛，津液久伤。

治则：滋阴清热利咽。

方药：拟用玄麦甘桔汤加味。玄参10g，麦冬10g，桔梗9g，天花粉10g，牡丹皮6g，川贝母6g，赤芍9g，竹茹10g，陈皮6g，石斛10g，炒山药9g，枳壳9g，枇杷叶6g，蝉蜕6g，生甘草6g。水煎服，7剂。

5月27日二诊：服药7剂，咽中转润，仍觉疼痛，眠食及二便同前，舌苔未变，脉沉细滑。按上方加牛蒡子3g。水煎服，7剂。

6月3日三诊：服药7剂，咽痛好转，有痰易吐，大便稀，舌质红、苔白，脉沉缓。按二诊方去牡丹皮、石斛，加川楝子6g、炒谷芽6g。水煎服，7剂。

6月11日四诊：又服药3剂，咽痛消失，还有异物感。舌苔薄白，脉沉缓。清热养阴，润喉利咽，化郁理气调理善后。按三诊方去川楝子、谷芽，加半夏6g、茯苓9g、苦杏仁6g、旋覆花3g。水煎服，7剂。

6月18日五诊：服完7剂后，诸症消失而痊愈。

按语：祖国医学"梅核气"，概括了现代医学慢性咽炎。谭老认为痰气凝结，肺气不宣，津液久伤，损及肝肾，虚火上炎，痰结肺胃，按阴虚喉炎治疗用玄麦甘桔汤加减，清热养阴，加川贝母、牛蒡子化痰利咽，开合并用，服药7剂，竟收良效。谭老法用养阴而不滋腻，药取清凉而不过寒，佐以宣透而不伤津，用半夏、茯苓、苦杏仁之类宣肺化痰；蝉蜕清音利咽；枇杷叶、枳壳之类行气和胃；旋覆花降逆和肝。正邪兼顾，疗效显著，病获痊愈。

（5）尚某某，女，32岁，2003年5月23日初诊。

病史：夫妻不和精神苦闷，情志抑制不舒，近20日自觉颈部变粗，咽喉胀闷并觉有物阻塞，吞咽不下，咳吐不出，胸中亦胀闷不舒。进食时吞咽无阻碍，食后泛酸、嗳气。经查颈无异常，甲状腺不肿大，咽不红肿。舌淡红、苔白腻，脉沉细。

辨证：肝气郁结，痰涎壅滞。

治则：疏肝理气，和胃涤痰。

方药：瓜蒌子15g，茯苓10g，白术10g，陈皮10g，柴胡10g，白芍10g，生代赭石10g，姜半夏10g，紫苏叶6g，桔梗9g，厚朴6g，蝉蜕6g，甘草3g。水煎服，6剂。

5月30日二诊：服药6剂后，症状显著好转，颈部不胀闷，嗳气消失，胸部不闷，但咽中梗塞感未减。以原方加疏气豁痰剂。药用：瓜蒌子12g，姜半夏10g，胆南星6g，茯苓10g，桔梗9g，陈皮10g，白芍10g，青皮10g，厚朴6g，紫苏叶6g，柴胡6g，乌药6g，射干9g，甘草3g，生姜6g。水煎服，6剂。服后诸症消失而痊愈。

按语：患者咽喉中已觉有异物阻塞，吐不出，咽不下，古人谓之"梅核气"，多发于妇女。咽中不红不肿，亦无变形，多由情志抑郁，肝郁气滞，胃气上逆，脾失运化，水津不布化痰，痰涎壅滞所致。《金匮·妇人杂病篇》曰："妇人咽中如有炙脔，半夏厚朴汤主之。"今遵仲景法疏气豁痰。方中姜半夏、厚朴、茯苓、生姜辛以散结，苦以降逆；茯苓佐半夏、胆南星利水消痰；紫苏叶芳香以宣通郁滞，使气舒涎去；陈皮燥湿化痰，健脾和胃，与厚朴同用燥湿之力更强，与半夏同用增加化痰之功；柴胡疏肝解郁，除胸膈满闷；白芍柔肝与柴胡共疏肝解郁；瓜蒌子、桔梗宽中散结化痰；射干消痰利咽；代赭石降逆化痰和胃；甘草缓和药性。

咽炎，咽中似有痰涎梗阻，咳嗽不出，可用和胃降逆、利咽消肿法治之。本病为精神抑郁，胃气上逆，属于癭病的一种特殊表现，根据辨证可用半夏厚朴汤理气散结化痰和旋覆代赭汤等加减，治疗效果很好。

（6）姚某某，女，42 岁，2004 年 7 月 19 日初诊。

病史：患者 1 年多来自觉咽中有物堵塞，咯吐不出，吞咽不下，胸闷头晕，时有咳嗽吐稠痰及白黏沫，两胁稍有疼痛不舒感，饮食正常，鼻塞气粗，时有气短，二便正常，延续 1 年之久。舌红、苔薄白，脉沉滑。

辨证：肝气郁结，痰浊上犯。

治则：疏肝理气，降逆化痰。

方药：白术 12g，茯苓 15g，半夏 12g，枳壳 10g，桔梗 10g，紫苏梗 10g，厚朴 10g，射干 9g，生姜 10g，枳壳 9g，木香 6g，甘草 3g。水煎服，5 剂。

7 月 24 日二诊：服药 5 剂后，症状大有好转，咽堵稍减，仍有如物阻之感。咳嗽时吐痰有白黏沫，饮食如故，二便正常，舌淡、苔薄略干，脉沉滑。按原方加陈皮 9g、代赭石 9g，降气开胃祛痰。5 剂而愈，未再复发。

按语：梅核气系七情郁结，气滞痰阻而成。情志所伤，肝气不得疏泄，日久郁而化火，灼煎津液成痰，痰阻气机，滞而不畅，故见咽中如有物堵塞，咯吐不出，吞咽不下。又因肝火犯肺，金虚不能制木，肺气失于和降而出现咳嗽，吐白黏痰、肺络布胁，肝气郁结则见两胁隐痛，气滞不畅从而出现时有气短，鼻塞气粗，胸闷头晕诸症。其脉沉滑为气滞有痰之象。宜半夏厚朴汤加木香理气滞；枳壳理气宽胸；桔梗、射干宣肺兼以祛痰，使郁散痰消病获痊愈。

（四十四）盗汗

（1）王某某，男，56 岁，1999 年 9 月 7 日初诊。

病史：夜晚入睡后出汗半年，最近 1 个月以来加重，夜间入睡后则大汗淋漓，衣衫尽湿，醒来自止，平素形寒便溏，多次就诊于当地医院，但始终未明确病因。近半月，汗出症状更趋严重，形体也渐消瘦，故前来谭老处求诊。就诊时见：精神恍惚，神疲健忘，形体消瘦，烦劳尤甚，恶寒畏风，偶有胸膺憋闷，肢体发凉，饮食欠佳，眠差，小便不利、大便溏薄；

舌质淡、苔薄白，脉沉细。

辨证：肺阳素虚，卫表不固。

治则：益气固表，温阳敛汗。

方药：方取玉屏风散加牡蛎散加减治疗。生黄芪10g，防风9g，生白术9g，煅牡蛎12g（先煎），煅龙骨12g（先煎），浮小麦30g，麻黄根2g，五味子3g。水煎服，7剂。

9月14日二诊：服上药7剂，盗汗明显减少，间日而作，程度减低；然四肢仍觉发凉，便溏纳呆，头晕神疲。上方加附子6g（先煎）、干姜6g、党参12g。水煎服，7剂。

9月21日三诊：服上方7剂后不再盗汗偶有微汗，手脚不再发凉，恶寒消失，精神转佳，患者要求继续服用7剂，病告痊愈。

按语：汗者心之液。自汗、盗汗，临床常见。睡眠中汗出，醒而自止，多属阴血虚、营不内守也。然《景岳全书》云："自汗者属阳虚，盗汗者属阴虚，不得谓自汗必属阳虚，盗汗必属阴虚也。"本案患者症见形寒、神疲、大便稀溏，舌淡、脉沉细等，未有阴虚之症，却见阳虚之象也。阳气者，内以温肢体，外以固肌表；若阳气不足，则卫表不固，腠理疏松，汗液乃出也。谭老综合患者诸症，辨其属肺阳素虚、卫表不固之证，并以益气温阳、固表敛汗之法治之，方以玉屏风散合牡蛎散加减。方中黄芪、白术、防风合而益气固表；附子、干姜温阳益气；龙骨、牡蛎、五味子、浮小麦、麻黄根涩表敛汗，使盗汗得止。

（2）许某某，男，71岁，2006年10月18日初诊。

病史：近2个月，患者每天晚上睡觉中出一身凉汗，醒后烦热，曾用鹿茸、高丽参等泡酒喝1个月未见减轻，却见加重，兼感神疲乏力，故前来谭老处求治。就诊时见：神疲乏力，面白少华，唇淡口干，肌肤干燥，饮食一般，眠差，小便色微黄，大便偏干；舌质红嫩、少苔，脉沉细。

辨证：气阴两虚。

治则：益气养阴。

方药：肉苁蓉 10g，何首乌 15g，桑椹子 12g，怀生地黄 12g，桑寄生 10g。麦冬 12g，五味子 9g，西洋参 3g，酸枣仁 10g，珍珠粉 15g（冲服），丹参 12g，糯稻根须 12g，浮小麦 30g。水煎服，12 剂。

11 月 2 日二诊：服上药 12 剂，晚上睡觉后出汗大有好转，五心烦热、口干、大便干、失眠等症状明显改善，乏力减轻，精神好转，面色渐红。舌质舌苔、脉象同前。上方去珍珠粉、糯稻根须、浮小麦，加鳖甲 12g、煅牡蛎 15g、白芍 12g、知母 9g、甘草 6g。水煎服，12 剂。

11 月 15 日三诊：服药 24 剂，诸症悉除。因患者要求续服用 6 剂，以固疗效。

按语：谭老依老年人生理特点，并结合自己多年临床经验，认为在治疗老年病时，应当重视其高年下亏、肝肾亏虚之性。《素问·上古天真论》云："五八肾气衰，发堕齿槁。六八阳气衰竭于上，面焦，发鬓斑白。七八肝气衰，筋不能动，天癸竭，精少，肾脏衰，形体皆极。八八则齿发去。"可知"肾气衰"是致人体衰老的根本原因。谭老在治疗老年病时，多用补肾填精之法，诚如张景岳《治形论》所云："凡欲治病者，必以形体为主，欲治形者，必以精血为先，此实医家大门路也。"此外，谭老认为：老年人，脾胃多有虚弱，故其补肾之法绝非以峻补药投之，以免伤胃碍脾。本案方中肉苁蓉、鳖甲、何首乌、桑椹子、生地黄、桑寄生补肾阴、益肾精；西洋参、麦冬、五味子、酸枣仁、珍珠粉补心气、滋心阴、安心神。诸药之中，一派平和之象也。在用药上根据老年人体质情况补其根源，从而获得痊愈。

（四十五）自汗

许某某，男，36 岁，2002 年 4 月 18 日初诊。

病史：近 2 年来头晕，出汗多，不定时自汗出，动则汗出更甚，近期加重，从腰以上汗出津津，头汗最多，下身无汗。晨夜稍减，复觉憎寒。心悸气短，身倦乏力，喜静嗜卧，饮食顿减，二便尚调，屡治未果。舌苔薄白，脉沉细缓弱。

辨证：肺阳素虚，卫表不固。

治则：益气温阳，固表敛汗。

方药：用玉屏风散加味。生黄芪 15g，生白术 10g，防风 9g，煅牡蛎 15g，煅龙骨 15g，浮小麦 15g，五味子 6g，炒酸枣仁 10g，糯稻根须 12g，生甘草 6g。水煎服，7 剂。

4 月 25 日二诊：服药 7 剂，出汗明显好转，但还头晕，胸脘痞闷，睡眠不佳。舌苔淡黄，脉同前，证属胃气不和。再按上方加姜厚朴 9g、炒枳壳 9g、陈皮 6g、生山药 15g、炒酸枣仁改为 15g。水煎服，7 剂。

5 月 2 日三诊：服药 7 剂，自汗痊愈，睡眠、胸脘痞闷症状全部消失，因气候开始变热以免反复，按上方继服 7 剂，以期巩固。

按语：汗者心之液。自汗、盗汗，临床常见。一般认为阳虚自汗，阴虚盗汗，所以治自汗固卫阳，治盗汗养营阴。但是阴阳互根，从表面观之，阴阳截然不同；从本质分析，阴阳不可分离。所以自汗、盗汗亦应同中求异，异中求同。清代《沈氏尊生书·诸汗源流》云："诸汗心虚病也。其由心虚而汗者，法当益其血脉，其由肾虚而汗者，法当助其封藏。"谭老对此 3 例年龄相异的不同汗证，采取了异中有同的治法。例（1）（2），盗汗阴虚，年高阴虚体弱，以养阴为主而收功。例（3），自汗阳虚，憎寒嗜卧，心悸气短，按久病阳虚卫气不固，法取玉屏风散化裁取效而愈。

（四十六）脱发

（1）许某某，女，24 岁，1992 年 8 月 16 日初诊。

病史：1 周前头部点状脱发逐渐扩大，有时瘙痒，眉毛缺如，已月余。夜寐梦多，惶恐不安，饮食、二便正常，舌苔白，脉沉细。

辨证：肝肾不足，血虚肝热，皮毛不荣。

治则：滋补肝肾，凉血清热，荣养毛发。

方药：何首乌 12g，生地黄 12g，侧柏叶 10g，墨旱莲 15g，枸杞子

12g，柏子仁 10g，当归 10g，苦参 12g。水煎服，7 剂。

8 月 23 日二诊：服药 7 剂，头发渐生，眉毛已出，夜寐较安，又照上方服 20 剂，毛发丛生，余症悉已，随访半年，已如常人。

按语： 本病为肝肾阴虚，故方用何首乌、当归、柏子仁、枸杞子补益肝肾，养血益精；生地黄、墨旱莲滋阴凉血，乌发之用；侧柏叶能促使头发再生有乌发之效；苦参祛风止痒。发者血之余，血脉充则发乌而润，血虚体弱则毛发枯焦。肝藏血，如肾水亏不能涵养肝木而阴虚肝热，多出现发白或脱落。谭老利用滋补肝肾，养血生发之药，促使新发迅速生出，达到速愈之目的。

（2）刘某某，男，39 岁，2000 年 1 月 12 日初诊。

病史：2 个月前，头皮作痒，搔之发落，呈花斑形，须眉稀疏，头晕目涩，夜寐不宁，咽干喜饮，大便干，舌红、少苔，脉弦细稍数。

辨证：阴虚血热，心血不足。

治则：滋阴凉血，养心安神。

方药：何首乌 12g，侧柏叶 10g，枸杞子 12g，墨旱莲 12g，女贞子 10g，山茱萸 10g，当归 12g，生地黄 15g，玄参 10g，牡丹皮 9g，炒酸枣仁 10g，菊花 10g，龙齿 12g，竹叶 8g，甘草 6g。水煎服，7 剂。

1 月 19 日二诊：服药 7 剂后，头皮痒减轻，头发有的已生出，呈斑点分布，黑白相间，眩晕消失，夜寐较安。又将原方继服半个月，眉发丛生，诸症消失。

按语： 脱发一症，门诊较为常见。肝肾阴虚，水亏则火炎上，肝热上扰，煎灼心血，再加思虑过度致心血不足均可引起脱发，本例患者为阴虚血热、心血耗伤所致之脱发。方用山茱萸、生地黄、玄参、枸杞子、牡丹皮、女贞子滋阴益肝肾而乌发且生发；当归补虚而养血；酸枣仁、龙齿、竹叶镇心而安神；菊花治肝热上扰之火，有清头明目之功；甘草和诸药而解百毒。轻者可随时间推移和营养增补不治自愈；重者脱落成绺，久之头发稀疏，以至暴露头皮，有损于美观，尤为青年患者所苦恼。

脱发症，在临床上常见有发脱呈圆形斑点而脱者，也有由头痒、屑多、大片稀疏渐至光秃者。历代医家对本病有许多论述和治疗方法。一般认为，毛发荣枯与肝肾冲任盛衰有密切关系。冲任二脉上连心胃，下连肝肾，肝肾不亏，心血充盈，则冲任脉盛，毛发荣泽；肝肾阴虚，心血不足，则冲任脉衰，毛发枯焦以致脱落。治之之法，宜滋阴凉血益肝肾，乌发，水足则肝木得养，而发自生。治疗除用一般的滋补肝肾药物外，何首乌、侧柏叶、墨旱莲、玄参等药，为余所常用，以其走奇经而养冲任，益精血而有生发之功，验之临床，确有卓效。

（3）郭某某，男，46 岁，2009 年 5 月 28 日初诊。

病史：2 个月前，头皮作痒，搔之脱发，眉须稀疏，略有脱落，血压偏高，头眩晕，目干涩，夜眠不宁，咽干喜饮，大便干燥，经多方治疗效果不显。面色褐赤，形体健壮，声音洪亮。发呈花斑脱落，眉须稀少。

辨证：阴虚阳亢，精血不足。

治则：滋阴和阳，凉血润燥。

方药：用（配制益肾生发胶囊）方。制何首乌 20g，熟地黄 20g，当归 12g，枸杞子 12g，黄精 12g，五味子 9g，柏子仁 12g，大枣 15g，女贞子 12g，菟丝子 15g，桑椹 12g，柏子仁 12g，黑芝麻 30g，丹参 18g，山药 15g，山茱萸 12g，茯苓 10g，泽泻 10g，冬桑叶 12g，牡丹皮 9g，黄连 6g，杜仲 10g，牛膝 10g，川续断 12g，川芎 12g，白芍 12g，淫羊藿 20g，甘草 12g。共加工成粉，装入 0 号胶囊，每次 4 粒，每日 3 次，白水送服。

7 月 12 日二诊：服药月余，头皮痒减，发生大半，呈斑点分布，色黑白相兼，最初脱痕尚未生发，眩晕消失，夜眠甚佳，饮水也少，脉舌同前，按上方继续服用益肾生发胶囊 1 个月。药后良好，发眉丛生，继续巩固。

按语：脱发症，临床常见有呈圆形斑点而脱者，也有由头痒、屑多，大片稀疏渐至光秃者，现代医学皮科称为圆形脱发（称为斑秃）、脂溢性脱发。祖国医学认为，毛发荣悴与肝肾冲任盛衰密切有关。冲任二脉下连肝肾，上连胃心，毛发生长，有赖于精血足，冲任脉盛。若肝肾不足，精血虚少，冲任脉衰，毛发失荣，则易脱落而不生。故谭老治疗圆形脱发，用滋补肝肾，以养冲任，并佐以凉润；治疗头痒屑多、毛发稀疏渐至光秃者，用内外兼治，内用滋阴凉血，益肾润燥，外用疏散风热，去屑止痒洗剂，获取良效。谭老滋阴和阳、凉血润燥用汤剂，滋肝肾养冲任用胶囊，如此汤与胶囊并进，发眉复生。血虚风热、皮毛不荣，导致毛发脱落、白斑作痒。谭老以滋补肝肾、荣养毛发、疏风清热、除斑止痒方剂，配胶囊常服，实践证明，治疗脱发，确有疗效。

（4）陈某某，男，48岁，2003年11月18日初诊。

病史：数月前，患者无明显诱因开始脱发明显，并呈进行性加重。伴头晕、乏力、腰酸、口干，有时口苦、失眠。就诊时见：精神可，毛发稀少；舌质红、苔薄黄，脉细。

辨证：肝肾阴虚。

治法：补益肝肾。

方药：七宝美髯丹合四物汤加减。当归12g，川芎9g，生地黄15g，赤芍12g，麦冬12g，炒酸枣仁9g，黑芝麻20g，何首乌15g，牛膝15g，柏子仁9g，丹参12g，冬桑叶10g，菟丝子15g，五味子9g，西洋参9g（研末冲服）。水煎服，7剂。

11月26日二诊：服药后睡眠、精神好转，仍感口干、口苦、睡眠欠佳；舌质稍暗、苔薄白，脉细弦、尺脉弱。上方加甘草6g、川牛膝9g。水煎服，7剂。

患者服药7剂后，未再脱发，可见发际长出新发。继续服用上方1个月，头发生出，脱发不再明显。

按语： 脱发一症多由本虚邪胜所致，尤以血亏肾虚受风为要，而肝郁气滞、气血有热、阴虚内热或脾虚湿热亦可导致。肾其色黑，其华在发，发为血之余，这说明白发以血亏肾虚为根本。但也有血热、血瘀所致者。根据本例患者症状可知，起病以血虚肾亏为主因。肝肾亏虚，故见头晕、乏力、腰酸；肝阴亏虚、虚火上扰则见口苦、失眠；血亏肾虚可见发白。

初诊谭老投以四物汤补益精血，改白芍为赤芍，使补而不滞；合七宝美髯丹补益肝肾、乌发壮骨；加丹参以活血养血；西洋参、五味子、麦冬养阴生津；炒酸枣仁安神。诸药合用，使阴血得补，生发有源。二诊时患者仍感口干、口苦、失眠，为阴虚未复，故前方加川牛膝、甘草加强益气养阴力度。连服一个月，使精血得生、气阴得补、新发得出，疗效显著。

（四十七）遗尿

（1）张某某，男，8岁，1993年4月24日初诊。

病史：尿床5年有余，逐年加重，无分四季，每晚必遗，少则1次，多则3次，睡时唤之难醒，多次服药不见效果。诊时：神疲肢倦，面白无华，体瘦纳少，大便稀溏，完谷不化，尿频尿急，量多色清，时常失禁。舌质淡红、舌苔淡白，六脉细缓、尺脉细弱无力。

辨证：脾肾阳虚。

治则：温补肾脾。

方药：拟用脾肾双补汤加减。黄芪15g，党参12g，怀山药15g，辽五味子5g，桑螵蛸9g，龙骨20g，补骨脂10g，肉苁蓉10g，山茱萸9g，巴戟天10g，覆盆子10g，菟丝子10g。水煎服，3剂。嘱其多服。

4月27日二诊。服用3剂后方能一叫即醒。但仍有尿床；继续服用上方7剂。

5月4日三诊。上方服至8剂时，夜间叫醒小便两次，没有尿床，但不叫时仍然尿床。上方加麻黄3g（煎煮时去沫），再服7剂。

5月11日四诊。药后能够不叫自醒，不再遗尿。继续服用7剂而痊愈。精神显振，面转红润，食纳增多，肌肉丰腴，脉细缓有力。

按语：本例夜寐遗溺，经久不愈，多由命门火衰，火不暖土，脾阳亦衰。脾肾两虚，阳衰阴盛，又值夜间阴气主事，故昏睡遗尿。拟用脾肾双补汤加减治之。该方系吴鞠通氏为治疗老年久病，食滑便溏，脾肾阳虚而设，而用于本案遗尿患儿，濒进20余剂，多年苦疾，竟获痊愈。此乃小儿多年遗溺，与老年久痢之病机同，属脾肾阳衰之故，病虽不同，病因一样，此异病同治之理。

（2）于某某，男，13岁，2000年9月25日初诊。

病史：本例从儿时起一直发生尿床，至今已13年之久，每夜遗尿，屡治无功。很多时候是在夜间梦到厕所，将尿遗在床上。有时无梦而尿床。舌质淡、苔白滑，脉沉细尺弱。

辨证：下元虚寒，命门火衰。

治则：益阴助阳，温补命门。

方药：肉桂3g，熟地黄15g，山茱萸10g，怀山药15g，建泽泻10g，粉牡丹皮10g，白茯苓10g，熟附片10g，菟丝子10g，益智仁10g，覆盆子15g，补骨脂10g，煅龙骨、煅牡蛎粉各15g，桑螵蛸10g。水煎服，每剂药用热水泡40分钟，慢火煨煎2小时。水煎服，2剂，2日1剂，分6次服完。

9月29日二诊。服药2剂，两天未尿床，继续服用5剂，尿床停止，为防复发继续服用，前后共服10余剂获得痊愈，未再发生尿床。

按语：睡中遗尿，乃命门真火不足，肝肾俱虚，故以熟地黄滋阴补肾而生精血；山茱萸助阳补肝而秘精气；山药清肺脾虚热；泽泻泻膀胱水邪，牡丹皮泻火；茯苓泻脾肺湿热；肉桂入肝肾血分，而补命门之火不足；附子通行十二经，除脾湿肾寒，补下焦之阳虚；益智仁、补骨脂均有暖丹田，壮元阳，缩小便而补命门真火之功用；覆盆子、菟丝子均有补肝肾，缩小便，助筋脉而强阳益精之效能；龙骨、牡蛎入肝肾固精止脱，收敛浮越之气；桑螵蛸入肝肾命门，益精气而缩小便。全方共达益阴助阳，温补命门，醒脑的作用，促进夜尿的警觉，使多年的尿床获得痊愈。

（3）陈某某，男，7岁，1996年8月12日初诊。

病史：患者自幼患遗尿症，隔日或间隔3～4日1次，昼间小便不多，夜间则尿量、尿次增加，虽于睡时常被唤醒小便以防遗尿，但再入睡依然遗尿，屡经医治未得效果。今要住校不敢前去，以防尿床，前来求谭老诊治，舌苔正常，脉缓。

辨证：温补肾阳，固摄涩尿。

治则：补肾固充，止遗。

方药：拟用夜尿警觉汤治疗。黄芪 15g，熟地黄 15g，覆盆子 10g，党参 10g，菟丝子 9g，益智仁 9g，桑螵蛸 10g，五味子 6g，补骨脂 6g，生龙骨 20g，麻黄 5g，甘草 3g。水煎服，（煎煮开锅后把药物上的白浮沫撇去）10 剂。

8 月 22 日二诊：服药 10 剂，有效，10 天只遗尿 1 次。按上方继续服用 10 剂，未再遗尿，多年的尿床之苦去除。

按语：遗尿病颇为人苦，常于熟睡之际失去控制能力，尿多遗。中医以肾气不充，固摄无力为遗尿之因。谭老采用夜尿警觉汤，黄芪、熟地黄、党参、益智仁、麻黄、桑螵蛸、菟丝子、覆盆子、五味子、补骨脂、生龙骨、甘草治疗遗尿 10 余年，其中病程最长的十几年，短者几个月，经治均获痊愈。服药最长 20 天，最短 3 天，上药合用，则肾阳温，脾阳振，肺气调，膀胱约，故遗尿自止。

（四十八）高血压病

（1）任某某，男，41 岁，1998 年 5 月 17 日初诊。

病史：患高血压十多年，中间经治获愈，现又复发，后来一直服用西药，忽高忽低不稳。血压经常在 180/110mmHg 左右，头晕目眩，睡梦中易惊。舌红、苔少，诊脉弦数。

辨证：肝阳上亢，痰瘀互结。

治则：平肝潜阳，清火息风。

方药：用天麻钩藤饮加减。天麻 10g，钩藤 10g，栀子 9g，黄芩 9g，牛膝 10g，杜仲 10g，桑寄生 12g，夜交藤 10g，茯神 10g，菊花 10g，生龙骨 15g（先煎），生牡蛎 15g（先煎），生龟甲 15g（先煎），石决明 15g（先煎），怀牛膝 20g，白芍 12g，旋覆花 10g。水煎服，7 剂。

5 月 25 日二诊：服药后头晕目眩好转，服药期间未发生梦惊，血压

140/98mmHg 左右。药已见效果，继服 7 剂。

6 月 2 日三诊，头晕目眩已去，血压 126/82mmHg 左右。应患者要求继续服药一段时间以防复发。又服 7 剂。3 个月后复查血压一直正常。

（2）张某某，女，42 岁，2006 年 4 月 19 日初诊。

病史：患者头目经常晕眩，严重时不敢行动，动则痰涎上涌，呕逆不已。血压经常在 190/110mmHg 左右。原有脑震荡史。形体肥胖，四肢经常发凉。舌苔白滑，脉沉滑。

辨证：痰饮内盛，困遏脾运，阻滞气机。

治则：燥湿化痰，理气消痞。

方药：法半夏 9g，橘红 10g，茯苓 9g，枳实 9g，天南星 6g，陈皮 10g，炒神曲 10g，竹茹 10g，炒莱菔子 10g，生山楂 12g，代赭石 10g，生龙骨 15g（先煎），生牡蛎 15g（先煎），炙甘草 6g，生姜 3 片。水煎服，7 剂。

4 月 26 日二诊：服用后不再头晕，血压 150/102mmHg，有所下降，继服上方 7 剂。

5 月 3 日服完药后，血压 138/96mmHg。继续服用后下降至正常血压。

按语：一般高血压病，多由痰饮阻遏或肝阳上犯所致。病例（1）是肝阳亢盛型之血压增高，故用天麻、龙骨、牡蛎、龟甲大量金石介类以镇肝降逆；石决明、白芍、牛膝以养血柔肝，育阴潜阳；旋覆花以消痰结，散坚痞，下气行水为剂以治之。病例（2）是痰饮内盛型之血压增高，则用半夏、陈皮、枳实、茯苓、生姜、竹茹等以健脾，利水化湿热蕴结之痰；神曲、山楂、莱菔子等以消油腻米面饮食凝聚之痰；仅用代赭石、龙骨、牡蛎以平肝降逆而治痰饮内盛型之高血压。高血压病，多有头目晕眩，甚则呕逆，乃肝阳挟痰饮所致。前人有言："无痰不发眩晕。"痰乃津液内停而成，此类患者多肥胖，喜食肥甘厚腻，可知油腻或辛辣刺激性强之食物，确为造成痰饮之源泉。用化痰涤饮，镇肝降逆，消化食滞及育阴潜阳之品，服数剂，血压平稳下降至正常而愈。

（四十九）食管癌

张某某，男，55 岁，2001 年 4 月 23 日初诊。

病史：患者自年前因家庭琐事与爱人吵闹，2 个月后开始感觉咽部不利，胸骨后有隐痛感，后来感觉饮食发噎，一直发展到吞咽困难时去医院检查，确诊为食管癌晚期。近几天食后即吐，吐出大量白色黏沫，形体消瘦，无力，每天只能食流质食物，食后痞满，拍打后背稍好。舌质红、苔厚腻，脉细软。

辨证：痰气交结，气血中阻。

治则：涤痰解郁，调理气血。

方药：党参 15g，焦白术 15g，苦杏仁 12g，清半夏 12g，桔梗 10g，砂仁 6g，薤白 12g，柴胡 6g，全瓜蒌 20g，茜草 10g，丹参 18g，川厚朴 9g，枳壳 9g，车前草 10g，代赭石 15g，黄药子 6g。水煎服，7 剂。

5 月 30 日二诊：服药 7 剂后感觉比前有所好轻，吐白黏沫减少。按上方加光慈姑 10g，白花蛇舌草 30g，再服 15 剂。

6 月 17 日三诊：服完药后自觉有力，已能食用手工挂面一碗，但下咽较慢，有时还有梗塞不适，按二诊方再服 7 剂。

7 月 21 日四诊：服完 7 剂自主停药，现已 3 天不能饮食，咽下即吐，用制大黄、沉香各等量打粉，加新生未长毛的胎鼠数只，新瓦上焙干研粉，加等量的大黄、沉香粉调和均匀，1 次服用 2g。用汤匙加水调匀慢慢咽下。服后 10 分钟泡方便面一块，5 分钟时间喝下。后来每隔两天服用 2g，维持 40 余天。由于胎鼠难寻，断药。

按语：本例患者寻其根源是，年前因家庭琐事，夫妻生气所造成。《黄帝内经》云："春脉不及则令人胸痛引背，下则两胁胀满。"《金匮翼》云："肝郁胁痛者，悲哀恼怒，郁伤肝气。"肝胃不和一症多由七情郁结于中，以致清阳不升，浊阴不降，而发为病。方中党参、白术温中扶阳；柴胡疏肝理气；丹参、茜草调理气血；苦杏仁、半夏、桔梗、瓜蒌、车前草通阴阳而化痰和胃；砂仁、川厚朴、枳壳、代赭石降逆止呕除消化；黄药子、光慈姑、白花蛇舌草抗癌消瘤；大黄、沉香、胎鼠有通利下降，消瘕通经络的作用，故治气血瘀滞之食管癌。服用胎鼠一法王孟英谓："以初生小鼠新瓦上焙干研末，醇酒冲服，万举万全，真是奇方。"

二、外科

（一）肠粘连

王某某，女，36岁，2001年4月21日初诊。

病史：患者于年前十月做阑尾炎手术后，全腹部阵发牵扯样疼痛，腹胀。半个多月，疼痛渐以右少腹为甚，痛时肠鸣，喜按，按之则矢气而痛减。四肢清冷，恶寒自汗，恶心食少，胃脘满闷，大便溏薄，每日2～3次。既往有胃脘痛，怕食冷食。B超检查为手术后肠粘连。前来就诊。舌质紫而尖红、苔薄白，脉沉细略数。

辨证：脾胃虚寒，气血郁滞。

治则：温中散寒，活血止痛，行气通下。

方药：拟用肠粘连松解汤加减。白芍24g，木香9g，桂枝10g，厚朴10g，白术10g，乌药10g，炒莱菔子20g，桃仁10g，干姜6g，半夏6g，延胡索10g，番泻叶6g，炙甘草10g。水煎服，3剂。

4月24日二诊：服用3剂，腹胀痛减轻，大便泻下。脉左沉略弦、右滑数，舌质紫色已退。其为郁滞化热之象。药用：白芍20g，赤芍10g，厚朴10g，白术10g，乌药6g，炒莱菔子12g，木香6g，延胡索6g，栀子6g，甘草6g。水煎服，3剂。连服3剂，腹胀消失，大便正常，胃脘舒适，小腹柔和而痊愈。

按语：本例患者为手术后肠粘连的腹痛，结合脉症系"络伤血瘀"，"久痛入络"，而兼脾胃虚寒征象。故治疗以温中散寒，活血止痛，行气通下为主。药用桂枝、干姜、厚朴温中散寒止痛；白芍、延胡索、甘草和里缓急止痛；乌药、木香行气消胀止痛；桃仁、赤芍活血散瘀止痛；莱菔子、番泻叶行气通下。使全方共达散寒活血，疏气机运肠道的作用，促使粘连消失。

（二）慢性阑尾炎

程某某，女，24 岁，2001 年 2 月 10 日初诊。

病史：小腹疼痛，手按或活动则痛势更甚，右腿屈伸不利，腹部皮肤拘急。初起发热不恶寒，头痛，胃脘疼痛，1 日后转入右少腹疼痛，阑尾处有压痛，痛势较急，不欲饮食，大便泄泻，日行 5 ～ 6 次，胸闷，口不渴，小便正常。经检查诊断为慢性阑尾炎。舌质红、苔黄腻，脉弦数。

辨证：湿热内蕴，气血凝滞。

治则：清热利湿，活血止痛。

方药：拟用阑尾清化汤加减。金银花 24g，蒲公英 24g，败酱草 20g，紫花地丁 15g，红藤 15g，冬瓜子 20g，牡丹皮 12g，桃仁 12g，红花 10g，川楝子 10g，连翘 10g，赤芍 10g，大黄 6g。水煎服，3 剂。服药 3 剂后，右少腹疼痛大减，然按则痛，动则痛甚，饮食已增，大便泻止。舌苔白腻，脉弦滑。宜按原方加佩兰 12g，以化湿浊开胃继服 5 剂，痛止病除而愈。

按语： 脉症合参，追诉病史患者因生活起居失常，饮食不节，饱食之后，奔走负重，以致肠络受伤，肠道传运不利，败血浊气邪遏而成痈肿。湿热内蕴，阻于肠胃，气血凝滞，肠络不通，不通则痛，故肠痈多属实证，乃为湿热内蓄而致。所以用阑尾清化汤加减治之。

（三）急性阑尾炎并发弥漫性腹膜炎

（1）孙某某，男，42 岁，1990 年 5 月 16 日初诊。

病史：患者于 3 日前，饭后出现脐周阵发性疼痛，伴恶心呕吐，发热。第 2 天上午突然腹痛，进行性加重，剧痛难忍，全身汗出，下午腹痛由上腹部转向右下腹部，曾腹泻 1 次，小便短赤，高热不退而来就诊。诊查：体温 39.6℃，下腹部压痛，反跳痛，肌紧张，但以右下腹部明显，肠鸣音减弱。苔黄腻，脉洪数有力。

辨证：热毒炽盛，血气壅滞。

治则：清热解毒，活血散结。

方药：拟用阑尾清解汤加减。金银花 24g，蒲公英 24g，连翘 24g，牡丹皮 24g，冬瓜子 24g，重楼 15g，大黄 12g，木香 10g，五灵脂 10g，制乳香 12g，川楝子 10g，生甘草 10g。水煎服，3 剂。

5 月 19 日二诊：服药后当晚排水样便五六次，泻后腹痛大减，壮热渐退，呕吐消失。前方服完 3 剂，体温降至 37.2℃，苔黄腻，脉弦数有力。腹满胀痛减轻，因热退，按肠痈已溃，以清热解毒排脓法治之。药用：金银花 30g，蒲公英 30g，牡丹皮 30g，败酱草 30g，冬瓜子 30g，连翘 15g，地榆 15g，重楼 15g，薏苡仁 15g，黄柏 12g，玄参 12g，黄连 10g，黄芩 10g，生甘草 10g。水煎服，7 剂。

5 月 26 日三诊：连服 7 剂，黄苔已退，脉弦微数。腹痛已局限于右下腹部，形成 5cm×6cm 大的肿块。此乃大肠气血瘀滞，郁结成肿块，肠痈不得消散，应用活血理气，排脓消肿法外加热敷治之。药用：金银花 30g，紫花地丁 30g，败酱草 30g，蒲公英 20g，薏苡仁 15g，桔梗 15g，川芎 12g，赤芍 12g，红花 12g，枳壳 10g，桃仁 10g，冬瓜子 20g，五倍子 6g。水煎服，7 剂。服后疼痛缓解，肿块缩小。按原方再服 7 剂，腹内肿块消失。

按语：阑尾穿孔引起腹膜炎，是因气滞郁热，进而发展为血瘀热毒壅盛，热盛肉腐而成脓。方中金银花、连翘、重楼清热解毒，排脓消痈；牡丹皮凉血活血消瘀，配以乳香行血止痛；大黄清泻血分实热，荡涤胃肠积滞；川楝子、五灵脂散瘀止痛。二诊方中有金银花、连翘、败酱草、重楼、黄连、黄芩、黄柏清热解毒、燥湿，泻三焦之火；败酱草活血散结泄热，配薏苡仁、桔梗排脓消痈。三诊方中除败酱草及薏苡仁外，加蒲公英、紫花地丁清热解毒，散结消肿；冬瓜子利湿排脓；川芎、赤芍、桃仁、红花活血化瘀；枳壳行气消积；五倍子酸涩收敛。连续三诊对症用药，各有侧重，最后以清热解毒，散结消肿排脓，加活血化瘀，行气消积，达到结散肿消而痊愈。

（2）李某某，男，50岁，1998年6月12日初诊。

病史：患者3天前晚饭后，开始腹部脐周疼痛，时痛时止，今日早晨腹痛加剧，伴有恶心、呕吐。午后开始发高热，腹部疼痛剧烈难忍，全身汗出，下午4点腹痛，转向下移。曾拉稀便1次，小便短赤。胸腹透视正常，白细胞、中性粒细胞百分比明显升高，体温39.4℃。舌红、苔白腻，脉弦数有力。

辨证：湿热蕴结，气滞血瘀。

治则：清热解毒，排脓消肿。

方药：桃仁30g，冬瓜子24g，牡丹皮24g，生大黄15g，芒硝10g（冲）。水煎服，1剂。

6月13日二诊：服药后，当晚排泻水样便八九次，腹痛大减，壮热渐退，恶心。呕吐，症状完全消失，饮服小米稀汤一碗，次日体温已降至37.3℃。舌苔黄腻，脉弦数有力，是肠中湿热之秽毒已向外宣，而肠中之痈肿尚待清化。宜加减附子苡仁败酱汤服用。药用：金银花30g，败酱草30g，连翘15g，紫花地丁15g，川楝子10g，赤芍12g，牡丹皮12g，生地榆10g，延胡索10g，黄柏10g，黄连10g，制乳香10g，制没药10g，甘草6g。水煎服，7剂。

6月21日三诊：服药7剂后，腹痛已不太明显，右下腹部有时局部疼痛，按之有如鸡蛋大小的肿块。舌苔黄腻已退，脉弦而数，是湿热壅滞之毒邪，瘀血凝滞，成为肿块，应于清热解毒之中，重以活血化瘀，排脓止痛。药用：金银花20g，蒲公英20g，败酱草24g，紫花地丁15g，连翘15g，冬瓜子15g，生薏苡仁15g，赤芍12g，红花12g，川芎12g，当归10g，桃仁10g，牡丹皮10g，乳香10g。水煎服，7剂。

6月28日四诊：服用7剂后肿块略有缩小。根据脉症稍作加减，再服

7剂。肿块缩软，腹痛消失，而愈。

按语： 本例患者食后腹部疼痛拒按，身发高热、恶心干呕，应首先考虑肠痈。《千金方》中云："肠痈之为病，小腹重而强，抑之则痛，小便数似淋，时时汗出，复恶寒其身皮肤皆甲错，腹皮急为肿状，其脉数者已有脓血。"小腹重而强是形容少腹胀痛不适之状，抑之作痛，即腹痛拒按。在病程较久时，由于营养梗阻，往往出现皮肤甲错，腹皮急为肿状，即腹壁紧张，反跳痛即包括于拒按之中。今患者所现症状，与肠痈相吻合，故诊断为肠痈。宜用大黄牡丹皮汤急服，以疏通瘀滞，扫荡秽毒，为缓解病势发展的唯一方法。随后以加减附子苡仁败酱汤清热排脓消肿，病获痊愈。

（四）慢性胆囊炎、胆石症

（1）王某某，男，34岁，1989年9月23日初诊。

病史：脘胁疼痛四五年，逐年加重。经医院检查确诊为慢性胆囊炎兼胆石症，因拒绝手术而求谭老用中医中药治疗。诊时：寒热交作，恶心呕吐，脘连右胁绞痛，胀满拒按，阵阵加剧。精神疲困，形体消瘦，面色晦滞，口苦纳减，小便短黄。舌质淡红、舌苔薄黄，脉弦微数。

辨证：肝郁失疏，湿热蕴结。

治则：和解少阳，清利湿热。

方药：拟用小柴胡汤加减。柴胡10g，郁金10g，黄芩10g，法半夏10g，丹参15g，川楝子10g，龙胆草10g，枳壳10g，茵陈15g，金钱草24g，香附12g，甘草6g。水煎服，7剂。

9月30日二诊：服药7天寒热稍平，未再绞痛，余症尚无变化。药中病机，原方继服7剂。

10月7日三诊：寒热尽退，右胁绞痛，基本好转。仍脘痛隐隐，右胁胀满，纳少便溏，舌苔薄白，脉转弦细。少阳枢机已调，肝胃失和，改用舒肝和胃，理气止痛法为治。药用：柴胡10g，白芍12g，枳壳10g，陈皮6g，法半夏10g，郁金10g，丹参15g，炒鸡内金10g，薏苡仁30g，川楝子

10g，香附 10g，茯苓 12g，甘草 3g。水煎服，7 剂。

10 月 14 日四诊：上述症状继续减轻，食纳稍增，再进上方 7 剂。

10 月 21 日五诊：脘痛消失，精神转佳。仅觉头晕肢软，饭后饱胀，嗳气便溏。此肝郁脾虚之候，用柴芍六君子汤加郁金、香附、炒麦芽舒肝健脾，调理至痊愈。

按语：患者右胁疼痛，反复发作，经久不愈，是肝郁胃痛。所谓"木郁之发，民病胃脘当心而痛"。从脉证分析，本应疏利之法，只因疾病起始，兼有寒热之表，故以小柴胡汤化裁，和解少阳，佐以清利，服 14 剂，寒热得除，脘胁绞痛好转。遂改投四逆散加香附、丹参、川楝子、郁金疏肝理气，止痛；加陈皮、鸡内金、法半夏、茯苓、薏苡仁健脾和胃，化湿。药后胃痛全止。尚余肝郁脾虚之证，故以柴芍六君子汤加味，调理收功。综观治疗过程，先和少阳之表，后清肝胆之里，辨证用药，步骤井然，尤得力于第一方，和解清利。

（2）车某某，女，35 岁，1994 年 5 月 30 日初诊。

病史：1 周前开始两季肋部疼痛，偏右较剧。寒战高热，约两小时后汗出热退，每日 1～2 次。胸闷恶心，大便秘结。在当地医院曾注射普鲁卡因、青霉素等药。体温 39.5℃，巩膜黄染，肝区叩击痛。诊断为急性胆囊炎、胆石症。遂来找中医治疗。诊查：寒热往来，两目发黄，胁肋疼痛，胸闷恶心，食欲不振，前额胀痛，口苦溺赤，大便干结。舌满布白腻苔，脉濡数。

辨证：湿热熏蒸肝胆。

治则：化湿清热，疏泄肝胆。

方药：绵茵陈 30g，厚朴 9g，薏苡仁 20g，苦杏仁 10g，白豆蔻 6g（后下），藿香 10g，佩兰 10g，柴胡 6g，黄芩 9g，栀子 9g，半夏 9g，赤茯苓 12g，板蓝根 15g，生地黄 12g，大青叶 10g，甘草 6g。水煎服，3 剂。

6 月 4 日二诊：服用 3 剂，寒战发热停止，胁痛缓解，黄疸渐退，其他症状均逐步减轻。再按上方加炒白芍 9g，服用 7 剂，症状消失。

按语： 本例寒热往来，胁肋疼痛，恶心纳呆，两目发黄，从六经辨证，则邪在少阳；从脏腑辨证，则邪在肝胆。足少阳为胆经，肝与胆相表里，所以在少阳与在肝胆，是不矛盾的。从病邪辨证，则为湿热。舌苔白腻，当属寒湿，然而口苦尿赤、大便干结、脉象濡数等，都说明有热象，应全面考虑，不能局限于一个证候。湿遏热伏，舌苔一时不能反映出热象，也是有的。治疗原则，是疏泄肝胆、清化湿热。但舌苔白腻，毕竟是湿邪偏重，必须着重化湿。古人认为，湿热之症，如湿不除，热亦留恋不解，必湿去而热方易解。方药用柴胡疏泄肝胆；用藿香、佩兰、川厚朴、白豆蔻等燥湿；用薏苡仁、赤茯苓等利湿；用茵陈、栀子、黄芩等清热化湿。

（3）李某某，女，28岁，2001年10月12日初诊。

病史：半个月来多次发作右上腹阵发性绞痛，伴恶心呕吐。发作时疼痛每天阵作五六次，昨夜又突发右上腹绞痛，后寒战、高热，呕吐1次。遂去医院检查：体温40.6℃。B超检查诊断为急性胆囊炎、胆石症。脘胁疼痛，身热口渴，大便秘结，小便黄赤。舌红、苔黄，脉象弦数。

辨证：肝胆气滞，湿热蕴结。

治则：清热通腑，疏肝化湿。

方药：以黄连解毒汤加减。黄连6g，黄芩9g，黄柏9g，栀子9g，柴胡9g，川楝子9g，郁金10g，川厚朴9g，枳壳10g，枳实9g，泽泻12g，生甘草6g，生大黄9g（后下）。水煎服，1剂。

10月13日二诊：服后大便畅解身热已退，体温37.1℃，疼痛减轻。苔薄黄、质红，脉弦。守前法再进，原方去生大黄，加牡丹皮9g。水煎服，1剂。

10月14日三诊：体温正常，右上腹疼痛仍有发作。舌尖红、苔薄，脉弦。治拟清肝理气，药用：柴胡6g，全当归10g，白芍9g，赤芍9g，焦栀子9g，粉牡丹皮9g，广郁金9g，川楝子9g，炒枳壳9g，广木香6g（后下），甘草6g，生大黄9g。水煎服，7剂。

10月21日四诊：上方服后，疼痛缓解，而后再以上方加减，服7剂后均已恢复正常。

按语：本例急性胆囊炎、胆石症与上例比较，同属肝胆湿热，然而热邪偏重，症见身热口渴、便秘尿赤、苔黄脉数等一派热象，因而重在清热通腑，佐以疏肝化湿。方药用黄连解毒汤（黄连、黄芩、黄柏、栀子）合大柴胡汤（柴胡、黄芩、半夏、白芍、枳实、大黄、生姜、大枣）加减。便通热退，疼痛减轻之后，则改用丹栀逍遥散（栀子、牡丹皮、柴胡、茯苓、白术、当归、白芍、甘草、生姜、薄荷）加减，以疏泄肝胆，而肃清邪滞。

（4）陈某，男，28岁，2003年6月12日初诊。

病史：右胁疼痛，时作时止，已1年余，在乡镇卫生院就诊，经B超诊断为慢性胆囊炎，西药治疗未见效果而又不愿手术治疗，改就诊中医。刻诊：右胁疼痛，神疲乏力，小便黄赤。舌尖红、苔白腻，脉象弦细。

辨证：肝胆气滞，湿热蕴结。

治则：疏肝理气，兼利湿热。

方药：茵陈20g，川楝子9g，紫苏梗9g，青皮6g，陈皮6g，炒枳壳6g，郁金9g，乌药9g，生薏苡仁15g，木通6g。水煎服，5剂。

6月17日二诊：上方服5剂，症状减轻，仍按原方再服5剂。

6月25日三诊：停药两天，疼痛又发，但不甚剧，再宗前法治之。药用：茵陈20g，柴胡6g，制香附9g，川楝子9g，紫苏梗9g，炒枳壳6g，陈皮6g，青皮6g，郁金9g，生薏苡仁15g。水煎服，15剂。服完15剂症状缓解。

按语：胁痛时作，已历年余，当是肝胆气滞，舌苔腻，小便黄赤，表明挟有湿热。神疲乏力，湿困也可见到，不一定是气虚，因而以疏肝理气为主，兼予清利湿热。疏肝理气用柴胡、紫苏梗、郁金、枳壳、青皮、陈皮、乌药、香附等；清利湿热用茵陈、木通、薏苡仁等。谭老认为胆囊炎一症，多属气滞与湿热蕴结而成，急性者多以湿热为主，慢性者多以气滞为主。因此本例应疏肝理气、化湿、清热，各随症状的不同而有所偏重。

（5）刘某某，女，21岁，2006年5月28初诊。

病史：患者1周前开始出现两胁肋部疼痛，以右侧剧烈，寒战高热，汗出热退，每日反复发作3～5次，伴胸闷恶心、大便秘结；B超检查：急性胆囊炎。遂来求诊。就诊时见：寒热往来，两目发黄，胁肋疼痛，胸闷恶心，食欲不振，头胀痛，口苦溺赤，大便干结；舌质红、苔黄腻，脉濡数。

辨证：肝胆湿热。

治则：清热化湿，疏肝利胆。

方药：茵陈蒿汤合三仁汤加减。茵陈24g，川楝子9g，柴胡6g，栀子9g，板蓝根10g，大黄9g，郁金9g，厚朴6g，薏苡仁15g，苦杏仁9g，白豆蔻6g，佩兰9g，茯苓12g，大青叶12g。水煎服，7剂。

6月4日二诊：头胀痛减轻，体温下降，略思饮食，口苦而干，两胁疼痛，胸脘胀闷不舒，白腻之苔较前轻微，舌尖红起刺，脉细数。上方加黄芩6g，水煎服，继服7剂。

6月11日三诊：寒战发热停止，胁痛缓解，黄疸渐退，其他症状均逐步减轻。

按语：本例寒热往来，胁肋疼痛，恶心纳呆，两目发黄，乃邪在肝胆，病性属实，辨证为肝胆湿热。湿热内蕴、胆汁外溢是其基本病机；从病邪性质辨证，则为湿热；舌苔黄腻、口苦尿赤、大便干结、脉濡数等，均为热之表现，治宜清化湿热、疏肝利胆。本案湿邪偏重，为黄疸发生的病机关键，必须着重化湿。湿热之症，如湿邪不除，热亦留恋不解，必湿去而热方易解。方药用茵陈清热利湿除黄；栀子、大青叶、板蓝根、大黄清热解毒、泻下；柴胡疏泄肝胆；用佩兰、白豆蔻等燥湿；用薏苡仁、茯苓等利湿；厚朴、川楝子、郁金疏肝理气。

（6）于某某，女，41岁，2009年7月26日初诊。

病史：患者右侧胁肋疼痛反复发作二三年，每于情绪急躁郁闷及暴食后加重。10天前患者饮酒后，遂感胁肋抽掣绞痛，痛引肩背，寒战发热，继之出现目黄、身黄、尿黄诸症。于当地医院就诊，B超检查：胆囊多发性结石、胆囊炎，治疗5天余，虽疼痛减轻，但身目俱黄迁延不退，故前来求诊于谭老。就诊时见：身目发黄，鲜如橘色，口苦心烦，腹胀纳差，恶心呕吐，大便秘结、小便黄赤；舌红、苔黄，脉弦数。

辨证：湿热蕴结，气滞血瘀。

治则：清肝利胆，活血化瘀。

方药：柴胡9g，郁金10g，枳壳10g，金钱草12g，炒鸡内金10g，黄芩9g，川楝子9g，红花6g，赤芍12g，桃仁9g。水煎服，7剂。

8月2日二诊：黄疸减轻，腹不再胀满，口苦口干，大便干结；舌红、苔薄黄，脉弦细稍数。守前方加生大黄10g，续服7剂。

8月10日三诊：大便畅通，体温正常，右上腹疼痛仍有发作，但疼痛减轻；舌质红、苔薄黄，脉弦。治拟疏肝理气，原方去生大黄。药用：柴胡6g，当归10g，赤芍9g，栀子9g，牡丹皮9g，郁金9g，炒鸡内金10g，川楝子9g，枳壳9g，木香6g，甘草3g。水煎服，再进10剂。

8月20日四诊：上方服后，疼痛缓解，恢复正常。

按语：肝气不舒，气滞血瘀，夹胆经湿热是形成结石的重要因素，仲景即有"瘀血发黄"之理论。治疗黄疸，尤其是黄疸久不消退者，活血化瘀乃是重要一法，因此治疗胆结石应该注意疏肝理气、活血化瘀，并根据患者的病情变化而随症加减。方中红花、桃仁、赤芍活血化瘀；川楝子、柴胡、枳壳、郁金理气行滞；金钱草清肝利胆、排石消瘀；黄芩清肝胆郁热；当归补血；甘草和中。此案同前案相比，同为黄疸，湿热壅盛，然此案乃黄疸久治不愈，瘀血内生，湿热瘀阻，胆汁外溢所致，治疗上谭老以为宜佐以活血化瘀之品，方能邪去正安。二诊时患者大便干结，热结肠腑，故加生大黄以通腑泄热；三诊时，大便已通，症状减轻，再去大黄。

（7）薛某某，男，31岁，2010年4月3日初诊。

病史：患者患慢性胆囊炎合并胆结石2年，经常出现右上腹部胀痛，甚者累及右侧肩背部。近日因饮酒而病情加重，右上腹绞痛难忍，向右肩背部放射，伴恶寒发热、恶心、呕吐；前往某医院诊治，查肝胆B超，诊断为胆囊炎合并胆结石，经抗感染等对症治疗1周，病情未见好转出院，故请谭老诊治。就诊时见：患者右上腹及右侧肩背部剧痛难忍，目黄、身黄，频发呕吐，大便秘结、小便短赤；舌红，苔黄腻，脉弦滑数。

辨证：湿热蕴结，腑气不通。

治则：清肝利胆，通腑泄热。

方药：用大柴胡汤合调胃承气汤加减。柴胡15g，赤芍10g，香附12g，郁金9g，炒鸡内金12g，黄芩9g，金银花15g，茵陈15g，大黄15g，金钱草12g，甘草6g。水煎服，7剂。

4月11日二诊：大便已通，1天多则大便3次，脘胁疼痛缓解，呕吐止，体温36.9℃，黄腻苔渐退，身目仍黄。前方去大黄、茵陈，加木香3g，以通调气机，再进7剂。

4月18日三诊：黄疸已退，腹痛止，能进饮食，复查肝胆B超示：胆囊炎，但结石影未见，谭老嘱其饮食调养，切忌饮酒，后随访半年未见复发。

按语：慢性胆囊炎迁延日久，湿郁化热，蕴结凝聚成石，加之感受湿热之邪，故急性发作时，症见脘腹胀痛剧烈或绞痛，痛彻肩背，恶寒、发热，纳呆呕恶，口干不欲饮，甚者身黄、目黄、小便黄赤、大便秘结，身重倦怠，头昏目眩。谭老选用《伤寒论》大柴胡汤合调胃承气汤化裁，诸药合奏清肝利胆、通腑泄热、利湿导滞之效。湿热发黄加茵陈；发热加金银花；合并胆结石加金钱草、鸡内金。酒为熟谷之液，其性剽悍，能生湿热，酒气入肝胆，气满则令"肝浮胆横"。《金匮要略》有"酒疸"之说。肝胆久病，湿热未消，加之饮酒，湿热内蕴，熏蒸肝胆，胆汁外溢而见黄疸复发，故对于久患肝胆疾病者，应禁酒等湿热之物。

（五）急性胰腺炎

（1）王某某，女，58岁，2004年11月26日初诊。

病史：今日凌晨五时开始腹部疼痛至现在已4个小时。上腹部及右季肋部疼痛，向右背部放射，无发热。来院急诊，查得血淀粉酶884单位，诊断为急性胰腺炎而入院。急性病容，表情痛苦，泛泛作恶，食入呕吐。痛喜热饮，脘部拒按。苔薄，脉弦。

辨证：寒热错杂，气机不展。

治则：理气止痛，温清并投。

方药：淡吴茱萸6g，姜半夏9g，陈皮6g，青皮6g，制香附12g，炒枳壳10g，广木香9g，高良姜6g，炒延胡索9g，制大黄9g，炒白芍10g。水煎服，1剂。

11月27日二诊：疼痛如故，呕吐时作，大便未解，小便热赤。舌苔黄腻，脉象弦细。体温37.2℃，尿淀粉酶1024单位。湿热蕴结，气机不展，治拟化湿泻火，理气止痛。方药：川黄连6g，姜半夏9g，瓜蒌皮15g，炒黄芩9g，川楝子10g，赤芍9g，白芍9g，炒延胡索10g，木香9g（后下），青皮6g，陈皮6g，厚朴6g，制大黄6g，龙胆草6g，黄柏6g，栀子6g。水煎服，3剂。下午体温上升至38.5℃，故上方日服2剂。3剂药2日服完。

11月30日三诊：昨日下午体温已降至37.3℃，夜间未再发生疼痛、口干、口臭。苔薄，脉细数。守前法出入。药用：川黄连6g，姜半夏9g，瓜蒌皮15g，炒黄芩6g，川楝子10g，炒延胡索6g，广木香6g（后下），小青皮6g，厚朴6g，赤芍9g，白芍10g，炙甘草3g。水煎服，1剂。

12月1日四诊：服完1剂，仍未见疼痛，尚有低热（37.5℃以内），以后按上方加减，再服3剂。

12月4日五诊：疼痛未见发作，不再低热，淀粉酶已正常，唯感神疲乏力，胃纳欠佳，腹部微胀。舌质红、苔薄，脉细弱。邪去正虚，治拟健脾调中。药用：太子参9g，苍术9g，炙甘草3g，陈皮6g，茯苓9g，全当归 9g，炒白芍 10g，砂仁 3g。水煎服，3 剂。

按语：本例患者在初诊时，脘胁疼痛喜热饮，当属寒证，然而脘部拒按、食入呕吐则是热证的表现，所以辨证认为是"寒热错杂、气机不展"。除用香附、木香、延胡索等药理气止痛之外，同时用了温中散寒的吴茱萸、高良姜和清热泻火的大黄。第 2 天即热象毕露，出现黄腻舌苔，身热，小便热赤，便秘不解，显系"湿热蕴结，以致气滞作痛"，乃改用化湿泻火、理气止痛之法。方用川楝子、延胡索、青皮、木香理气止痛；厚朴、半夏燥湿；黄连、黄芩、大黄等清热泻火，苦寒燥湿。痛止热退之后，神疲乏力，胃纳欠佳，乃系邪退正虚，故用健脾和胃、益气养血之法调理善后。

急性胰腺炎，其致因多属湿热蕴结，而气机不展，即使起病时热象不显，也往往会很快出现舌苔黄腻等湿热征象，必须深切注意到这种必然情况，掌握治疗原则。所以谭老常选用性味苦寒、泻火燥湿的黄连、黄芩、龙胆草、黄柏、栀子和燥湿行气的厚朴、苍术、半夏等为主要药物进行治疗，方能收效。

（2）赵某某，男，46 岁，2006 年 5 月 12 日初诊。

病史：起初因与争吵，气怒未息，而骤进午餐，引起腹痛发作。初起腹部持续性疼痛，有时加剧，痛势难忍，痛剧时自觉胃气上逆，曾呕吐三四次，心中灼热，口渴不欲饮，面红颧赤，呼吸气促，手足逆冷，身热恶寒，腹痛拒按而腹壁紧急。检查：体温 38.6℃，血压 150/90mmHg，肠蠕动减弱，轻度反跳痛与肌肉紧张。白细胞 19.6×10^9/L，血清淀粉酶 136 单位，尿淀粉酶 1136 单位。

辨证：实热壅闭，气血壅滞。

治则：清热解毒，宣郁止痛。

方药：金银花 30g，连翘 18g，赤芍 12g，生地黄 12g，牡丹皮 12g，生大黄 10g，川楝子 10g，黄连 10g，枳实 10g，延胡索 10g，香附 12g，郁金 10g，柴胡 6g。水煎服，3 剂。

5 月 15 日二诊：服药第 2 天腹痛已渐轻，四肢已不冷厥，仍大便秘结未行。舌红、苔黄糙，脉弦数。壅滞未通，实热尚未涤荡。宜于原方中加芒硝12g，以荡积滞而清实热。服1剂后，泄泻5～6次，腹痛减轻，胃脘舒畅，身不冷热。后方去芒硝，仍按原方服食3剂，腹痛已不明显，知饥索食，唯腹泻仍4～5次。舌苔薄黄，脉弦虚而不数。其为壅滞已通，实热外宣，因而改用清热解毒、和胃宣滞法。药用：金银花20g，白术12g，生山药12g，牡丹皮12g，枳壳10g，连翘10g，青皮10g，桃仁10g，郁金10g，制乳香6g，黄连5g，甘草3g。水煎服，7剂。

5月23日三诊：连服7天，诸症消失，身体恢复，精神清健而愈。血淀粉酶28单位，尿淀粉酶26单位。

按语：上腹部疼痛拒按，身发热而恶寒，面红颧赤，心中灼热，是实热壅滞中焦，气血郁闭不行，故身发冷热，腹部剧痛。以盛怒之后气血壅逆不和而遂进午餐，使受纳之食物不易消化，而留滞中焦与壅闭之气血相抟结，每致损伤脾胃酿成腹部疼痛之症。脾胃为承上启下之枢纽，若脾胃已伤则上下不和，往往出现吐泻之症状。今身发寒热，心中灼热是实热壅闭中焦，不能外达之象，故身恶寒，四肢厥逆。脉现弦紧而数，弦紧为气血壅滞作痛之象，数为郁闭化热之征。宜清热解毒，宣郁止痛法治疗。

（3）刘某某，女，36岁，2009年10月9日初诊。

病史：经常腹痛月余，时发时止，曾用西药疗效不明显，而转中医治疗。腹痛拒按，胸脘胀满，心中烦乱，恶心作呕，痛剧时缓转呼号，势不可忍，卧时弓背屈膝不敢伸腰。B超检查胰腺炎，体温38.2℃。腹肌紧张，剑突下有明显压痛，不见肠型。白细胞11.24×10⁹/L，血淀粉酶924单位，尿淀粉酶564单位。舌红、苔黄腻，脉弦细、有力。

辨证：气血壅滞，损伤脾胃。

治则：行气血，宣瘀滞，和胃止痛。

方药：金银花20g，牡丹皮15g，当归15g，白芍12g，香附12g，乌药10g，枳实10g，青皮10g，郁金10g，桃仁10g，红花10g，连翘10g，制乳香9g，延胡索6g，黄连6g，吴茱萸3g。水煎服，3剂。

10月13日二诊：服药3剂，腹痛渐减，唯食欲不佳，消化慢，前已已经闭3个月，服药后月经来潮。脉弦细而稍数，是郁滞化热，壅闭不开，仍宜宣滞开闭，清热化滞法。药用：丹参20g，金银花20g，赤芍15g，连翘12g，白芍12g，香附12g，乌药10g，延胡索10g，青皮10g，红花10g，制乳香10g，桃仁10g，三棱10g，神曲10g，木香6g，大黄6g。水煎服，7剂。

10月20日三诊：此方根据脉症的变化略为加减，共服7剂。腹痛顿减，胸脘不胀，食欲大增，后以宣滞化瘀，健脾和胃之剂调理而愈，白细胞$4.9×10^9$/L，血淀粉酶32单位，尿淀粉酶24单位。

按语：胰腺炎，患者脉弦细有力为肝气壅滞之脉，气滞则血瘀，肝气横逆，脾气不行，每至运化失职，食物停滞不行，壅滞之气血和食积相抟结，多损伤脾胃，而致腹部剧痛。故胸胀满，食滞化热，则心烦乱，食滞上壅则恶心作呕，皆由气血壅滞，食积停留，损伤脾胃所致。宜清热解毒，行血理气，宣滞散瘀，和胃止痛之法治疗方获良效。

（4）赵某某，男，48岁，2010年5月24日初诊。

病史：1个月前因饮酒后感冒身发冷热，头痛，胃脘胀闷不适，但腹部剧痛，尤以右上腹部疼痛较重，绕脐部持续绞痛、拒按，痛势时轻时重，重时痛势剧烈，坐卧不宁，同时周身发冷热，体温38.5℃，恶心作呕，大便燥结，2日未行，巩膜有轻度黄疸。舌质红、苔黄腻，脉滑数有力、右部尤甚。确诊为胰腺炎、胰头局部坏死，正在中心医院住院治疗，服用西药无明显效果。血淀粉酶640单位。遂用中医药治疗。

辨证：湿热壅滞，气血瘀滞。

治则：清泄郁热，活血化瘀。

方药：金银花24g，连翘18g，重楼15g，赤芍15g，茵陈20g，香附12g，黄芩12g，生栀子10g，黄连10g，生大黄10g，郁金10g，制乳香10g，延胡索10g，五灵脂10g，水牛角粉6g（冲服）。水煎服，3剂。

5月27日二诊：连服3剂，身热退，腹痛减轻，不再恶心，腹部仍有间歇性钝痛，舌质转淡，脉滑数而软。后以清热化瘀，活血止痛法治之。药用：柴胡10g，板蓝根20g，重楼15g，赤芍15g，牡丹皮12g，黄连10g，黄芩10g，郁金10g，乳香10g，川芎10g，五灵脂10g，香附10g，木香10g，生大黄6g，白花蛇舌草30g，砂仁9g（后下），甘草6g，水牛角粉6g（冲服）。水煎，7剂。

6月3日三诊：连服7剂，不再疼痛，继续服用7剂，诸症消失。

6月15日四诊：因食用肉类食品和少量饮酒再次上腹剧痛，遂来就诊。因病未痊愈又食酒肉使病复发。按照前方加减，药用：金银花20g，重楼15g，茵陈15g，黄芩12g，栀子10g，黄连10g，延胡索10g，柴胡6g，当归10g，白芍10g，枳实10g，郁金10g，赤芍10g，板蓝根20g，砂仁9g，白花蛇舌草30g，甘草6g。水煎服，7剂。服药不再疼痛，继续服用半个月。经过检查，一切指标均为正常而痊愈。

按语： 患者腹部突然剧痛、拒按，舌质红、苔黄腻，伴有身发冷热，都属于热邪内陷脾胃，气血壅滞，闭塞不行。巩膜出现黄疸，为湿热壅滞脾土，影响胆经畅行所致。治宜清泄郁热，活血逐瘀。

（5）张某某，男，70岁，2017年6月12日初诊。

病史：腹部突然持续剧烈疼痛，间歇性加剧。前几天曾因生气，午饭时引起腹痛发作，为所食之食物均已呕吐，大便干、小便正常，疼甚手足厥冷，口渴不欲饮。检查：体温39.2℃，血压135/86mmHg，脉搏80次/分，急性病容，呻吟不止，辗转反侧，痛苦异常，面颧赤红，呼吸气粗，手足厥冷。腹部轻度凹陷，中上腹明显压痛，轻度反跳痛，腹肌紧张，肠蠕动音减弱。苔黄厚而糙、舌质红，脉弦紧。白细胞$11.4×10^9$/L，尿淀粉酶1002单位，血淀粉酶126单位。

辨证：湿热郁结，气血瘀滞。

治则：清热解毒，理气活血，化瘀止痛。

方药：金银花24g，板蓝根20g，连翘15g，白芍15g，川楝子12g，黄连10g，黄柏10g，延胡索10g，枳实10g，香附10g，制乳香10g，重楼

10g，水牛角粉 6g（冲服）。水煎服，3 剂。

6月15日二诊：服药 3 剂后，腹痛减轻，四肢温。但大便仍干、难解、舌质红、苔黄厚而糙，脉弦数。宜清热解毒，理气活血止痛，软坚通便法治疗。药用：金银花 24g，连翘 15g，决明子 20g，黄柏 10g，延胡索 10g，大黄 10g，制乳香 10g，没药 10g，郁金 10g，川楝子 10g，黄连 6g，木香 5g。水煎服，3 剂。

6月19日三诊：服药后排便两次，腹痛明显减轻。继服 3 剂，症状又减，每日大便两次。舌苔薄黄，脉弦数。

6月22日四诊：服药 3 剂后，大便偏泻，脾胃受损，食少身倦，脉细无力，故以清热解毒，健脾和胃法治之。药用：金银花 15g，连翘 15g，生薏苡仁 15g，黄柏 10g，蒲公英 15g，炒白术 12g，白芍 12g，木香 6g，香附 12g，山药 15g，黄连 10g，柴胡 6g，甘草 3g。连服 3 剂，腹痛消失，食欲恢复，身觉有力。尿淀粉酶 44 单位，血淀粉酶 42 单位。

按语：急性胰腺炎多见心下烧灼痛，口渴不欲饮，苔黄厚而糙或腻，脉弦紧或弦数，故为湿热阻于中焦所致。应给予清热解毒，疏气通下，否则会致病情反复。患者面颧赤红，呼吸气粗，心下烧灼感，渴不欲饮，苔黄厚而糙，确为湿热阻滞于中焦，损伤脾气，不能敷布四肢，故手足厥冷。此为湿热郁结，气血瘀滞不畅，不通则痛。所以，用疏肝理气、清湿热的药物，使湿热散、气血通，疼痛自止。

（六）前列腺肥大

（1）邢某某，男，68 岁，2004 年 7 月 18 日初诊。

病史：患者尿意频频而排尿甚难，有时尿闭，须导尿始能排出，得病已 6 年之久，小便淋沥涩痛。经医院检查为前列腺肥大需要动手术治疗，患者遂来找中医治疗。舌苔正常，脉象濡数。

辨证：心肾不交，清阳不升，浊阴不降，水火无制。

治则：升阳利尿，调和水火。

方药：炙升麻 6g，嫩桂枝 6g，盐黄柏 6g，炒吴茱萸 3g，滑石 25g（包），盐知母 9g，海金沙 10g（包），海浮石 10g，台乌药 6g，炙甘草梢 3g，赤茯苓 10g，赤小豆 20g，车前草 10g，淫羊藿 15g，墨旱莲 10g，蟋蟀 7 只。水煎服，7 剂。

7 月 25 日二诊：前方服 7 剂后效果甚好，小便已能顺利排出，但仍频数，要求常服方。药用：炙升麻 3g，嫩桂枝 6g，盐知母 6g，盐黄柏 6g，海金沙 6g（包），海浮石 9g，滑石 25g（包），赤茯苓 10g，赤小豆 20g，冬瓜子 12g，冬葵子 12g，车前草 10g，墨旱莲 10g，炒吴茱萸 6g，醋炒川楝子 6g，台乌药 9g，炙甘草梢 3g，蝼蛄 1 只，蟋蟀 7 只。每周服用 3 剂。服用 2 个月后病获痊愈。

按语：癃闭、前列腺肥大一症，治疗之方剂，谭老组织此方颇费筹思。升其阳可利浊阴，如升麻、桂枝之类；既要行水又须化坚，如海浮石、海金沙、滑石、赤茯苓、赤小豆之属。用知母、黄柏以抑相火；用吴茱萸之辛通温散以解郁止痛。蝼蛄、蟋蟀可治癃闭。全方共奏升阳利尿、温散止痛之效果，使病情快速缓解而痊愈。

（2）吕某某，男，69 岁，2005 年 9 月 23 日初诊。

病史：患者排尿困难已有 1 个多月，尿量很少。点点滴滴难下，阴茎时有作痛。医院用 B 超检查为前列腺肥大，服药治疗效果不明显，外科建议手术治疗，患者不同意，而来中医就诊。形体健壮，语言低怯，时作叹息声。舌红、苔黄腻，脉沉弦。

辨证：肾虚气衰，水道不通。

治则：补气、益肾、健脾，行水通闭。

方药：生黄芪 50g，茯苓 15g，生地黄 15g，生山药 15g，泽泻 15g，生薏苡仁 15g，王不留行 15g，大腹皮 12g，白术 10g，牡丹皮 10g，萹蓄 12g，瞿麦 12g，车前草 12g，沉香 6g，紫油肉桂 5g，甘草 10g。水煎服，3 剂。

9 月 26 日二诊：服药后小便增多，排尿时较前通畅。按上方再加黄芪 10g、防风 10g。继续服用 3 剂。

9月29日三诊：药后有如常人，排尿通畅，大便正常，睡眠安定，精神愉快。续服前方3剂，以资巩固。

按语：前列腺肥大是以尿等待、排尿困难、点滴不通为表现。"肾司开阖"，肾气从阳则开，肾气从阴则阖。在肾阳虚阴盛，水道不通，即导致小便不利。老人气衰，肾阳不足，易出现此症。故佐以利尿、通闭、补气、升阳、生血之剂，所以取效迅速。

（3）刘某某，男，70岁，2009年11月21日初诊。

病史：患者去年冬季，偶感寒邪，即患癃闭之证，经治疗获愈。前几天因夜间受凉，旧病复发。近日又排尿困难。经医院B超检查，诊断为前列腺肥大，劝其住院手术治疗，患者拒之，遂来谭老处求治。舌质紫暗、苔白腻，脉沉稍弦。

辨证：肾气不足，水道闭塞。

治则：温阳利水。

方药：黄芪30g，生地黄15g，芡实15g，杜仲12g，生山药12g，泽泻10g，桃仁10g，黄柏10g，茯苓10g，车前子10g，炮附子6g，油肉桂6g，甘草10g。水煎服，3剂。

服用3剂，癃闭已通，小便通畅。仍用上法，以善其后。

按语："膀胱者，州都之官，津液藏焉，气化则能出矣""然肾气足则化，肾气衰则凝"。今患者年已七旬，元阳已衰，复为寒邪所侵，少阴无火可治。无阳则无以化阴，出气不化，则闭塞下焦而为癃闭。治疗以温阳利水法，引火归其源，水得其道。方用济生肾气丸加黄柏、芡实标本兼治，黄芪、甘草补益元气，即收奇效。

（七）瘿瘤

1.甲状腺功能亢进

李某某，女，48岁，2005年4月17日初诊。

病史：患者自年前11月颈项前两侧肿大，常感觉心慌烦热，汗多口渴，饮食倍增。眼球作胀，外观明显突出。舌红、苔黄微腻，脉弦滑数。

辨证：肝胆火郁，痰气凝结。

治则：清热化痰，软坚散结。

方药：牡蛎粉24g，夏枯草60g，蒲公英30g，黄药子10g，炒橘核10g，浙贝母10g，天葵子15g，银柴胡10g，海藻15g，昆布15g，紫花地丁30g，野菊花10g，甘草10g。水煎服，日1剂，分3次服，15剂。

5月2日二诊：服药15剂，颈项肿大已消过半，心慌烦热、汗多口干等诸症大有好转。继服原方半月，病获痊愈。

按语：由于本病为肝胆火郁，灼津为痰，凝聚颈项前。故方中以昆布、海藻咸寒，消痰结、散瘿瘤为治本病主药；夏枯草清热散结；浙贝母化痰散结；橘核理气散结；牡蛎软坚散结；合之共助昆布、海藻消痰结、散瘿瘤之功；黄药子凉血降火，散瘀解毒；银柴胡清肝热；蒲公英、天葵子、紫花地丁、野菊花皆有清热解毒、消瘀散肿之功；甘草调和诸药。诸药合用共凑清热泻火、理气化痰、软坚散结之效，瘿瘤焉有不消之理。

附注：前人有海藻、昆布反甘草之说，但用于临床，不仅没有不良反应，而且能提高疗效。如个别患者有反应，则甘草可以不用。

2. 甲状腺肿、甲亢

张某某，女，36岁，2005年9月11日初诊。

病史：患病已年余，初起未予注意，当时只发觉颈部逐渐粗大，有时心跳而已。最近几个月感觉症状比前严重，心跳速度加快，每分钟可达110～120次，眼目发胀，易汗出、头昏，月经紊乱。经省医院检查诊断为甲状腺功能亢进，给予西药治疗1个月，未见效果，现求诊中医诊治。舌苔薄黄，脉弦数，颈部显著肿大。

辨证：情志郁结，气血瘀滞。

治则：软坚散结，平肝养心。

方药：夏枯草10g，昆布10g，海藻10g，炮甲珠6g，浙贝母6g，小蓟

10g，山慈姑 10g，玄参 10g，远志 10g，牛蒡子 10g，茯神 10g，柏仁 10g，三七粉 3g（分 2 次冲服）。水煎服，10 剂。

9 月 23 日二诊：药服 10 剂，心跳好转，脉搏每分钟 80 余次，汗出减少，颈间舒畅，已不堵闷。药用：生龙骨 20g（先煎），生牡蛎 20g（先煎），海藻 10g，决明子 10g，石决明 20g（先煎），昆布 10g，炮甲珠 10g，鹿角片 15g，远志 10g，夏枯草 10g，龙眼肉 10g，茯神 10g，浙贝母 6g，山慈姑 10g，小蓟 10g，黑玄参 10g，三七粉 3g（分两次冲服）。水煎服，7 剂。

10 月 3 日三诊：前方连服 7 剂，诸症更见好转，睡卧时脉搏恢复正常，起立、行动又稍增速，前方去龙眼肉，加黄菊花 10g。水煎服，10 剂。

10 月 22 日四诊：前方已服 17 剂，中间曾停药观察。停药时，脉搏过速，颈间堵胀，连服数剂，诸症即大见好转，拟用中药打粉装胶囊服用以缓缓图功。药用：夏枯草 15g，山豆根 15g，生牡蛎 15g，黄药子 15g，海藻 15g，橘核 12g，炒王不留行 12g，炮甲珠 9g，紫苏梗 9g，射干 9g，马勃 9g。共研粉，装入 0 号胶囊，每次服 4～5 粒，每日 3 次。患者连服 3 个月，瘿瘤消失而痊愈。

按语： 瘿瘤病古人已用昆布、海藻、海带之类药治之。此三味药含碘量甚丰，与现代医学用碘剂治单纯性甲状腺肿有相同之处，然中医尚需辨证，另加佐使之药以辅助。玄参和浙贝母有软坚之力；患者脉搏过速，加用远志、茯神、柏子仁等养心药。谭老根据患者的症状缓解情况重组方药，以消瘿瘤为主，方用夏枯草、山豆根、生牡蛎、黄药子、海藻、橘核、王不留行、炮甲珠、紫苏梗、射干、马勃共粉，装胶囊用。甲状腺明显缩小，症状消失。

3. 单纯性甲状腺肿

刘某某，女，63 岁，2008 年 9 月 17 日初诊。

病史：素体肥胖，"双侧甲状腺肿大"，状如鹅蛋大小，坚硬胀痛。颈项坠胀，活动不便，吞咽障碍，烦躁易怒，目赤头痛，头晕乏力，心悸，汗多纳少，小便短黄、大便略干。经济南市某医院检查，诊断为单纯性甲状腺肿。舌质红、苔黄白而腻，脉弦细数。

辨证：肝郁化火，痰湿内停。

治则：疏肝降火，行气化痰，软坚散结。

方药：夏枯草 15g，海藻 12g，昆布 12g，黄药子 10g，生牡蛎 15g，炮山甲 6g，皂角刺 10g，橘核 10g，决明子 12g，栀子 10g，炒王不留行 15g，粉牡丹皮 10g，玄参 12g。水煎服，10 剂。

9 月 27 日二诊：服药后颈项有松软感，自觉比开始轻松，余症同前，守前方不变，继续服用上方 50 剂。

11 月 7 日三诊：服药 50 剂后，瘿瘤逐渐缩小，其他症状和余症相继减轻。另选药打粉装胶囊，继续服用 3 个月。药用：夏枯草 15g，山豆根 15g，生牡蛎 15g，黄药子 15g，海藻 15g，橘核 12g，炒王不留行 12g，炮甲珠 9g，紫苏梗 9g，射干 9g，马勃 9g。共研粉，装入 0 号胶囊，每次服 4～5 粒，1 日 3 次。

2009 年 3 月 2 日来诊，患者精神饱满，面色红润。服完 3 个月的胶囊后瘿瘤彻底消失，而获痊愈。

按语："单纯性甲状腺肿"，属祖国医学"瘿瘤"范畴。巢元方《诸病源候论》云："瘿者，由忧恚气结所生。"又云："动气增患。"可见情志因素导致本病。

谭老认为，患者肥胖、痰湿之体，平日情志不畅，肝郁气滞，痰聚血凝，日久化火，形成气、火、痰、血互相搏结，凝于颈项，发为瘿瘤。临床对于此类患者，以橘核、牡丹皮、黄药子、夏枯草、决明子疏肝降火；炮山甲、皂角刺走窜，破坚散结，直达病所；海藻、昆布、王不留行、玄参、牡蛎化痰软坚，组成清肝消瘿汤。此为经验方，用于单纯性甲状腺肿、颌下淋巴结肿等疾患，只要坚持服用，均有一定的治疗效果。

三、妇科

（一）经闭

（1）赵某某，女，32 岁，1992 年 8 月 26 日初诊。

病史：结婚 8 年未孕育。以往行经量少色淡，两天即净。1988 年曾闭经半年，经治疗而愈。此次停经 3 个月，妇科检查，宫颈轻糜。近感乳腹胀痛，少气懒言、神疲乏力、自汗、眩晕、心悸失眠、面色淡白萎黄。精神疲乏、头晕耳鸣、健忘、腰酸，舌质淡红、苔白微黄，脉弱细。

辨证：肾气亏损，气血虚弱。

治则：补益肾气，养血调经。

方药：人参 6g，白术 10g，茯苓 10g，陈皮 6g，黄芪 12g，当归 10g，赤芍 10g，川芎 9g，熟地黄 15g，菟丝子 10g，肉苁蓉 10g，炒杜仲 9g，补骨脂 10g，五味子 6g，泽泻 10g，甘草 6g。水煎服，6 剂。

9 月 1 日二诊：药后月经仍未行，唯觉腰酸腹痛，其他症状消失。上方加制香附 12g、茺蔚子 10g。水煎服，6 剂。理气活血调经。

9 月 7 日三诊：服药第 3 剂时月经来潮，量少色淡，偶有小血块，腰酸腹痛缓解，按上方继续服用 6 剂。

10 月 10 月经来潮，经量比上次多，色泽转鲜，5 日而经净。后每次月经前后服用调经促孕丸，2 个月经周期而怀孕。

按语：经闭一证，病因病机颇多。有肾气亏损、气血虚弱，血枯经闭，有痰湿阻滞经闭，有瘀血内留经闭等，因之治法也各不相同。体态丰腴之人，多痰多湿，常有痰湿中阻、胞脉阻塞，为经闭之主要原因。治疗之法，首宜调达气机，宣通脉络，蠲化痰浊，使浊邪化而经血调。若一味破瘀通经，必难取效。本例少气懒言、神疲乏力、自汗、眩晕、心悸失眠、面色淡白萎黄、精神疲乏、头晕耳鸣、健忘、腰酸腹痛，为肾气亏损、气血虚弱之症，应补益肾气，养血调经为治。药用人参、白术、茯苓、黄芪、当归补气养血；赤芍、川芎、香附、茺蔚子利气活血，行瘀止痛；熟地黄、菟丝子、肉苁蓉、炒杜仲、补骨脂、五味子温补肾阳；甘草调和诸药，使肾气得复，经血自调。

（2）殷某某，女，26岁，1994年11月12日初诊。

病史：素性急躁，1年前与其爱人争执吵闹动怒，致月经行而骤止，从此月事延期，色深有块，经量逐月递减，终致经闭不行。于今年5月，腹痛如刺，不欲按揉，触似有块，小腹胀硬如墩，烦躁易怒，胁痛胫肿，大便干结、小便时黄。舌质黯红、苔薄腻、根部腻黄，脉沉细弦。

辨证：瘀血内阻，气机失宜。

治则：气血两疏，重在化瘀。

方药：赤芍12g，三棱9g，莪术9g，净苏木9g，桃仁12g，泽兰12g，刘寄奴12g，怀牛膝12g，全当归12g，茯苓10g，厚朴9g，炒香附12g，川芎6g，女贞子15g。水煎服，7剂。

11月19日二诊：上方服7剂后，矢气频转，小腹胀痛略松，胫肿依然，舌脉同前，血仍未至。此系瘀滞日久，上方虽药证不悖，但力有不逮，再依前法，加重攻破之力。药用：全当归12g，刘寄奴12g，怀牛膝12g，赤芍12g，紫丹参15g，五灵脂12g，生蒲黄9g，泽兰10g，红花9g，茜草9g，三棱9g，莪术9g，大黄9g（后下），香附12g，瓦楞子24g。水煎服，7剂。

11月26日三诊：药后大便畅行，胁腹胀痛续有缓解，月经来潮，唯量少色晦，夹有血块，舌质渐润、苔薄腻，脉沉弦关上小滞。此胞脉通而未畅，瘀血行而未消，拟养血调经法。药用：全当归12g，女贞子12g，鸡血藤15g，墨旱莲9g，泽兰10g，紫丹参15g，生蒲黄9g，刘寄奴15g，净益母草15g，赤芍9g，醋柴胡6g，炒香附12g，川大黄6g（包、后下）。水煎服，7剂。

12月3日四诊：经血畅行，6天而止，腹痛已除，足肿尽消，二便正常。嘱每晚服用七制香附丸6g，每日2次，连服1个月，经行如常。

按语：本例因经期郁怒，经行骤止，结而成瘀，胞脉被阻，渐致经闭不行。血脉瘀阻，不通则痛，故小腹胀硬刺痛，拒按；气因血滞，不得宣达，故烦躁易怒，两胁胀痛；气不行水，故足胫浮肿。初诊以三棱、莪术、赤芍、桃仁等活血行瘀；厚朴、香附、川芎等理气行滞；当归、女贞子养血调经；茯苓利水。唐容川认为："气为水化，水行则气行而血亦行矣。"但因血瘀既久，药力不逮，故二诊制重其剂，并加瓦楞子、大黄之开破以广其效。《女科经纶》引叶以潜曰："故滞者不宜过于宣通，通后又须养血益阴，以使津液流通。"故三诊于经转后，即以女贞子、墨旱莲、当归、鸡血藤等滋补肝肾，养血益阴，去瘀而不伤血，促使经血按期而至。

（3）马某某，女，23岁，1999年2月22日初诊。

病史：以前常有经期延长，量少不畅，小腹冷痛等症，于今经停3月未来，脘腹冷痛，胸闷泛恶，面青肢冷，凛然畏寒，大便不实，白带量多。舌苔白滑，脉紧细。

辨证：寒客经脉，血凝不行，滞于血海，冲任失调。

治则：温经行血，调和冲任。

方药：当归15g，三棱9g，莪术9g，红花9g，炒桃仁10g，生蒲黄9g，酒延胡索9g，刘寄奴12g，怀牛膝12g，杭白芍12g，炒香附9g，广木香6g，淡吴茱萸6g，高良姜6g。水煎服，7剂。

3月1日二诊：脘腹痛减，纳食亦增，带下已止，脉来沉弦。寒邪已得温散，瘀滞渐有下达，再守原法出入。药用：全当归15g，女贞子15g，怀牛膝15g，杭白芍12g，刘寄奴24g，益母草18g，京三棱9g，红花9g，生蒲黄9g，酒延胡索9g，炒香附9g，肉桂6g，厚朴6g，水煎服，7剂。

3月8日三诊：腹痛已止，手足转温，大便得实。月经昨日已临，色殷红量少，小腹冷痛未作。再以调经法继之。药用：当归15g，炒白芍12g，女贞子12g，川续断12g，怀牛膝10g，刘寄奴10g，红花6g，炒香附12g，川芎6g，泽兰10g，吴茱萸3g。水煎服，7剂。停药后，月经3次来潮，皆为正常。

按语：本例患者闭经3月，乃因寒客胞宫，血海瘀凝，冲任不调所致。寒为阴邪，易损阳气，阳气不得宣达，故脘腹冷痛、四肢不温、面青畏寒、胸闷泛恶；寒气化浊，故大便不实、带下量多。初诊以吴茱萸、高良姜温经散寒和中；香附、木香、延胡索理气行血止痛；三棱、莪术、刘寄奴、桃仁、红花、牛膝等活血化瘀通滞；当归、白芍养血和血调经，使寒邪得散，瘀血已有下行之势。二诊因势利导，以肉桂温肾阳，鼓荡血行；当归、白芍、女贞子养肝血，寓补于攻；重用刘寄奴、牛膝、益母草、三棱、红花、蒲黄等破瘀通脉，以畅冲任。全方攻不伤正，补不滞邪，务求血脉通畅，经顺自下。

（4）苏某某，女，18岁，1999年6月11日初诊。

病史：患者从14岁月经开始初潮，每次经前腹痛，量少色紫。于5个月前，曾患感冒，愈后经闭不行，迄今已有4个多月，形瘦神疲，入夜烦热，两手喜握凉物心悸气短，纳少腹胀，小腹痛不欲按，口干不欲多饮，面色黄晦，唇有紫斑，肌肤干枯，两手背延，及前臂见有色素沉着，大便偶见黑色。近来见有低热，体温波动在37.5℃左右。舌偏紫、无苔，脉细无力。

辨证：营阴亏损，瘀血内阻。

治则：滋阴养血，化瘀通经。

方药：当归15g，生地黄12g，玄参12g，党参12g，女贞子15g，阿胶10g（烊化冲服），炒白术10g，赤芍10g，泽兰12g，益母草15g，山楂15g，炒鸡内金10g，青蒿9g，地骨皮15g。水煎服，3剂。

6月14日二诊：药后腹痛轻，烦热减，食纳增，体温腋下37℃，舌质渐润、有薄苔，脉细略数较前有力，药既中的，毋庸更张，原方加桃仁10g，再予3剂。

6月17日三诊：上方连服6剂，诸症均减，唯月经仍未来潮。昨日又突发寒热，头疼身痛，咽喉肿痛，来诊时仍发热畏寒、有汗、头身痛、口渴欲饮，体温38.6℃，苔薄白而干，脉细数，邪在卫、气，拟辛凉清热兼予养阴，亟先治标再顾宿疾。药用：金银花 15g，连翘 9g，蒲公英 15g，防风 6g，薄荷 3g（后下），板蓝根 15g，知母 9g，牛蒡子 10g，黄芩 9g，玄参 12g，甘草 6g。水煎服，3 剂。

6 月 21 日四诊：药后热势已减，食眠均可，体温 37.5℃，仍口干不欲多饮，前方黄芩、玄参各减半，再进 2 剂，体温已恢复正常，纳谷如常，唯月经未来，小腹疼痛不喜按揉，再予养血化瘀法。药用：太子参 15g，当归 15g，赤芍 9g，桃仁 9g，红花 9g，延胡索 9g，鳖甲 10g，天花粉 12g，青蒿 10g，茜草 9g，醋香附 12g，炒鸡内金 6g，甘草 3g。7 剂，水煎服。

7 月 2 日其母来告，上方连服 7 剂，月经来潮，烦热已清，嘱服加味逍遥丸，连服 1 个月后。月经一直正常，体格健壮，肌肉丰腴。

按语：此患者素有经前腹痛，月经涩少，颜色深红，乃冲任不畅之候。感受温邪后，津液已伤，不足以载血运行，遂致血瘀经闭而有发热。其入夜潮热，五心烦热、喜握凉物，颇类阴虚作烧之征，但面色晦滞，唇有瘀斑，皮肤干枯，色素沉着，腹痛拒按，渴不欲饮，脉象沉细，诸系瘀血征象。《金匮要略》谓："病者如热状，烦满，口干燥而渴，其脉反无热，此为阴伏，是瘀血也。"然则先有津伤，继则血阻经脉耗损阴血，故血瘀阻脉，阴血亏虚当为本病之症结所在。加以患者为少女，阴血未充，难当攻破，故治须养血化瘀，扶正祛邪，两相顾之。方以当归、生地黄、玄参、阿胶、女贞子等滋阴养血；党参、白术扶脾以滋化源；赤芍、泽兰、山楂、鸡内金破瘀行血；青蒿、地骨皮以清虚热。不料热势方折骤感风邪，故先予清解治其标，使标病解除，再依原意治其本，使月事通下，低热自除。

（5）吕某某，女，24 岁，2002 年 4 月 13 日初诊。

病史：2 年前曾患闭经，经常服用黄体酮催经。近数月来因过劳、抑郁，常感心下痞塞，胸胁苦满，腹胀食少，泛恶嗳气，肢体沉困，大便或硬或溏，白带量多气秽，月事愆期，带经日少，颜色淡红。此次又停经 3 月余，食后腹部胀满，不得俯仰，两胁窜痛，舌苔白腻，脉弦滑。

辨证：气滞不畅，脾胃失和。

治则：理气燥湿，宣畅气机。

方药：醋柴胡 9g，炒枳壳 9g，厚朴 9g，炒香附 12g，白芍 9g，清半夏 9g，茯苓 12g，陈皮 6g，藿香 6g，焦三仙各 10g，木香 6g，粉甘草 6g。水煎服，7 剂。

4 月 21 日二诊：前方连服 7 剂，脘胁胀满较前转轻，白带减少，饮食渐增，泛恶已除，苔腻略化，脉仍弦滑，食后仍有腹胀，大便不畅。湿浊虽已渐化，气机仍未宣达，再拟以理气化浊，通达脉络之法。药用：醋柴胡 6g，白芍 12g，炒枳壳 10g，炒香附 12g，佩兰 10g，大腹皮 10g，木香 6g，茯苓 12g，焦三仙各 10g，陈皮 6g，丹参 15g，滑石块 15g（布包），番泻叶 9g（另包，后下，便泄后去此味）。水煎服，7 剂。

4 月 28 日三诊：药后腹胀已消，饮食比前好转，经仍未行。病发于渐积，治疗亦当缓图，改予丸剂调理，用七制香附丸连服 7 天。

5 月 5 日四诊：昨日经行，量少色淡，小腹胀痛，食纳又差，舌淡苔薄，脉象弦缓。此痰湿已化，瘀滞有下达之渐，应予理气活血化瘀之剂。药用：当归 12g，赤芍 12g，刘寄奴 15g，丹参 15g，苏木 15g，怀牛膝 12g，炒香附 12g，炒枳壳 10g，川芎 6g，木香 6g，炒神曲 9g。水煎服。3 剂。

5 月 8 日五诊：经行 6 天而止，色量尚可，体倦神乏，心悸少寐，饮食不香，白带仍有，苔润，脉缓，拟以两顾心脾，养荣理气之方，所谓瘀通之后，必以养荣调之。药用：党参 12g，当归 12g，鸡血藤 15g，柏子仁 12g，炒白术 10g，茯苓 10g，炒酸枣仁 10g，川芎 6g，陈皮 6g，麦冬 12g，吴茱萸 3g，炙甘草 6g。水煎服，隔日 1 剂，7 剂。停药后观察数月，月经正常。

按语：经云："二阳之病发心脾，有不得隐曲，女子不月。"本例素性抑郁，肝气郁结，心脾不舒。心不能行血以滋脾，脾不能运湿而成痰。痰湿困脾，故纳少腹胀，肢困神乏，白带量多；痰湿阻于胞脉，遂致经闭不行。其他如胁腹胀痛，二便不畅，呕恶吞酸等，皆系气滞不舒，肝胃失和之症。病在气而不在血，故三诊治方皆不用血药通经，但以四逆散合二陈汤理气燥湿，使胃纳苏醒，气机调畅，化生有源，自能水到渠成。故治不从心脾而从肝胃者，乃穷源返本之计，亦调经之一法也。四诊经来不畅，小腹胀痛，此系积久成瘀，不通则痛，遂予理气活血，化瘀止痛，因势利导。五诊时，心悸少寐，纳少神疲，则气血不足之象已见，故用党参、白术、茯苓、甘草、当归、川芎、麦冬、鸡血藤、柏子仁、酸枣仁等两顾心脾；陈皮等理气化滞。以符古人"瘀通之后必以养荣调之"之旨，遂得月经复常。

（6）刘某某，女，25岁，2005年6月12日初诊。

病史：平素行经错后，本年初因家事不顺，心情郁郁，从2月至今3个月月经未来。腰背疼痛，食少，头晕，日渐消瘦，睡眠及二便尚属正常。舌质暗、苔薄白，六脉沉涩而细。

辨证：情志不舒，气滞血瘀。

治则：舒肝活血。

方药：柴胡6g，砂仁6g，赤芍6g，白芍6g，熟地黄6g，生地黄6g，厚朴6g，益母草12g，酒川芎6g，酒当归10g，佛手6g，佩兰叶10g，炒牡丹皮6g，泽兰10g，炒丹参6g，桂枝3g，细辛2g，白蒺藜10g，炙甘草3g。水煎服，7剂。

6月19日二诊：服药7剂，腰背疼痛减轻，食欲好转，月经已见，量少色暗，小腹坠痛，拟用中成药血府逐瘀丸调理。每次1丸，每日2次。

按语：经闭之因甚多，不可妄用破血活瘀之剂。本案则为情志郁郁，以致气结血瘀者，故先舒肝活血为宜。以柴胡四物汤为主方，泽兰、益母草诸味既活血又养血。服药14剂，月经即现，遂以丸药巩固。

（二）经来绵延不断（散经）

李某某，女，21岁，1996年12月21日就诊。

病史：经来淋沥不净，时历半载，绵延日久不断，色淡红或紫暗，小腹时痛，咽干口燥，体倦无力，曾服用西药治疗无效。舌红、苔薄微黄，脉细数而虚。

辨证：热伤冲任，其气耗损。

治则：凉血止血，滋阴益气。

方药：黄芪15g，生地黄15g，阿胶珠15g，侧柏叶25g，当归10g，白芍10g，牡丹皮10g，炒黄芩9g，贯众炭10g，茜草炭9g，甘草10g，川芎5g。水煎服。3剂。

12月24日二诊：药后同前，时有小腹冷痛，喜按。舌淡、苔白，脉紧数。遂以温通化湿行气之法。药用：黄芪12g，草豆蔻12g，砂仁12g（后下），木香12g，甘草12g，金箔2张（烧发蓝色研碎、汤药冲服，1次1张）。水煎服，3剂。痊愈。

按语： 本患者此乃一派热象。投以滋阴凉血、泻火止血之剂，病不去反而增加腹痛，喜按，苔白，脉紧一派寒凉表现。患者自述平时喜好饮冷水和寒凉食品，体内久积成寒。初诊时由于出血时间太久而引起内热表现，实乃假热真寒，用凉血止血药非但不轻反而病情增重。谭老用黄芪、草豆蔻、砂仁、木香、甘草、金箔，温补、化湿、行气、强身健体增补元气之药，促进寒凉之体快速恢复，引血归经，经血焉能不止。

（三）痛经

（1）白某某，女，22岁，1989年6月19日初诊。

病史：患者1年来，每次月经来前3天小腹胀痛，来时阵发性加重如刀割，经卧床休息或服用止痛药可得暂时缓解。行经量少，淋沥不畅，血色紫黑有块，胸胁作胀，憋闷不适，舌质紫暗，脉沉弦而涩。

辨证：气滞血瘀。

治则：调气活血，行瘀止痛。

方药：当归12g，川芎9g，红花6g，鸡血藤15g，泽兰12g，牡丹皮9g，赤芍12g，炒桃仁10g，延胡索12g，醋香附10g，枳壳10g。水煎服，3剂。服后患者不再腹痛。嘱患者每次月经来前5天服药3剂。连用3月，少食生冷寒凉之物。

按语： 患者每次月经来则胸胁作胀，甚至痛如刀割，血瘀经血色紫黑有块，量少而淋沥不畅；经前、经期小腹疼痛及舌紫暗脉沉弦均为气滞血瘀所致。方中当归、川芎、鸡血藤、泽兰、牡丹皮养血行血祛瘀；延胡索、香附、枳壳行气止痛；赤芍、桃仁、红花活血通经。

上药嘱患者于经前5天服之，每月3剂，连服3个月。经随访，第1月痛经减轻，至第2月，未再疼痛，之后经痛未作。

（2）孟某某，女，25岁，1990年2月12日初诊。

病史：患者4年前因经期冒雨涉水，感受寒邪，以后每至经期则少腹冷痛，喜温喜按，痛时牵引腰部，甚至不能坚持劳动，月经后期，量少、色紫有块，痛时腰腿憋胀不适，腹冷。舌质紫暗，脉沉涩。

辨证：寒凝血瘀。

治则：温经散寒，祛瘀止痛。

方药：桂枝6g，乌药10g，吴茱萸6g，醋香附10g，当归12g，川芎9g，红花6g，泽兰12g，炒枳壳10g，川续断12g，枸杞子12g，杜仲10g，甘草6g。水煎服，3剂。嘱患者每月月经来前5天服用本药3剂，连服3个月。月经未见疼痛。

按语：《妇人规》云"妇人经来腹痛，由风寒客于胞宫冲任""痛者，寒气多也，有寒故痛也"。此患者因经期受寒，寒邪客于胞宫，而致气血凝滞，经行不畅，故为疼痛。盖寒为阴邪，其性凝滞，主收引。寒气挟于冲任，则见腰腹冷痛；血被寒凝，运行不畅，故月事后期而至，量少色紫而有块；舌质紫暗，脉沉涩，属血瘀之象。

《素问·调经论》云："血气者，喜温而恶寒，寒则涩不能流，温则消而去之。"血得温而行，方用桂枝、吴茱萸、乌药以温通血脉。瘀血不祛则新血不生，见瘀而不祛，非其治也；故用当归、红花、川芎、泽兰活血祛瘀，养血调经。治血必先理气，香附、枳壳以行气止痛，即为此设；川续断、杜仲、枸杞子补肾强腰固本；甘草性平，能和百药。诸药合用，温经散寒补肾以治本，祛瘀理气止痛以治标，标本兼顾。脉沉细尚有涩象，拟温经调气祛瘀之方治之。进药 3 剂，寒邪散，气血行，痛经告愈。

（3）王某某，女，29 岁，1991 年 7 月 22 月初诊。

病史：平素烦躁易怒，抑郁不快。上腹部按之有积块，时有疼痛，月经周期不定，经行腹痛，经量少，色黑有块，每行经前腹部胀刺痛。曾多次服中药、西药及针灸、贴膏药等法治疗 3 年，皆未能治愈。就诊时面色发青。舌质紫、苔薄白，脉沉涩而弦。

辨证：肝郁气滞，血瘀成积。

治则：舒肝理血，破积祛瘀。

方药：当归 15g，川芎 9g，赤芍 10g，红花 10g，炒桃仁 10g（去皮尖），莪术 10g，醋香附 12g，乌药 10g，枳壳 10g，醋延胡索 12g，泽兰 12g，丹参 15g，鸡血藤 15g，牡丹皮 10g，五灵脂 10g，青皮 10g，甘草 6g。水煎服，7 剂。

7 月 29 日二诊：服药 7 剂后，适值行经，此次来潮疼痛减轻，量较前为多，腰仍酸困，上腹积块仍然疼痛。继用活血祛瘀、理气止痛之剂治之。药用：当归 12g，川芎 9g，赤芍 10g，醋延胡索 12g，醋香附 10g，枳壳 10g，青皮 10g，乌药 10g，莪术 10g，红花 9g，桃仁 10g（去皮尖），牡丹皮 9g。水煎服，7 剂。

服上方 7 剂，上腹部积块较前缩小变软，腰酸困亦明显好转，仍意守前方，随证加减，调理 3 月余，月事如常，积块消失。

按语： 肝属风木，舒则通畅，郁则不扬。经欲行而肝不应，拂郁其气而痛经；气机郁滞在膈下，而血瘀留着于上腹，故成积块疼痛之症；气滞血瘀，冲任不调，故月经紊乱，量少色黑有块，经前腹胀而痛。面色青者，肝家本色现也；舌质紫，脉沉涩而弦，均系气滞血瘀之象。方中当归、川芎、红花、泽兰、鸡血藤养血行血，消瘀调经；赤芍、桃仁、莪术破积消瘀；青皮、香附、枳壳、乌药、延胡索疏肝理气止痛；五灵脂理血气之刺痛；牡丹皮凉血散瘀，配丹参活血之力更佳；甘草调和诸药性而缓急止痛。

全方共奏活血化瘀、通经止痛的效果。

（4）李某某，女，28岁，1999年3月17日初诊。

病史：14岁开始来月经，自20岁后每次行经前数日，即觉两腿憋胀，小腹有冷感，经期色黑有块，腹痛剧烈，服止痛药数日不效，渐致疼痛加重，痛苦至极，因来就诊。时值经期，周身憋胀，腹痛难当，辗转不安，月经量少，色黑有块，腹部喜温。舌质紫，脉沉涩而紧。

辨证：寒客胞宫，瘀血阻络。

治则：温经散寒，活血祛瘀。

方药：炒小茴香12g，炮干姜9g，醋延胡索12g，油肉桂6g，吴茱萸6g，红花9g，乌药10g，制没药12g，枳壳10g，炒五灵脂10g，赤芍10g。水煎服，3剂。

3月20日二诊：服药3剂，小腹疼痛即减，仍觉小腹发凉，脉沉紧较前和缓。再用温经散寒、活血理气方治之。药用：炒小茴香12g，炮干姜9g，炮附子6g，红花10g，川牛膝12g，净吴茱萸6g，乌药12g，醋延胡索12g，炒五灵脂12g，油肉桂6g，制没药12g，川芎9g，当归12g，赤芍10g。水煎服，7剂。

3月27日三诊：服上方7剂，痛经明显减轻，经量已多，两腿已不憋胀，腹冷好转，继用温经散寒、活血祛瘀之剂化裁施治。经行腹痛已止，月经周期正常，诸症消失，恢复劳动，至今3年未复发。

按语：痛经一证，多由经期以冷水引起，寒客少腹，阳气不运，气血阻滞，故经行腹痛，小腹冷，腿胀；气血寒滞不行，日久成瘀，故月经色黑有块，而血量少；舌质紫、脉沉涩而紧，因气滞、寒凝血瘀所致之痛经多属实证。其痛多在经前，经色紫暗，疼痛剧烈而拒按，血块排出则痛减。是久寒沉痼，阴盛阳虚，瘀血阻滞之痛经，故非辛热温阳之品不足以消之。血气瘀滞，活血调气之品亦不可少。方用少腹逐瘀汤加味，药进中病，前后服药20余剂，数年痛经告愈。

（5）许某某，女，24 岁，1999 年 9 月 18 日初诊。

病史：16 岁月经初潮时，即发作痛经，迄今已 8 年，每用止痛药物缓解症状，但病未根除。月经周期尚准，唯量少色淡，有小血块，经中小腹痛胀，按之益甚，伴泛恶纳呆，大便不实。经后白带清稀，腰酸乏力，苔白滑，脉沉细。

辨证：脾胃虚寒，兼有血瘀。

治则：温中健脾，兼调气血。

方药：炒白术 9g，炒山药 12g，茯苓 12g，姜厚朴 6g，炮姜炭 9g，木香 6g，甘草 6g，川䓖芨 9g，川楝子 12g，杭白芍 12g，刘寄奴 12g，延胡索 6g，制附片 3g。水煎服，3 剂。

9 月 21 日二诊：昨日经至，量少色淡，小腹痛楚较上月为轻，仍不喜按揉。据"通则不痛"之意，予活血化瘀之剂。药用：当归 12g，香附 10g，赤芍 10g，醋柴胡 9g，五灵脂 12g，刘寄奴 12g，净苏木 9g，川芎 6g，延胡索 6g，台乌药 6g，淡吴茱萸 6g，制附子 6g，山药 20g。水煎服，3 剂。腹已不再疼痛。

按语：本例经期小腹胀痛，泛恶纳少，大便不实，是脾胃虚寒，升降失司之候。脾阳虚不能温运经脉，气血运行迟滞，故经来量少、色淡、夹有血块，腹痛拒按。寒气生浊，故血带清稀；脾虚及肾，故腰膝酸软。初诊用白术、茯苓、厚朴、炮姜炭、附子、木香等，温阳散寒，健脾和胃，治其本；延胡索、川楝子、刘寄奴等，理气活血，调经止痛，顾其标；再加山药利腰肾；白芍柔肝，使肾水得滋，肝木条畅，自能脾胃升降有度。二诊正值经期，以理气化瘀，养血调经，使血调经顺，腹痛自止。

（6）薛某某，女，23 岁，1999 年 11 月 14 日初诊。

病史：患者 1 年多来，月经错后，色黑量少，时有血块，小腹冷痛，痛如锥刺，得温较舒，每次月经来时都有血块，血块下来后疼痛减轻。腰背酸楚，四肢不温，面色苍白，刻诊适在经期，少腹痛楚异常。舌淡、苔白，脉来沉紧。

辨证：瘀血阻滞，寒凝胞宫。

治则：温经活血，理气定痛。

方药：全当归 12g，京三棱 12g，怀牛膝 12g，刘寄奴 15g，赤芍 10g，净苏木 9g，川楝子 9g，延胡索 9g，醋香附 12g，川芎 9g，台乌药 6g，吴茱萸 6g，炒小茴香 6g，粉甘草 6g。水煎服，3 剂。

11 月 17 日二诊：服药后经下血块，腹痛顿减，四肢欠温，苔薄白，脉象沉缓，前方去三棱、川楝子、怀牛膝，加炮姜炭 6g、丹参 15g、茜草 9g。水煎服，3 剂。

11 月 20 日三诊：两进温通行血之剂，腹痛已止，胞宫凝寒得散，四肢发温。停药后观察数月，痛经未再发。

按语：本例患者月经错后，量少有块，小腹冷痛，块下痛减，得温则舒，面白肢冷，诸系瘀血内阻，寒凝胞宫之征。病延日久，精血并损，带脉失约，故腰酸膝软，带下量多。初诊先从实治，以三棱、牛膝、刘寄奴、赤芍、苏木等活血化瘀，以畅冲任；香附、川芎、延胡索、川楝子、当归等理气和血，调经止痛；吴茱萸、小茴香暖宫散寒，温通血脉。全方针对血瘀寒凝之证，逐瘀散寒，温运血行。二诊加炮姜炭助阳逐瘀，养血填精，兼化瘀血，以善其后，巩固疗效。

（7）王某某，女，22 岁，2001 年 4 月 15 日初诊。

病史：经来提前，量多色紫，夹大血块，经前少腹坠胀，疼痛阵作，牵及胁肋，血块即下，痛始减缓。伴见心烦易怒，梦魇纷纭，头晕耳鸣，渴喜冷饮，纳谷不馨，口苦便干。经后带下黏秽，黄白相间，小便短赤，尿道涩痛，尿检无异常。末次月经在 3 月 11 日，诊见：舌红、苔黄，切脉弦数。

辨证：肝胆热炽，冲任不畅。

治则：清泄肝胆，凉血滋阴。

方药：当归 12g，醋柴胡 6g，粉牡丹皮 9g，生地黄 20g，天花粉 10g，全瓜蒌 20g，香附 9g，郁金 9g，盐黄柏 9g，龙胆草 6g，车前子 12g（包煎），冬葵子 9g，川大黄 9g（后下）。水煎服，3 剂。

4月19日二诊：药后腑气得降，小便畅行，寐梦减少，纳谷知味。脉尚弦数，关尺已见平缓，黄苔渐退，小腹坠感，此乃月经将来之征，治须活血通经，因势利导，即《黄帝内经》所谓："其下者，引而竭之。"药用：当归 15g，赤芍 12g，三棱 10g，莪术 10g，怀牛膝 12g，丹参 15g，炒桃仁 10g，苏木 12g，醋香附 12g，木香 6g，黄芩 9g，生地黄 15g，粉牡丹皮 10g。水煎服，3 剂。

4月22日三诊：药后月经来潮，腹痛下坠大减，血量仍多，块已减少，舌润、苔薄，脉沉弦缓，余症亦均减轻。药既获效，继续守前方再进 3 剂。

4月25日四诊：月经已净，稍有带下，二便尚可，唯感腰酸。再服二至丸，每次 9g，每日 2 次，1 周，病获痊愈。

按语：本例患者由气郁化火，热蕴血中，故经来提前，量多色紫；瘀血内阻，故腹痛阵作，所以经来血块较多。朱丹溪谓："经将来，腹中阵痛，乍作乍止者，血热气实也。"肝胆热炽，灼伤津液，故口苦易怒，头晕耳鸣，尿赤便干；湿热下注，故带下黏秽。初诊以龙胆草、黄柏、大黄等清泻肝胆，釜底抽薪，消除致痛之由；生地黄、牡丹皮、天花粉、瓜蒌等滋阴凉血，以缓肝火之急；柴胡、香附疏肝解郁，遂其条达之性；车前子、冬葵子清利湿热，使从水道下行。全方泻肝、舒肝、利肝，意在祛除病因，调畅气血。二诊则通经活血，化瘀止痛，使地道通畅，血顺经行，而腹痛自止。四诊转予养血凉营，选用中成药益补肝肾，缓调收功。

（8）李某某，女，30 岁，2003 年 9 月 19 日初诊。

病史：患者于今年春季不慎流产，下血量多，淋沥日久，经刮宫方止。继而月经不调，提前而至，或每月 2 次，量多、色淡红、间有小血块，经期小腹坠痛，延及经后尚绵绵不断。平时腰酸踵痛，头晕心烦，睡眠不稳，惕然易惊，尿黄便软，饮食无味。刻诊：正值经期，腹痛如引，舌边嫩红，脉象细数。

辨证：肝肾两损，血热瘀阻。

治则：补肝益肾，凉血化瘀。

方药：川续断 12g，桑寄生 12g，炒杜仲 10g，墨旱莲 10g，女贞子 15g，生地黄 15g，杭白芍 12g，刘寄奴 15g，茜草 10g，丹参 15g，炒地榆 12g，粉牡丹皮 9g，荜茇 6g，粉甘草 6g。水煎服，3 剂。

9 月 22 日二诊：服用 2 剂药后，腹痛止，再剂经水止，腰酸痛均较前轻，寐梦惊惕已渐减少。治以前法化裁。药用：川续断 12g，桑寄生 10g，炒杜仲 10g，女贞子 12g，当归 10g，白芍 10g，知母 9g，佩兰 6g，荜茇 6g，陈皮 6g，粉甘草 6g。水煎服，3 剂。嘱药后再服用女金丹 1 周，每次 5g，每日 2 次，经净后痊愈。

按语：本例痛经，缘自小产后。因失血过多，精血亏损，相火不藏，动扰血海，故月事超前，或一月两至；又因肝肾阴虚，肝木失其条达，胞脉不得濡养，故经期腹痛延及经后不已。傅山谓："肾水一虚，则水不涵木，肝木必克脾土，木土相争，则气必逆，故尔作痛。"正是对此类痛经机理的阐述。头晕心烦，尿黄，舌红，脉细数，则系虚热内炎之故；纳呆便溏，则为木郁土虚之故。初诊以女贞子、墨旱莲、川续断、桑寄生、杜仲等补肝益肾，滋水涵木；生地黄、牡丹皮、茜草、地榆等清热凉血，兼以止血；丹参、刘寄奴、荜茇等活血化瘀，通经止痛；白芍柔肝舒郁，合甘草缓急定痛。全方以养阴涵阳为主，而不用香燥气药，是治本不治标，仿一贯煎之法。加佩兰、陈皮醒脾和胃，以启化源；次以丸药亦补亦调，缓急相济。始终恪守益肝肾、调冲任之法，故得经顺而愈。

（9）马某某，女，15 岁，2004 年 6 月 12 日初诊。

病史：去年月经初行量甚少，经来腹痛，食欲减退，两胁窜痛，情志不舒，形体瘦弱，面色少华。舌苔腻，脉细缓。

辨证：肝郁气滞痛经。

治则：疏肝理气，养血调经。

方药：醋柴胡 6g，春砂仁 6g（后下），酒川芎 6g，白芍 10g，熟地黄 9g，生地黄 9g，酒当归 10g，醋艾叶 6g，阿胶珠 10g，炒枳壳 6g，醋香附

10g，延胡索 6g，炙甘草 3g，厚朴 6g，紫苏梗 6g，桔梗 6g。水煎服，3 剂。

6 月 15 日二诊：服药 3 剂，食欲增，精神好，两胁已不窜痛，月经尚未及期，未知经来腹痛是否有效，嘱于经前 3 日再服前方，以资观察。

6 月 18 日三诊：每次经前均服前方 3 剂，已用过 2 个月，均获效，月经量较前多，血色鲜，经期准，经期腰腹不觉酸痛，精神好转，食欲增加，面色转为红润，后服用艾附暖宫丸，每日 2 次，每次 1 丸，巩固疗效。

按语： 经来腹痛，多见于初行经时不重视月经卫生，饮冷遇寒；或肝郁气滞；或血瘀；或为血虚，均可致痛经。本案则因肝郁不舒，遂有饮食不佳，致血少来源，气滞血瘀，而引起痛经。初诊以缪仲淳之加减正元丹为主方，加延胡索、柴胡、香附、紫苏梗疏肝理气，养血调经。服药后不但经来腹痛治愈，而且气血渐充，食欲增，面色亦转红润。

（10）郝某某，女，17 岁，2007 年 7 月 24 日初诊。

病史：十四周岁月经初潮，3 年间只来 6 次，每次腹痛甚剧，量少色黑，别无他症。舌苔正常，脉象沉迟。

辨证：寒凝胞宫。

治则：调冲散寒。

方药：盐橘核 10g，砂仁 6g（后下），桂枝 3g，盐荔枝核 10g，熟地黄 6g，生地黄 6g，柴胡 3g，祁艾叶 6g，醋香附 10g，杭白芍 10g，酒当归 10g，阿胶珠 10g，酒川芎 5g，益母草 12g，台乌药 6g，酒延胡索 10g，炙甘草 3g，川楝子 6g。水煎服，7 剂。

8 月 1 日二诊：服药 7 剂，适届经期，竟然未痛，遂嘱每于经前 1 周即服此方数剂。

按语： 痛经之为病，因寒者多，因热者少，辨证正确，治之匪难。本方系化裁艾附暖宫丸、胶艾四物汤、乌附汤诸方，用桂枝、柴胡，则有通调营卫之作用，其效果更加快捷。

（四）崩漏

（1）张某某，女，42岁，1996年7月28日初诊。

病史：患者此次月经来潮，初起淋漓，继则如崩，绵延半个月不止，色紫成块，心跳不安，面色苍白，四肢逆冷。舌质淡红、苔薄腻，脉沉细。

辨证：心脾不足，主统失职。

治则：清热养营，固摄冲任。

方药：熟地炭20g，墨旱莲10g，阿胶珠10g，蒲黄炭10g（包），炙海螵蛸12g，茜草炭3g，陈棕榈炭10g，地榆炭10g，血余炭6g，炒白芍10g，炒酸枣仁12g，乌梅炭9g，藕节炭12g。水煎服，3剂。服上方3剂后，崩止。继服调理固本药人参归脾丸，每日2次，每次1丸，20余日而痊愈，随访未再复发。

按语： 本例身体久损，致冲任亏损，心脾不足，主统失职而致淋漓成崩。因症见经紫成块，系虚中有实，尚有血热瘀滞的现象。故急则治标，先用清热养营、止血固摄之法，熟地黄、阿胶珠、白芍、墨旱莲滋阴，益血止血；海螵蛸、血余炭、陈棕榈炭、乌梅炭收涩止血；茜草炭、蒲黄炭行瘀止血；酸枣仁安神宁心。服药3剂后出血即止。人参归脾丸等以培本固元，调理20余日，始得痊愈，未再复发。

（2）郭某某，女，34岁，1997年6月19日初诊。

病史：每次来月经七八天才能过去，行经时间延长，经量偏多，将近年余。妇科检查正常。诊断为功能性子宫出血，贫血。曾用激素并服中药，治疗3月余无显效，末次月经在4月18日，行经约40天止。刻诊又值经期，已2日，量多如涌，色红有块，少腹微痛，腰背酸楚，倦软乏力，头目眩晕，傍晚烦热，口干少饮，纳差便干。脉细数，苔薄黄。

辨证：阴虚血热，兼夹瘀血。

治则：育阴清热，凉血化瘀。

方药：女贞子12g，墨旱莲10g，当归身12g，川续断10g，桑寄生

10g，白薇 12g，炒牡丹皮 10g，炒黄芩 9g，炒地榆 15g，茜草 10g，赤芍 9g，刘寄奴 15g，香附 10g，凌霄花 6g。水煎服，3 剂。

6月22日二诊：药后经量明显减少，尚滴沥未净，暮热已去，口亦不干，腰背酸楚比以前见轻。唯仍疲倦无力，时或头晕，苔薄白，脉细软。虚热消失，气液未复，仍用前法佐益气之品。药用：川续断 10g，炒杜仲 10g，桑寄生 12g，当归 12g，山茱萸 15g，五味子 6g，太子参 15g，黄芩炭 6g，川茜草 9g，炒地榆 15g，棕榈炭 10g，海螵蛸 10g，刘寄奴 12g。水煎服，7 剂。

6月29日三诊：服上方 7 剂，滴沥已止，眩晕未作，食纳有加，二便如常，潮热亦无复发，唯稍劳仍有腰酸神疲，舌脉同前。再议补气血，开胃气，滋化源，以复其血。药用：生黄芪 15g，太子参 15g，山茱萸 10g，川续断 10g，桑寄生 10g，炒杜仲 10g，金狗脊 10g，广陈皮 6g，炒神曲 12g，炒黄芩 6g，炒白术 12g，甘草 6g。水煎服，5 剂。

药后诸恙消失，嘱每日早上服用人参归脾丸 1 丸、晚上服六味地黄丸 1 丸，各 1 个月，并加强营养，调摄精神，勿过于劳。此后，3 个月 3 次月经来潮、经期 3～5 天，色量均已正常。

按语：本例月经周期不断延长并且量多不止，颜色深红，烦热口干，腰酸膝软等症，皆系肝肾阴虚，虚阳乘扰，经血妄行，失其常轨所致。即《黄帝内经》所谓："阴虚阳搏谓之崩。"少腹隐痛，下血有块，则因血少行迟，离经之血阻于络中引起。治用当归、续断、桑寄生滋补肝肾、壮水之主；白薇、黄芩、茜草、地榆等清热凉血、制其阳火；再以刘寄奴、赤芍活血化瘀、香附理气和肝，使瘀去则能生新，"气调则血不妄行"。全方凉血化瘀，收摄止血，所以治其标；滋阴养血，寓通于补，所以固其本。待血止后，即两补脾肾，以复气血，开胃增食、以滋化源，最后再以丸药缓调，以冀巩固。

（3）赵某某，女，19 岁，1998 年 4 月 11 日初诊。

病史：2 年多来，经期先后无定，每次月经来潮血下如注，绵延不止。

曾经中西药物治疗，其效不著。此次经潮已十日，经量时多时少，多则色淡，少时暗紫，偶夹血块，面白神疲，心悸气短，腰酸膝软，身倦无力，自汗头晕，纳少便溏，周身虚肿。舌淡、苔白，脉沉细弱。

辨证：脾肾两虚，统藏失职。

治则：温补脾肾，收摄止血。

方药：炙黄芪15g，炒白术9g，山茱萸10g，怀山药12g，陈阿胶10g（烊化冲服），炒杜仲10g，续断12g，鹿角霜12g，苎麻根10g，棕榈炭12g，海螵蛸12g，血余炭10g，仙鹤草12g。水煎服，7剂。

4月18日二诊：上方服7剂后，血量减少，纳谷渐增，精神较振，气力有加，舌苔渐润，脉沉细而缓。已步佳境，继守前法。药用：炙黄芪15g，山茱萸15g，炒杜仲15g，金狗脊15g，鹿角胶15g（烊化冲服），怀山药12g，炒白术10g，茯苓10g，炒地榆12g，仙鹤草12g，棕榈炭12g，海螵蛸12g。水煎服，7剂。

4月25日三诊：下血已止，汗敛肿消，步履有力，食眠转佳，唯带下较多，大便不实，舌质仍淡、苔润，脉弦缓。拟再补脾肾，以为寻源求本之计。药用：潞党参12g，炙黄芪12g，怀山药12g，炒白术10g，山茱萸10g，鹿角霜12g，海螵蛸10g，白芍10g，炒杜仲12g，桑寄生12g，川续断18g。水煎服，7剂。

5月2日四诊：上方服后，脉已见和缓，舌质渐润，大便得实，寐食俱佳，唯感腰酸，劳作乏力，此血去过多，精气尚未全复，善后之计，仍在补气血，壮腰肾。药用：潞党参15g，炙黄芪15g，怀山药12g，仙鹤草12g，川续断12g，桑寄生10g，女贞子10g，当归10g，鹿角霜10g，枸杞子10g，陈阿胶18g（烊化，分2次冲服），炒香附9g，五味子6g。水煎服，7剂。药后痊愈。停药后观察数月，经事复常，情况良好。

按语：脾主统摄，肾主固藏。脾肾亏损，统藏失职，则冲任不摄，血不循经，或崩或漏。故李梃谓："脾胃有亏，下临于肾，迫血下漏。"本例年方十九，血下如注，延期不止，色淡质薄，正因脾肾两虚，冲任亏损所致。

肾虚则骨髓不充，故见腰膝酸软，头晕目眩；精不化血，心失所奉，故面白心悸；脾虚则健运不及，故有纳少便溏，身倦无力，肢面浮肿；脾不益肺，故气短自汗；元阳不振，故神疲肢冷。诸症均与脾肾两虚，气血亏乏有关，故初诊以黄芪、白术、山药、杜仲、续断、阿胶等健脾益肾、补气养血，以固冲任；棕榈炭、仙鹤草、海螵蛸等收敛止血，并敛虚汗，所谓"散者收之"。由于证属气虚阳衰，故避归、芎之辛窜走血，而用鹿角霜之微升督脉，以固元阳。后数诊始终以健脾温肾之剂，加强统摄之力，启动生化之源，获得满意疗效。

（4）张某某，女，37岁，2000年8月26日初诊。

病史：本例患者数月未来月经，前些时因家事过度操劳，骤然下血如崩，经住院刮宫并用激素治疗，10余日止。妇科检查，除子宫略大别无异常，诊断为功能性子宫出血。此后，每次经期来潮，漏下淋沥，延久不去，此次已带经月余，血犹不止，色淡质薄，量多无块，自感乏力，气短懒言，怔忡少寐，腰背酸楚，纳少便溏，面色无华。舌淡、苔薄，脉沉细。

辨证：气血两亏，脾不健运。

治则：补气养血，两补心脾。

方药：潞党参15g，炙黄芪15g，全当归10g，杭白芍10g，川续断9g，菟丝子9g，熟女贞子12g，桑寄生12g，龙眼肉12g，祁艾叶炭10g，棕榈炭9g，炒黑香附9g。水煎服，3剂。

8月29日二诊：药后血已减少，尚有点滴如漏，心悸气短减轻，脉仍沉细。治法同前，药用：潞党参15g，炙黄芪15g，炒白术10g，龙眼肉10g，当归9g，远志9g，炒酸枣仁12g，川续断9g，熟地黄12g，菟丝子12g，东阿胶12g（烊化冲服），海螵蛸10g，祁艾叶炭9g，茯神9g。水煎服，3剂。

9月1日三诊：上方服后，血止力增，睡眠转好，仍有腰酸、纳差、脘腹痞闷，舌质渐润，脉仍沉细已有缓象，再用补脾肾，养心血，兼理胃气之药。药用：潞党参15g，炙黄芪15g，炒白术10g，当归9g，菟丝子10g，龙眼肉 10g，远志肉 9g，女贞子 12g，川续断 12g，狗脊 12g，炒枳壳 9g，炒谷芽 9g，茯神 15g。3 剂，水煎服。

9 月 4 日四诊：饮食增加，眠安神复，二便如常，体力续有增加，腰已不复酸软，唯遇劳尚感气促心慌，脉已见有力。用中成药益气养营的人参归脾丸，每日 2 次，每次 1 丸，服用 1 个月。此后，月经曾每次来潮，周期复准，每次行经五六天，色量正常。

按语：《黄帝内经》谓："劳者气耗。"本例劳伤心脾，主统失职，化源匮乏，故下血量多，绵延不止，色淡质稀；血不奉心，神失所养，故怔忡少寐；月经量多，气随血失，故气短无力；脾不健运，损及肾水，故纳少便溏，腰背酸楚。治用党参、白术、黄芪、当归、白芍、阿胶、龙眼肉、远志等怡养心脾，两补气血；川续断、狗脊、桑寄生、菟丝子、女贞子等固肾、藏精，以摄冲任；祁艾叶炭、棕榈炭、黑香附等理气止血，以塞其流。全方健脾养心，固肾止血，使中气得立，心血得生，气固血止。三诊调理脾胃，使纳谷增加，运化健旺，而化源自充；滋养心肾，使水火既济，冲任固守，而血自循经。最后用丸药缓调，以善其后。

（5）田某某，女，36 岁，2001 年 3 月 28 日初诊。

病史：患者从年前，因子宫收缩不全流血不止，曾住院治疗好转，以后月经过多，经常淋沥不止。现子宫出血半月余，色红、有血块，腰酸无力，四肢厥冷，心中惊悸，夜梦多，胃不思纳，不欲饮水，大便量少、小便如常，面黄唇干。住院期间西医诊断为功能性出血。诊见：舌质红、苔薄白、有裂纹，脉沉细。

辨证：阴虚阳搏，血溢妄行。

治则：育阴清热，养血澄源。

方药：拟用清热固经汤加减。丹参 9g，阿胶 10g，黑棕榈炭 9g，炒樗皮 6g，生地黄 9g，炒白芍 9g，炒黄芩 6g，牡丹皮 6g，生牡蛎 9g，制香附 9g。水煎服，3 剂。

3 月 31 日二诊：服药 3 剂后经血已止，体力转好，诸症减轻，舌脉同前，按上方去棕榈炭、樗皮，加生白术 10g、柏子仁 9g、北沙参 10g。水煎服，6 剂。服后痊愈。

按语： 崩和漏在病势上虽有缓急之分，在发展过程中可以相互转化。崩久不止，气血耗竭，必成漏；久漏不止，病势日进，亦将成崩。阴虚阳搏，血溢妄行。谭老根据《素问·阴阳别论》所说"阴虚阳搏谓之崩"，是言热迫血溢。脉证合参，法取清热固经汤化裁，标本兼治，以取良效。

（6）牛某某，女，37 岁，2003 年 9 月 21 日初诊。

病史：半年来经期超前，阴道经常流血，淋沥不断，现疲劳后下血，血色鲜红，少腹作痛，心悸气短，饮食减少，身体消瘦，夜眠多梦，二便调，面起黑斑，身倦懒言。舌苔淡黄，脉沉细涩。

辨证：肝脾两虚，冲任失调，气失统摄，血热妄行。

治则：滋阴和阳，清热凉血。

方药：北沙参 9g，麦冬 9g，五味子 6g，炒山药 12g，生地黄 10g，炒杭白芍 9g，阿胶珠 9g，炒黄柏 6g，黄芩炭 6g，黑棕炭 9g，炒谷芽 6g。水煎服，5 剂。

9 月 26 日二诊：服药 5 剂，漏下已止，体力渐增，饮食转好，唯面色黑斑未退，舌苔薄白，脉沉细缓，改服补养心脾，滋肾养肝。用人参归脾丸和六味地黄丸早晚交替，每次 1 丸，连服 1 个月。经半年后随访，月经正常，体力恢复。

按语： 此例崩漏气失统摄，血热妄行，因其病久，谭老参其脉证，取滋阴和阳，清热凉血之法。5 剂血止，继用人参归脾丸补益心脾，六味地黄丸滋肾养肝，以固其本，遂而痊愈。

（7）徐某某，女，32 岁，2007 年 7 月 11 日初诊。

病史：半年前由于行经过劳，以后经期紊乱，每月见红三四次，淋沥不断。今日月经已来潮十五六日，开始量少，三日后突然血量增多不止，血多如崩，鲜红有块，小腹坠痛，四肢无力，动则心悸，前来就诊。舌苔白、质淡，脉沉涩偶见结代。

辨证：血热兼瘀，崩漏不止。

治则：急则治标，通因通用，化瘀止血。

方药：当归 30g，冬瓜子 15g，阿胶珠 30g，红花 18g。水煎服，3 剂。

7 月 14 日二诊：服药 3 剂，血止，仅有腰腹痛，舌苔薄白，脉沉细。再用归芍六君加味补气摄血和营。药用：当归 12g，炒杭白芍 15g，潞党参 10g，白术 6g，茯苓 12g，生甘草 3g，清半夏 6g，陈皮 6g，炒杜仲 12g。水煎服，10 剂。服药后体力渐趋康复。经随访未再复发。

按语：崩漏一病主要是失血，气为血帅，治血先治气，气行则血行，气止则血止。知其标本，万举万当。崩漏不止，心动悸，脉涩结代，谭老据其脉症，参考以往证治止涩无效，知其血热兼瘀，改用反治，通因通用，以化瘀止血收效，后以归芍六君汤补气摄血和营获愈。

（五）经行浮肿

（1）赵某某，女，36 岁，1999 年 3 月 26 日初诊。

病史：近半年多来每次月经来潮，面部及四肢肿胀，经后渐消，已有年余。月经先期量多，色暗红无块，白带多无臭味，经前腰酸腹胀，现已行经四天，肢面浮肿，下肢按之不起。恶寒无汗，头疼身痛，食欲不振，尿频尿黄。舌淡、少苔，脉沉弱、右关略滑。

辨证：脾阳不振，寒湿凝滞，兼感风邪。

治则：健脾燥湿，辛散风邪。

方药：潞党参 12g，白术 12g，茯苓皮 9g，紫苏 6g，防风 6g，川芎 6g，汉防己 9g，当归 10g，川萆薢 10g，茯苓 10g，生黄芪 15g，陈皮 6g。水煎服，3 剂。

3 月 29 日二诊：前方服后恶寒身痛已解。月经已净，但肿不消，下肢沉重无力，白带量多，尿频便秘，脉沉弱，拟予温经散寒，健脾利湿。药用：炒白术 20g，茯苓 15g，怀山药 18g，陈皮 9g，桑白皮 9g，汉防己 12g，车前子 10g（布包），制附子 6g，肉苁蓉 10g，生黄芪 15g，茯苓 10g，淫羊藿10g。水煎服，7剂。

4月5日三诊：服药后肿消，气力食欲均有增加，时感身体不适，口干，舌苔光剥，脉沉弱。仍按前法兼顾胃阴。药用：汉防己10g，炒白术18g，怀山药18g，麦冬12g，金石斛12g，陈皮6g，生黄芪12g，桑白皮9g，制附子6g，甘草3g。水煎服，3剂。

4月8日四诊：服3剂，诸症消失。嘱服人参归脾丸，每日2次，每次1丸，连服半个月。观察数月，月经正常，肿无反复。

按语： 本例经行浮肿，系脾阳不振，寒湿凝滞，行经期间，气血运行不畅，体液调节障碍，水湿泛溢肌肤所致。月经先期量多，淋漓不断，乃脾不统血，冲任失固；经色黑红，白带量多，为寒湿相搏；恶寒无汗，头痛身楚，系外感风寒。初诊以紫苏、防风、川芎等辛散风邪，取"风能胜湿"之意；党参、黄芪、白术、茯苓、防己、草薢等健脾益气，渗湿利水，以复脾适；再加当归和血；陈皮利气。使表证解除后，即专力温阳健脾、利湿，以治其本。方中白术伍制附子，温脾肾之阳，用于腰膝酸痛、白带量多者，每收良效。

（2）白某某，女，36岁，2009年12月11日初诊。

病史：患者月经不准将近1年多。近期月经错后，经量过少，色暗红有块，两天即过，行经腹痛，腰胀无力，体困神乏，肢面浮肿，手指木胀，难以握拳，经后肿势渐渐消失。大便不实、小便短少，曾做尿常规检查无异常发现，现值经期。舌质淡红、边有瘀紫、苔白而滑，脉来弦细。

辨证：血滞经脉，气不行水，脾肾两虚，运化失健。

治则：养血调经，补脾肾，利水。

方药：丹参18g，当归15g，刘寄奴12g，茯苓皮10g，冬瓜皮15g，怀牛膝10g，女贞子12g，生黄芪15g，墨旱莲12g，茯苓10g，泽泻10g，车前草12g，炒白术12g，陈皮6g。水煎服，3剂。

12月14日二诊：服药3剂，经量增多，行经4天而止，腰酸腹痛已除，肿势渐消，小便略短，舌边瘀紫已不明显，脉弦略数，再守原法出入。

药用：丹参 10g，当归 10g，赤芍 10g，鸡血藤 15g，茯苓 15g，泽泻 15g，炒白术 12g，冬瓜皮 12g，生黄芪 12g，宣木瓜 10g，车前草 10g，墨旱莲 10g。水煎服，6 剂。

12 月 20 日三诊：肿势尽退，大便得实，小便顺畅，纳谷亦增，舌淡、苔薄白，脉弦滑。嘱服参苓白术丸 1 周，每日 2 次，每次 1 丸。下次月经来潮，色量正常，未再发现浮肿。

按语：月经来潮浮肿，有在血分、水分之别。如《仁斋直指方》曰："皮间有红缕赤痕者，此血肿也。妇女经闭，败血停腐，尤多见之。"《济阴纲目》引《妇人良方大全》亦谓："经水不通，而化为水，流走四肢，悉皆肿满，亦名血分，其证与水证相类，实非水也，用人参丸。"如本例，经期错后，行经腹痛，量少有块，舌边瘀紫，乃瘀血阻滞，冲任不畅之候。虽尚未至"不通"，然亦不通之渐，故其肿，显系血瘀气滞，气不行水，流溢四肢所致。然则小便短少，大便不实，腰酸体困，舌苔白滑，又属脾肾两虚，运化失健之征。故其肿虽在血分，而又不尽在血分，乃血、水两兼，特以血分为重。治用当归、丹参、刘寄奴、赤芍、牛膝等活血化瘀行水；黄芪、白术、茯苓、冬瓜皮、泽泻、车前草等健脾益气行水；再加女贞子、墨旱莲养血调经；陈皮理气开胃。全方以养血调经为主，崇土制水为辅，调经中即所以行水，利水中即所以调经，相辅相成，遂使肿消经顺。

（六）经行头痛

（1）秦某某，女，34 岁，2012 年 10 月 12 日初诊。

病史：自去年春天开始，每来月经经行前后头晕头痛，每随月经周期反复发作，伴口干心烦，手足心热。舌质红、苔薄白，脉弦细。

辨证：肾阴不足，肝阳上亢。

治则：滋肾养肝，重镇息风。

方药：用杞菊地黄汤合二至汤加减。熟地黄 20g，山茱萸 10g，茯苓 10g，山药 12g，牡丹皮 10g，泽泻 10g，枸杞子 10g，白芷 9g，川芎 6g，菊花 10g，钩藤 9g，石决明 18g，白芍 12g，牛膝 12g。水煎服，3 剂。

10 月 15 日二诊：药后头晕消失、头痛稍有缓解，口苦而干，心烦易怒，面赤眼花，舌质红、苔薄黄，脉弦数，为肝郁化火，肝阳上亢之象。治以疏肝清热，潜阳息风。用丹栀逍遥散加味：牡丹皮 10g，炒栀子 10g，菊花 9g，黄芩 9g，麦冬 10g，羌活 3g，当归 12g，川芎 6g，天麻 9g，白芍 12g，炒柴胡 6g，茯苓 10g，炒白术 10，蔓荆子 6g，钩藤 6g，石决明 18g（先煎），炙甘草 3g。水煎服，6 剂。药后头痛等症消失，后来月经来潮未再头痛头晕。

按语：本患者月经来前头晕头痛，口干心烦，舌质红，脉弦细，为肾阴亏虚，肝阳上亢。用滋肾养肝之法，杞菊地黄汤合二至汤加减使头晕消失。再以疏肝清热、潜阳息风止痛之法祛除头痛，使缠绵数月的经来头晕头痛得以消失而痊愈。

（2）刘某某，女，30 岁，2013 年 6 月 16 日初诊。

病史：患者近两年来，每于经前数天开始头疼，逐次加重，至经期第一天开始疼痛，有时头痛如裂，苦不可耐，常服止痛药或镇静药，以求一时缓解痛苦。经行第二天痛势递减，经净痛止。发作时伴头晕失眠，泛恶不食，烦躁易怒，目不欲睁，腰酸腿软，口干咽燥，乳房作胀。平素月经周期或提前或错后，经量中等，色红夹块。末次月经按月按时。就诊时经期将来，正值头痛发作。舌边尖红、苔薄黄少津，脉细弦而数。

辨证：肝肾阴虚，水不涵木，肝阳上亢。

治则：平肝潜阳，滋水涵木，疏风定痛。

方药：当归 10g，川芎 6g，钩藤 10g，菊花 10g，白蒺藜 10g，生石决 20g（先煎），白芍 12g，玄参 15g，生地黄 15g，女贞子 12g，白芷 3g，北细辛 3g，蔓荆子 6g，香附 10g，紫苏梗 6g，藁本 6g。水煎服，2 剂。

6 月 18 日二诊：药后头痛、头晕均减，烦躁渐安，大便通畅，仍有乳胀腰酸，小腹坠感。苔现薄润，脉弦细略数。此乃经期之候，予用平肝潜阳，佐以养血通经之法。药用：当归 12g，川芎 6g，钩藤 9g，白蒺藜 10g，菊花 9g，生石决明 20g（先煎），藁本 6g，白芍 12g，女贞子 12g，丹参 15g，怀牛膝 10g，香附 12g，醋柴胡 9g。水煎服，3 剂。

6 月 21 日三诊：上方服后，病已。

7 月 18 日四诊：月经再次来潮，仅有轻微头痛和头发胀感、但没有以前的裂痛，月经量多，现腰酸乏力，睡眠不实，食纳欠佳。舌苔薄白，脉象细弦。治拟滋肾平肝，调理脾胃。药用：当归 12g，钩藤 10g，白蒺藜 10g，白芷 6g，女贞子 10g，山茱萸 10g，白芍 10g，桑寄生 12g，川续断 12g，炒白术 10g，茯苓 10g，佛手 10g，焦三仙各 10g。水煎服，7 剂。如此调理 2 个月经周期，头痛未发作，月经恢复正常，停药后观察半年，亦无反复。

按语： 经前头痛临床较为常见，发病每与肝气郁滞、肝火上炎、肝阳亢盛等因素有关。本例经前头疼头晕，烦躁少寐、腰腿酸软，口干咽燥，目不欲睁，诸症皆因肝肾阴亏，水不涵木，冲气上逆，挟肝阳上扰清窍所致。按肝为刚脏，体阴用阳，喜柔恶刚，故药用钩藤、菊花、生石决明等平肝潜阳；白芍、玄参、生地黄、女贞子等滋肾柔肝，使亢阳得潜，则冲逆可降。又肝脉"挟胃""布两胁"，肝木失养，往往导致肝气郁结，故有两乳作胀，呕恶纳呆等症。因用白蒺藜、香附等疏肝解郁，和胃宣中。方中以小量白芷、细辛、蔓荆子等药辛散定痛，以治其标，且与大量滋阴潜阳药相伍，不仅可以制其燥烈之性，且可共奏止痛之功。二诊经血欲临，肝阳渐息，遂佐以养血通经之药，使经来通畅，则冲气不复上逆。三诊滋肾平肝，调理脾胃，使精充血旺，肝阳得潜，则无复发之忧。

（七）白、黄带

（1）任某某，女，38 岁，1992 年 10 月 18 日初诊。

病史：近 1 年来白带较多，时白、时黄、无味，头晕乏力，腰酸腿软，纳食减少，月经正常，按时来潮，大便微干，小便频数。舌苔薄白，脉沉细弱尺涩。

辨证：脾虚失运，阳气下陷。

治则：劳者温之，陷者举之。

方药：拟用补中益气汤加减。潞党参 10g，炒山药 12g，生白术 10g，当归 6g，茯苓 12g，柴胡 3g，升麻 3g，黄芪 10g，炙甘草 3g，炒椿白皮 6g。水煎服，3 剂。

9 月 11 日二诊：服药 3 剂，白带减少，腰痛轻，少腹痛止，纳食见增，夜眠好，二便调，脉舌同前。前方有效，加量再进。按上方黄芪改为 15g、柴胡改为 6g。水煎服，3 剂。

10 月 21 日三诊：服药 3 剂，白带渐止，腰痛轻。为巩固疗效改服中成药补中益气丸，半个月痊愈。

（2）张某某，女，32 岁，1997 年 11 月 12 日初诊。

病史：近几个月白带较多，平时白带频流，月经先后不定期，经行腹痛，经前尤重，腰酸痛，小腹坠胀，喜热熨，善太息，恶心少食，婚后数年一直未孕。舌苔薄白，脉沉缓弱。

辨证：肝郁气滞，下焦寒凝。

治则：疏肝理脾，温化湿寒。

方药：拟用四物汤加减。当归 10g，白芍 10g，生地黄 10g，川芎 6g，泽兰 10g，制香附 12g，延胡索 6g，炒川楝子 6g，吴茱萸 3g，炒菟丝子 10g，茯苓 12g，益母草 12g。水煎服，6 剂。

11 月 18 日二诊：服药 6 剂，月经来潮，腰腹痛坠胀，舌脉同前。按上方去延胡索、益母草，加炒桃仁 6g、红花 6g。水煎服，4 剂。

11 月 22 日三诊：服药 4 剂，月经已过，带下减少，舌脉同前。再按初诊方加生牡蛎 15g（先煎）、炒车前子 10g。水煎服，6 剂。药后带下消失，而后怀孕。

（3）黄某某，女，36 岁，1999 年 1 月 25 日初诊。

病史：患者白带已久，腰酸小腹有坠胀感，每次月经都往后错，胃不思纳，少眠多梦，惊悸不安，小便调，大便溏，每日 1～2 次，头晕头痛。

舌苔淡白，脉沉细弱涩。

辨证：血亏气弱，带脉失约，湿滞不化。

治则：补益气血，和中化湿。

方药：拟用龙牡温胆汤加减。生龙骨15g，生牡蛎15g，清半夏10g，陈皮6g，茯苓10g，炒枳实6g，竹茹10g，炒酸枣仁12g，霍石斛10g，菊花9g。水煎服，6剂。

1月31日二诊：服药6剂后，饮食好转，睡眠梦少，大便转调，舌苔薄白、唇干，脉仍沉弱，带下未减。按上方去枳实，加当归10g、生地黄10g、炒椿皮9g、炒小茴香10g、炒山药15g。水煎服，7剂。

2月6日三诊：服药7剂，白带显著减少，月经今日来潮，量少色黑，腰酸腿软，眠食均好，大便微干，舌苔灰黄，脉沉缓弱。再以党参10g、炒白术12g，茯苓10g，炒山药12g，川续断15g，陈皮6g，清半夏6g，焦山楂6g，炒香附10g，甘草3g。健脾化湿清热。服用3剂后白带消失，月经已净，痊愈。

按语：妇女阴道中流出白色黏液，绵绵如带，称为白带。如《邯郸遗稿》曰："带下如带不断者是也。"白带病在妇女疾患中占比重很大，严重者影响健康，有碍生育，所以不能忽视。祖国医学中的白带病，是指现代医学中的输卵管炎、子宫颈炎、阴道炎等病。白带病因，古人有各种说法，明代张景岳曰："阳气虚寒，脉见微涩，色白清冷，腹痛多寒。"明代缪仲淳曰："白带多是脾虚，肝气郁则脾受伤，脾伤则湿土之气下陷，是脾精不守，不能输为荣血而下白滑之物。"明代薛己曰："湿痰下注，蕴积而成，故令带下也。"明代赵养葵曰："带者，奇经八脉之一也，八脉俱属肾经，下焦肾气损虚，带脉漏下。"由此可知，古人所说白带病因病机不一。主要是因为脾虚气郁，湿热下注所致。有因为肾气虚，下元虚冷者；有因为脾不运化，积而生痰湿者；有因为阳气虚寒者；有因为阴虚而热者，其证不一，治法也不同，应加审辨，因证用药。谭老认为，白带是湿浊流注于带脉，连绵而下，多由行经之时恣食生冷，渴饮凉水，稽留恶血凝滞不行，或经行不尽，又继之以房劳有伤心肾，使经血蓄于下焦，留结不散而作痛、作带。白带是湿伤于气分，治宜理气化湿，调经养血化瘀；如是温则流通，气行则血行，气化则湿除。不要一见湿热，就用寒凉，因为寒凉伤脾助湿，带也不止，只能治标，不能治本。谭老审证求因，认为脾湿不化常因肝疏不及，所以治带，以调理肝脾为要。以上3例证虽不同，但皆治脾收效，可见带脉属于脾，白带因于湿，治白带病必须健脾除湿为要。

（4）王某某，女，39岁，2000年2月19日初诊。

病史：患带下症十多年，量较多，初起色白无味，2年来逐渐加重，色黄如脓，味腥臭，伴阴部瘙痒，腰痿背困，口干纳呆，神疲倦怠，手足心热，大便干、小便赤，每行经前，上述症状加重，经行腹痛，色黑有块。舌苔薄黄，脉沉数。

辨证：肝热脾湿之带下。

治则：疏肝健脾，清利湿热。

方药：当归12g，白芍15g，生山药20g，焦白术20g，茯苓15g，牡丹皮10g，芡实15g，苍术10g，黄柏6g，焦栀子6g，杜仲炭9g，金樱子15g，甘草6g。水煎服，3剂。

2月22日二诊：服上药3剂，带下及臭味减少，腰困减轻，依上方加减继服：当归12g，焦白术15g，白芍15g，生山药20g，茯苓15g，芡实15g，杜仲炭10g，金樱子15g，黄柏6g，黄连6g，焦栀子9g，车前子10g，甘草6g。水煎服，6剂。诸症消失。

按语：带下之病，多因下焦肾气虚损，或喜怒忧思、产育房劳，致伤及任脉而成。或因郁怒伤肝，肝乘脾土，土伤生湿，湿郁生热，热则流通，湿热下注，渗入下焦所致。本例属虚实夹杂者，起病于劳倦伤脾，又加郁怒伤肝，脾虚不能运湿，肝经郁火内炽，致湿热之邪蕴于带脉之间，酝蓄下焦以致带下淋沥。初起白带易治，久成黄带难疗。在治法上，以平肝健脾、除湿治其本，清化湿热、止带治其标，标本兼顾，使肝病已，脾胃健，湿热除，积久之疾，短期治愈。

（5）陈某某，女，30岁，2002年6月27日初诊。

病史：带下半年余，色白清稀，连绵不断，量多，口淡，食少腹胀，便溏，体倦乏力，易怒，面色萎黄。舌淡、苔白，脉沉缓、左关弦。

辨证：脾虚肝郁，湿盛带下。

治则：健脾止带，佐以疏肝。

方药：党参12g，白术15g，生山药30g，茯苓10g，白芍10g，炒小茴香10g，金樱子15g，淫羊藿10g，陈皮9g，车前子10g（包），川续断15g，杜仲炭9g，苍术9g，芡实12g，生牡蛎12g（先煎），甘草5g。水煎服，7剂。

7月4日二诊：服用7剂后，白带减少，腹胀，便溏好转。上方加焦神曲10g、焦麦芽10g。水煎服，7剂。

7月12日三诊：药后白带，几乎没有，腹不再胀，饮食正常，而痊愈。

按语： 此例带下系肝郁乘脾，脾湿下注，因脾虚湿盛而带下。盖带脉通于任督，横束腰间，任督脉病，女子则带下瘕聚，故任督病而带脉亦病。谭老采用傅氏完带汤加减变通，如固其滑脱加生牡蛎、芡实；如腰酸困加川续断、金樱子、小茴香、淫羊藿温肾阳、止带、散寒湿，灵活运用，收效显著。

（6）李某某，女，42岁，2002年4月17日初诊。

病史：患者3个月前始有白带，带下色黄或黄白相兼，量多，如涕如唾，连绵不断，稍有秽臭，时有阴痒，面色不华，精神疲惫，不思饮食。苔黄略腻，脉沉数。

辨证：脾虚失运，肝气郁滞，湿热下注。

治则：健脾疏肝，清热利湿。

方药：潞党参12g，白术15g，茯苓15g，山药18g，薏苡仁18g，陈皮10g，佛手12g，芡实15g，黄柏6g，炒栀子6g，金樱子12g，车前子10g（包），车前草10g，白芍12g，焦三仙各12g，香附12g，炙甘草6g。水煎服，6剂。

4月23日二诊：服药6剂后，诸症消失而愈。追访3年，未见复发。

按语： 严鸿志《女科证治约旨》论黄带云："因思虑伤脾，脾土不旺，湿热停聚，郁而化黄，其气秽臭，致成黄带。"患者病机，颇与论合。不思饮食、精神疲惫，乃肝木乘脾；带下如涕如唾、秽臭阴痒，为湿郁化热；苔黄腻、脉沉数，为内热有湿浊之证。凡治带下，先询其病因，问其色味，明辨虚实、寒热。本例带下，病属脾虚肝郁，用四君子汤治脾虚之本，使脾气健运，饮食之精华生气血，而不生带，少佐疏肝，防其克土；用傅青主易黄汤治湿热下注之标，使湿热除而无秽臭之苦，佐以收涩之品，断耗髓之路。缠绵黄带，短期达到消失之效果。

（八）青带

赵某某，女，31岁，1998年4月28日初诊。

病史：带下日久色青，黏稠腥秽，阴道肿痛，有时发痒，小溲短赤，足胫浮肿，口苦目眩。妇科诊为阴道炎。舌质红、苔黄腻，脉来沉弦。

辨证：湿热蕴郁下焦。

治则：分化湿热，通利膀胱。

方药：炒苍术12g，茯苓皮12g，龙胆草6g，盐黄柏6g，紫荆皮12g，金樱子15g，车前子10g（布包），冬瓜皮12g，萆薢10g，车前草12g，地肤子10g，炒荆芥穗9g，柴胡6g。水煎服，3剂。

5月1日二诊：服药3剂后阴部肿痛较前为轻，带下量减，色转黄白，腥秽比以前味小，浮肿稍消，头晕、口苦皆除。舌苔薄腻略黄，脉弦滑兼数。再用清利湿热、凉血解毒。药用：苍术9g，茯苓12g，猪苓12g，地肤子9g，车前草12g，黄柏6g，金银花15g，蒲公英15g，紫草9g，生地黄15g，金樱子15g，粉甘草6g。水煎服，6剂。

5月7日三诊：服药后带下已止，阴痛亦除，足肿尽消，昨日经血来潮。量少色深，块多腹痛，不欲按揉，脉象弦细。治以活血化瘀，调经止痛。药用：醋柴胡6g，当归12g，白芍10g，泽兰12g，刘寄奴12g，延胡索 6g，苏木 6g，生蒲黄 9g，五灵脂 9g，怀牛膝 9g，醋香附 10g，茯苓 10g，甘草 6g。水煎服，6 剂。

上方服后，经血顺畅，腹痛顿除，带下月经全部康复。

按语： 傅青主谓："青带乃肝经之湿热。"本例带下色青，气味腥臭，阴户肿痛，小溲赤热，乃由肝经湿热所致。以肝脉"绕阴器，抵少腹"，湿热郁滞肝经，故阴户肿痛，少腹压痛；湿热下注胞脉，蕴蓄下焦，故带下青黄、小溲短赤，治则"泻肝木之火，利膀胱之水"。方以龙胆草、黄柏泻肝经湿热；金樱子、车前子、萆薢、地肤子、车前草、茯苓皮等利水渗湿消肿；紫荆皮苦平以消阴部肿痛；炒荆芥穗辛温，功能祛风胜湿；再以柴胡疏肝解郁，使湿热难留。张石顽曰："赤白带下，积久不愈，必有瘀血留着于内。"本例以湿热久积，蕴于血分，以致血热血积，故二诊转予清热解毒，凉血祛瘀；三诊更专事活血化瘀，疏肝理气。方虽针对痛经而设，但有间接治带之功，使瘀去而带亦蠲除。

（九）赤带

徐某某，女，41 岁，2008 年 5 月 16 日初诊。

病史：患者前额头痛 1 个多月，近十几天来，情绪不好，赤带腥秽、淋沥，左小腹隐痛，饮食恶心，咽干喜饮，大便溏薄、量少、次数多，腹痛里急，小便如常，夜眠尚好，面黄少泽，精神倦怠，月经正常。舌苔白润而灰，脉沉细滑。

辨证：肝郁气滞，疏泄失调，脾胃湿热，下注为带。

治则：调气行血，除湿止带。

方药：拟用除湿化瘀汤加减。当归 9g，川芎 6g，炒白芍 10g，金樱子 12g，白芷 6g，红花 6g，醋青皮 6g，炒川楝子 6g，炒黄柏 6g，炒山药 12g，煨木香 6g，肉桂 3g。水煎服，3 剂。

5 月 19 日二诊：服药 3 剂后，赤带腹痛均止，恶心除，大便转和，赤带转白色，腰腿无力，舌脉同前，按上方去白芍、川楝子、木香、黄柏，加牡丹皮 6g、香附 9g、吴茱萸 3g、茯苓 12g、芡实 12g。水煎服，6 剂。

5月25日三诊：又服 6 剂后，带下已愈，仍四肢无力，舌苔薄白、质淡，脉沉细缓，改拟用人参养荣丸补气养血，固肾益精而获痊愈。

按语： 女性阴道流出一种赤色的黏液，连绵不断，称为"赤带"。《傅青主女科》曰："有带下而色红者，似血非血，淋沥不断，所谓赤带也。"赤带的病因，古人一般认为有因湿热者，有心肝火炽耗损阴血者，也有因气虚不能摄血者，大多初起以湿热和心肝火炽者居多，久病则以气血虚损为多。如《傅青主女科》曰："带脉通于肾，肾气通于肝，妇人忧思伤脾，又加郁怒伤肝，于是肝经之郁火内炽，下克脾土，脾土不能运化，致湿热之气，蕴于带脉之间，而肝不藏血亦渗于带脉之内，皆由脾气受伤，运化无力，湿热之气，随气下陷，同血俱下，所以似血非血之形象，现于其色。"由此可见，血与湿不能分割。赤带主要是情志失畅，湿热伤血分所致。临证湿热胜者多见带下色赤，黏浊腥秽，淋沥不断，有时挟白带混合而下，口苦且渴、心烦少寐，小便黄赤涩少，大便秘结，舌红、苔厚腻，或带黄色、脉滑数，治宜清化湿热。若血虚有热者，症多赤带稠黏腥秽，头晕、目眩，心悸少寐，口干心烦，舌质红绛，脉细数，治宜滋阴清热凉血；若血虚肝旺者，症多赤带淋沥，胸闷胁痛，急躁易怒，舌红、少苔，脉弦细，治宜滋阴补血清肝；若血虚心火内炽者，症多赤带腥秽，头眩作痛，心中烦热，夜寐不安，咽燥口渴，大便干燥、小便赤少，舌质红绛、尖边中心光剥，脉虚细数，治宜滋阴降火清心。

谭老认为赤带是湿热伤于血分，初起湿热胜者较为多见，不可过用寒凉，以免凝血留滞，带下不止，宜先通因通用，治以温药，行血去滞。用除湿化瘀汤加减可以取效。如本例，风热先伤阳明，前额久痛，后以肝郁脾虚，湿热伤于血分，赤带淋沥，诸症蜂起，其舌苔灰白润，脉沉细滑，是湿盛之候。故谭老先用白芷上清阳明风热，下除带脉之湿；当归、白芍养肝和营；川芎、青皮、木香、川楝子疏肝行气；红花活血化瘀；山药健脾固摄；黄柏坚肾泻火；肉桂温阳化湿，共奏除湿化瘀止带之效。药后症减，赤带转白带，腰腿无力，是热去湿未尽之故。原方去白芍、木香、川楝子、黄柏，加牡丹皮、香附、吴茱萸、茯苓、芡实，则白带止，诸症除。更以人参养荣丸服用，补气养血，固肾益精，调理善后。

（十）老年肾虚带下案

于某某，女，70岁，2006年7月12日初诊。

患者年高体弱，已绝经二十多年，近半年带下日甚，时红时白，半年不绝，颇为苦恼。腰酸腿软，全身乏力，大便结、小便失禁，食少，睡眠不安。舌苔滑白，脉濡弱。

辨证：肾气虚衰，任脉不充。

治则：补肾固气，养血补虚。

方药：潞党参15g，黄芪12g，川续断15g，熟地黄15g，五味子6g，炒杜仲12g，砂仁6g（后下），五味子6g，山茱萸15g，炒薏苡仁18g，芡实18g，覆盆子10g，益智仁6g，炒远志10g，鹿角胶6g，桑螵蛸10g，炙甘草3g，阿胶珠10g。水煎服，7剂。

7月20日二诊：服药7剂，带下比以前减少，全身亦感有力，小便失禁好转，大便则尚干燥，年事已高，气血非一时可恢复。服药既效，按原方继续服用7剂后，带下已净，全身有力，二便正常而痊愈。

按语：年已七旬，脉现濡弱，气血虚损之象；任脉主胞胎，其为病，带下瘕聚。更年期后时患带下者，任脉不充之故。腰为肾府，肾司二便，肾气虚则腰酸楚而二便失常，以补肾固气养血法为治。前世医家论带下云："赤者热入小肠，白者热入大肠。"由是带下赤白皆为热证。实际亦不尽然，谭老治此高年老妇，审脉察证是全属虚象，故从补肾固气养血着手，收效较好。

（十一）胎漏

（1）陈某某，女，26岁，1991年3月21日初诊。

病史：患者妊娠3个多月，近日因受凉频作阵咳，夜间较甚，痰稀难咯，咽喉作痒，无寒热，未予及时调治。入夜自觉胎动下坠，小腹胀痛，腰部酸楚，晨起即见阴道少量出血。舌苔薄白，脉象浮滑。

辨证：外邪犯肺，宣降失司，伤及胎元。

治则：疏风宣肺，止血安胎。

方药：用六安煎加味。荆芥穗6g（炒黑），紫苏梗6g，紫苏子6g，炒白芥子6g，炒苦杏仁6g，茯苓9g，陈皮6g，清半夏6g，炒艾叶3g，川续断15g，地榆9g（炒黑）。水煎服，2剂。

3月23日二诊：药后阵咳已止，漏血亦净，小腹不适，无腰酸。舌苔微黄，脉滑。外邪已解，肺气得宣。继以补肾安胎，稍佐利肺化痰为法。药用：枸杞子15g，菟丝子10g，黄芪12g，炒杜仲15g，川续断12g，怀山药15g，桑寄生10g，桔梗6g，紫菀9g，紫苏梗6g。水煎服，服药2剂后，告愈。

按语： 本例系外邪犯肺，阵咳频作，伤及胎元，以致腰酸腹痛，胎漏下血。凡因病而致胎动者，宜先治其病，病去胎则安的原则，用原方六安煎加味宣肺透邪，佐以止血安胎。二诊时外邪经解，故转为补肾安胎为主，稍佐利肺化痰。前后病机重点转移，治疗大法亦随证而变。

（2）徐某某，女，34岁，1993年8月23日初诊。

病史：怀孕现已3个多月。近两天来阴道出血，量中等，色鲜红，伴口干心烦，手足心热，腰部酸软，小腹隐痛。舌质偏红、苔微黄，脉滑、重按无力。

辨证：热伏冲任，迫血妄行。

治则：滋阴清热，固肾安胎。

方药：生地黄24g，熟地黄24g，黄芩12g，白术10g，白芍10g，桑寄生12g，菟丝子10g，川续断15g，砂仁3g（后下），地榆15g（炒黑）。水煎服，2剂。

8月25日二诊：药后阴道出血较前略有减少，仍感腰酸，小腹隐痛，脉舌如旧。继以上方加补肾填精止血之品，以图其功。药用：生地黄24g，熟地黄 24g，炒黄芩 12g，白术 10g，白芍 10g，阿胶 15g（炖烊化、冲），紫河车 10g，菟丝子 10g，川续断 15g，砂仁 3g（后下），生地榆 15g，桑寄生 12g。服药 2 剂出血止，腰酸腹痛明显减轻。又服 2 剂，诸症消失。

按语：本例患者为虚实兼挟型胎漏症，素体肾虚，热伏冲任。初以保孕方加味治疗，服药 2 剂，诸症未见减轻。症见腰酸，脉呈虚象，可知肝肾亏虚。胞脉系于肾，肾虚则下元无力，胎无以载。虽经滋阴清热，固肾安胎为治，但补肾措施不力，故治疗未得显效。后加血肉有情之紫河车、阿胶益肾、填精、补血、止血之品，获得良效。

（3）何某某，女，28 岁，1998 年 4 月 25 日初诊。

病史：结婚 5 年，曾堕胎 3 次，怀孕后均不过 3 个月。现妊娠 2 个月。既往月经多先期五至七天，量多色红，无痛经。带下色白，伴血。常感头晕咽干，手足心热，周身无力，食后脘胀，腰酸软。舌质偏红、苔薄，脉细滑无力。

辨证：肝肾阴亏，脾气虚弱。

治则：滋肾补脾，理带安胎。

方药：生地黄 20g，熟地黄 20g，黄芩 10g，白芍 10g，炒杜仲 10g，川续断 15g，黄芪 12g，党参 12g，女贞子 15g，菟丝子 12g，白术 10g，肉苁蓉 12g，桑寄生 12g，鸡冠花 15g。水煎服，6 剂。

5 月 1 日二诊：服药 6 剂后大有好转，白带中稍有红色，酌情续服。

年底家人诉说，患者前后共服 20 余剂，足月顺产一男婴。

按语：滑胎一证，多系肝脾肾不足。脾虚则升举无权，冲任不守。肝肾虚则下元无力，冲任不固，不胜载胎。故预防之法，多从补益肝脾肾着手。本例 5 年之中，堕胎 3 次，其月经先期，量多色红，赤白带下，属肝肾阴亏，脾气虚弱，血分有热，任、带不固。方以生地黄、熟地黄、肉苁蓉、女贞子滋养肝肾；菟丝子、杜仲、川续断、桑寄生固肾壮腰安胎；黄芪、党参、白术补气养血健脾；黄芩、白芍清热安胎；鸡冠花固任止带。上药切合病情，反复服用，共奏安胎保孕之功。

（4）张某某，女，26 岁，1999 年 7 月 24 日初诊。

病史：怀孕将近 3 个月，见红不已。起初仅点滴开始，昨天血量增多，颜色鲜红，小腹及腰酸坠感，口渴心乱，面色发红，头晕头痛，小便黄短，（问知老家四川每餐必食大量的辛辣）舌红、苔黄，脉来滑数。

辨证：肾阴久虚，热伏冲任。

治则：滋肾养胎，凉血止血。

方药：桑寄生 12g，炒杜仲 12g，川续断 10g，山茱萸 10g，狗脊 12g，白芍 12g，苎麻根 12g，黄芩 9g，炒地榆 10g，生侧柏叶 9g，生地黄 2g，茯苓 12g，甘草 6g。水煎服，2 剂。

7 月 26 日二诊：服药 2 剂后见血减少，烦热已减轻，腰酸腹坠感不减。此血去较多，下元失养，冲任不固，系胎无力，唯恐堕胎。并嘱卧床休息，忌食辛辣食物。药用：炒杜仲 12g，川续断 10g，桑寄生 10g、狗脊 12g，山茱萸 12g，黄芩 6g，炒地榆 12g，墨旱莲 12g，白芍 12g，贯众炭 10g，茯苓 10g，乌药 6g，甘草 6g。水煎服，3 剂。

7 月 30 日三诊：药后仍有点滴未净，腰酸小腹坠感减轻。虽有效果，仍须静养，固肾安胎为法。药用：东阿胶 15g（烊化冲服），炙黄芪 15g，山茱萸 15g，菟丝子 12g，炒杜仲 10g，川续断 10g，五味子 6g，当归身 6g，贯众炭 9g，黄芩 9g，炒地榆 9g，生侧柏叶 9g，艾叶炭 6g。水煎服，2 剂。

8 月 1 日四诊：药后未再见红，略感腰酸，他症消失，上方去侧柏叶、地榆、贯众、艾叶炭等固涩止血之品，加山药 12g、白术 12g 等健脾之味。又服 3 剂，休息数日而正常。待孕期足月后顺产一子。

按语：患者既往月经先期量多，属阴虚血热体质，孕后热伏冲任，血海不宁，因致胎漏量多，血色鲜红，热邪上扰，津液为伤，则头痛面红，心烦口渴；阴血不足，胎失所养，故腰酸无力，小腹下坠。其症情急迫，已有堕胎之象，故以杜仲、桑寄生、川续断、山茱萸等固肾安胎，兼能止血；黄芩、地榆、侧柏叶、生地黄、苎麻根等凉血止血，亦助胎安；再加白芍、甘草酸甘化阴，柔肝和血；茯苓交通心肾，安神怡志。全方安胎止血，双管齐下，以防不测，使血漏渐止，则侧重益气养血，固肾安胎，使胎元得固，血热得清，遂能化险为夷，足月顺产。

（十二）习惯性流产

赵某某，女，39 岁，1998 年 5 月 22 日初诊。

病史：结婚 3 年。曾受孕 3 次，每次均在妊娠 2 个多月流产，开始先出现阴道见红，血色紫黑，经当地多方治疗均未成功，数日后大量出血，伴腰腹胀痛，继而流产。今又怀孕 1 个多月，遂找谭老诊治。脉象缓滑，面色白皙。

辨证：气血亏损，冲任不固。

治则：大补气血，培元固本。

方药：拟用十全大补汤加减。人参 6g，黄芪 15g，熟地黄 15g，菟丝子 12g，桑寄生 12g，炒杜仲 12g，白术 10g，炒当归 6g，川芎 3g，炒白芍 10g，续断 12g，茯苓 10g，甘草 10g。水煎服，7 剂。

5 月 29 日二诊：服药后全身有力，面色红润，脉象缓和。改用保产无忧汤加减。药用：酒洗炒当归 6g，酒洗炒黄芩 6g，酒洗炒白芍 6g，川芎 5g，炒黑芥穗 3g，炒艾叶 3g，炒枳壳 2g，炙黄芪 3g，炒菟丝子 5g，炒厚朴 2g，紫苏叶 3g，川贝母 3g，陈皮 3g，甘草 2g。水煎服，隔日服 1 剂，10 剂。

6 月 19 日三诊：药后怀孕已 3 个月，感觉腰酸无力，其他正常。（家人害怕再和以前一样流产）药用：人参 6g，鹿胶 6g（溶化后兑入药汁中），炒当归身 6g，炒杜仲 9g，生地黄 6g，熟地黄 6g，麦冬 6g，黄芪 10g，续断 9g，白术 9g，茯苓 9g，白芍 9g，狗脊 6g，补骨脂 6g，炒黄芩 5g，龙眼肉 10g，生甘草 3g。水煎服，7 剂。

6 月 26 日四诊：服药后不再腰酸，感觉全身有力。嘱患者适当活动，避免大的活动及扛、抬、搬运等动作。继续按上方水煎服，每隔两天服用 1 剂，10 剂。

8 月 1 日五诊：现已怀孕 6 个月，周身有力，无任何不适感觉。家人要求再服几剂。药用：人参 3g，黄芪 10g，当归 6g，白芍 3g，白术 6g，炒杜仲 6g，菟丝子 6g，熟地黄 9g，川续断 6g，桑寄生 6g，甘草 3g。水煎服，每周服用 1 剂，7 剂。药后正常，足月顺产一男婴。

按语： 妇人怀孕，在堕胎或半产后，下次受孕时仍如期而堕的，称为滑胎。本病例主要由于素体虚弱，气营不足，冲任不固，不能摄血养胎，以致胞脉失系而成滑胎。故治疗本病时，应以益气养血，补益肝肾为法。气血调和后，冲任得固，而胞脉能系胎儿，则胎自安。处方先以十全大补汤加减，取参、术、芪类大补气血，培元固本。再以保产无忧汤加减益养胎元。使胎儿正常发育，孕期内逐月进药，最后得以足月顺产。

（十三）胎动不安

黄某某，女，30 岁，2001 年 11 月 28 日初诊。

病史：妊娠 5 个月，因搬运过重不慎跌倒，腰痛下坠，但未流血，眠食均可，腹中隐痛，精神紧张（第一胎）。舌苔薄白，脉沉细滑。

辨证：外伤胎动不安。

治则：补益气血，固肾安胎。

方药：拟用安胎饮加减。当归 10g，炒白芍 9g，生地黄 10g，生白术 10g，潞党参 10g，炒黄芩 6g，炒续断 12g，炒菟丝子 10g。水煎服，2 剂。

11 月 30 日二诊：服药 2 剂后，腰痛下坠消失。再服 3 剂，一切正常。

按语： 妇女妊娠跌仆，胎动不安，在农村比较常见。《张氏医通》曰："安胎之法有二，有因病以致胎动者，但治其母，其胎自安，因胎动而致母病者，安胎而病自愈。"这是一般规律。如持重跌仆，凝血作痛，欲服活血药则恐伤胎，不用活血药则凝血不除，胎也难安。谭老认为不必拘此，应通权达变。此例患者虽搬运重物但未见下血，但腰痛下坠是冲任受损，肾气已伤，故方用当归、生地黄、白芍、川续断、菟丝子养血固肾以安冲任；党参、白术、黄芩健脾益气清热以养胎元。药仅 2 剂即邪去正安。可见谭老治病经验确有不同，不用化瘀之品而收瘀消痛止之效，有其独到之处。

（十四）妊娠呕吐

（1）刘某某，女，31岁，1998年4月28日初诊。

病史：怀孕3个月，恶心呕吐，吞酸嘈杂，脘部作痛，食欲不振，夜眠尚可，大便正常、小便微黄。舌苔白厚，脉沉弦滑。

辨证：冲任上壅，胃热气郁。

治则：清热降逆，和胃安胎。

方药：用橘皮竹茹汤加减。姜竹茹10g，姜半夏6g，茯苓9g，陈皮6g，南沙参10g，炒黄连3g，白术10g，炒黄芩3g，砂仁3g（后下），生姜3片。水煎服，频饮，3剂。痊愈。

（2）张某某，女，26岁，1998年6月22日初诊。

病史：妊娠2个月，恶心呕吐，饮食减少，面黄少泽，腰酸腹坠，大便干、小便调。舌苔灰白，脉左沉细滑、右沉弱。

辨证：肝胃不和，升降失调，脾虚血少，胎元失养。

治则：和中养血安胎。

方药：拟用解肝煎加减。当归9g，党参10g，炒杭白芍9g，姜半夏6g，茯苓9g，生白术10g，炒黄芩6g，紫苏梗2g，砂仁3g（后下），续断9g，香附6g，姜竹茹10g，生甘草3g，生姜3片。水煎服，频饮，3剂。服药恶心呕吐止，饮食增进。

按语：中医的妊娠恶阻，系现代医学中的妊娠剧吐，是因妊娠反应剧烈而引起的疾病。其主症为恶心吐食，《产经》称之为"阻病"，如《胎产心法》所云："恶阻即恶心、饮食阻隔之义。"历代医家对本病的病因说法不一，有认为系气凝血聚者；也有认为系停痰积饮者；有认为系肝虚者；也有认为系肝气上逆者。总括前人辨证，不外痰、热、郁、虚。其症多见恶心呕吐，头重目眩，胸闷脘满，嗳气上逆，懒倦嗜卧，恶食喜酸，或偏食一物，间作寒热。谭老认为，恶阻是由于妇女妊娠，胞宫内实，冲气上壅，气不下行所致。病在脾、胃、肝三经，产前应遵循补脾养血、清热的原则，立方投药。注意健脾和胃，抑肝降逆。按《素问·六元正纪大论》"有故无殒，亦无殒也。"半夏并不动胎。临证和胃降逆，半夏可配砂仁、陈皮、黄连健脾和胃清热；半夏可配白术、黄芩、陈皮健脾；当归养血；香附解郁；川续断安胎。由此可见，上述两例虽然同病异治，但是方中均用半夏、砂仁、白术、黄芩以和其胃气，清热安胎，此是提高疗效的根本原因。

（3）王某某，女，24岁，2000年9月17日初诊。

病史：怀孕2个月，脘腹胀满，喜食酸物，呕恶不食，食入即吐，头晕疲乏，全身无力，倦怠嗜睡，多梦。舌淡、苔白，脉缓兼滑。

辨证：胃虚恶阻。

治则：健胃和中，理气降逆。

方药：党参10g，白术12g，茯苓10g，川续断10g，姜竹茹10g，陈皮9g，枳壳10g，紫苏梗9g，砂仁5g（后下），乌梅3个（捣碎），甘草6g，生姜3片。水煎服，6剂。服药后胀满、呕吐全部消失而痊愈。

按语：胃气素虚，怀孕之时，月事不下，血盛于下，冲任两脉之气较盛。冲脉隶于阳明，其气上逆犯胃，胃虚浊气不降，随逆气上冲而致呕吐恶心、头晕；脾与胃相表里，胃虚脾亦虚，脾胃俱虚，中阳不振，浊气在上，故脘腹胀闷；清气不升，无以敷布全身，而见全身无力，倦怠嗜睡。妇人受孕二三月时，出现头晕目眩，肢体沉重，倦怠嗜睡，喜食酸味果品，心中烦闷，恶闻食气，晨起泛恶，或食入呕吐，甚者见食欲吐，此即为恶阻病。究其病因，历代医家各有论述，无外乎因痰、因气、因热、因虚数种。究其机理，在于妇人妊后，胞宫内实，冲气上壅，气不下行所致，病在肝、脾、胃三经。治疗大法以健脾顺气、和胃止呕为主。然后分治加减用药，药宜精简而不滋腻，庶可起到平肝和胃，理气降逆，佐以安胎的作用。方药平妥，药入不拒，收效迅速。

（4）李某某，女，25岁，2004年5月11日初诊。

病史：怀妊3个月，恶闻食气，胸闷不舒，食入则吐，所吐皆为食物痰涎，倦怠乏力，卧床不欲动，动辄眩晕呕吐。口黏且苦，小便黄短。苔黄而腻，脉来弦滑。

辨证：胎热上干，痰浊逆胃。

治则：清热化痰，降逆止呕。

方药：焦白术 10g，山药 10g，姜半夏 6g，茯苓 10g，姜竹茹 10g，沉香 3g，枇杷叶 10g，黄芩 6g，橘皮 6g，紫苏梗 6g，乌梅 3 个（捣碎），生姜 3 片。水煎服，2 剂，频饮。

5 月 13 日二诊：服用后，胸次豁然，起坐行动已不晕吐，略能进食。原方再进 2 剂，而后没再呕吐。

按语：妊娠之际，阴血下聚养胎，血壅气盛，胎热随冲脉之气上逆，挟痰干胃，清阳不能上出清窍，故见呕吐痰涎，头目眩晕，胸满不食等症。程钟龄谓："妊娠之际，经脉不行，浊气上干清道，以致中脘停痰，眩晕呕吐，胸膈满闷，名曰恶阻。"方用温胆汤与橘皮竹茹汤合方化裁，去甘草之壅满，加沉香、紫苏梗、枇杷叶之利气，以恰合病机，因能获效较著。

（十五）子嗽

姜某某，女，25 岁，2009 年 3 月 12 日初诊。

病史：近半个月来一阵阵咳嗽，有碍睡眠。因已怀孕 3 个月，一直没敢吃药。病起于外感风邪，身热畏寒，喘促气急，痰黄不爽，声音嘎哑，咳则遗溺，咽红肿痛，时或泛恶，饮食无味，间有心悸。舌边尖红、苔薄黄，脉滑数、两尺脉弱。

辨证：热郁肺胃，清肃不降。

治则：清疏宣降，宁嗽利咽，佐以安胎。

方药：炙麻黄 5g，苦桔梗 6g，紫苏 6g，金银花 12g，板蓝根 12g，知母 9g，炙白前 9g，浙贝母 9g，茯苓 9g，射干 6g，黄芩 6g，麦冬 12g，姜竹茹 6g，粉甘草 6g。水煎服，3 剂。

3 月 15 日二诊：服药后得微汗，身热渐减，咳嗽痰黄依然，气急泛恶如前，舌淡黄、苔薄腻，乃里热内遏，仍用前方加减。药用：炙麻黄 6g，桔梗 6g，紫苏子 6g，知母 9g，浙贝母 9g，天冬 9g，麦冬 9g，板蓝根 12g，金银花 15g，炙白前 9g，黄芩 6g，射干 6g，佩兰 9g，薄荷 3g，车前草 10g，姜竹茹 6g，粉甘草 6g。水煎服，3 剂。

3 月 18 日三诊：表邪已解，寒热尽退，苔腻已化，泛恶顿除。唯咳仍欠爽，动辄气急。此肺气尚未清肃、久咳肺金已伤，症势虽平，务慎风寒。再以前意化裁。药用：炙白前 6g，炙前胡 6g，黄芩 6g，款冬花 9g，炙麻黄 6g，紫苏梗 6g，炙桑白皮 6g，五味子 6g，知母 9g，北沙参 12g，茯苓 12g，车前草 10g，杜仲 9g，桑寄生 10g，甘草 6g。水煎服，3 剂。

3 月 21 日四诊：上方服后诸症消失，食眠均可，遂停药痊愈。

按语：《竹林女科》谓："妊娠四五月，咳嗽，五心烦热，胎动不安，名曰子嗽。"此指妊娠期间，阴血聚养胎元，不能上承润肺而致者，治当润肺止嗽为主。若本例，身热微寒，咳喘痰黄，咽红肿痛，泛恶呕吐，则因外感风邪，里热内蕴，肺失清肃，胃失和降所致，是子嗽又一类型。治用麻黄、紫苏、金银花、板蓝根等祛风清热，宁嗽定喘；桔梗、白前、射干、黄芩、知母、浙贝母等宣肺化痰，清利咽膈；再加竹茹降逆止呕；天冬、麦冬润肺生津；茯苓交通心肾；并与黄芩、紫苏相互配合，扶脾安胎。全方意在疏风清热，宁嗽定喘，降逆和胃。故治用薄荷、紫苏、金银花、板蓝根等祛风清热；桔梗、甘草、白前、前胡、知母、浙贝母等宣肺止咳；半夏、竹茹、车前草等开痰散结，降逆和胃；杜仲、桑寄生壮腰补肾，固摄胎元。

（十六）产后身痛

（1）王某某，女，28 岁，1987 年 11 月 14 日初诊。

病史：头产，产后 1 个多月，周身关节酸痛，下肢尤甚，遇冷加重，按摩则舒，四肢发凉发麻，腰背酸软，头晕无力，心悸眠差，面色少华，乳少。舌淡、苔白，脉象沉细。

辨证：产后血虚，筋脉失养，肝肾不足。

治则：益气养血，温经散寒。

方药：黄芪 15g，当归 12g，炒白芍 12g，秦艽 9g，怀牛膝 12g，鸡血藤 15g，独活 12g，桂枝 6g，狗脊 12g，威灵仙 10g，炒杜仲 12g，桑寄生 12g，防风 6g，炙甘草 6g。水煎服，3 剂。

11 月 17 日二诊：药后关节痛减，头晕肢麻亦轻。舌淡、苔薄白，脉来沉细，前方已获效果，仍守原方出入再进 3 剂。

11 月 20 日三诊：上方共服 6 剂，身痛肢麻已止，唯感体倦乏力，心悸寐差，乳汁不多，舌脉如前。此邪去正虚，以补虚、安神通乳之法，兼予安神通乳之味。药用：黄芪 15g，潞党参 12g，当归身 10g，炒白芍 12g，焦白术 10g，茯苓 10g，炒白术 10g，鸡血藤 15g，淫羊藿 12g，炒杜仲 12g，桑寄生 12g，川续断 10g，鹿角片 10g，路路通 10g，炒王不留行 12g，炙甘草 6g。水煎服，6 剂。服后诸症均安，身痛已除，乳汁增多。

按语：本例肢体酸痛，手足凉麻，恶冷喜暖，按摩觉舒，主因产后血虚，风寒乘袭所致；腰背酸软，下肢痛甚，则系肝肾不足，督脉虚弱之故。血不上荣则头晕面萎，心失奉养，故心悸寐差。气能生血，血虚须益气，故治用党参、黄芪、当归、白芍、鸡血藤等益气养血，以舒筋脉；杜仲、狗脊、桑寄生、牛膝、鹿角等补肝益肾，温养督脉，以壮腰膝；再加桂枝、防风、独活、淫羊藿等温通经脉，逐散风寒，以共奏益气血、补肝肾、温通经络，蠲痹止痛之效。三诊则专事补虚扶正、安神下乳之功，以使身体康复。

（2）周某某，女，27 岁，1996 年 5 月 26 日初诊。

病史：产后 46 天，头身四肢疼痛，自汗无力，恶风喜暖，屡按痹证治疗未愈，胃纳尚可，大便干、小便调。舌淡、苔白，脉沉细弱。

辨证：产后营卫俱虚，复感外邪。

治则：气血双补，以和营卫。

方药：拟用八珍汤加味。潞党参 12g，生白术 10g，茯苓 10g，当归身 10g，酒川芎 3g，炒白芍 10g，生地黄 10g，黄芪 6g，秦艽 6g，鸡血藤 10g，生甘草 3g。水煎服，7 剂。

6月2日二诊：连服7剂后身痛大减。嘱按原方继服7剂而痊愈。

按语：产后身痛属痹证范围，所不同者，因其产后，气血不足，脉络空虚，风寒湿邪乘虚侵入，病难速已。所以一般用治痹之方药，疗效不显著。谭老按其产后之特点，仿仲景填窍息风之法，补益气血，兼顾痹邪，每多取效。如《沈氏尊生》云："产后遍身疼痛，因气血走动，升降失常，留滞于关节间，筋脉引急，或手足拘挛，不能屈伸，故遍身肢节走痛，宜趁痛散（当归、白术、牛膝、黄芪、生姜、肉桂、薤白、独活、桑寄生）。"此例谭老用八珍汤加黄芪、秦艽、鸡血藤益气祛风，化湿通络，养血舒筋，特别是秦艽配鸡血藤能于营血之中搜除风湿之邪，使邪去血和，筋脉自利。虽然只有二诊，但是取得了初步疗效，可见谭老治产后身痛，独有见解。

（3）乔某某，女，26岁，2004年3月28日初诊。

病史：产后32天，肢体窜痛，安抚不减，转侧不利，自感骨节间冷风飕飕，无汗恶风，大便秘结，纳谷呆滞，舌淡、苔薄，脉象细弦。

辨证：此产后风湿瘀血，痹阻脉络。

治则：蠲除风湿，行气活血。

方药：海桐皮10g，追地风9g，汉防己10g，威灵仙12g，络石藤10g，川羌活9g，秦艽10g，北细辛3g，片姜黄10g，怀牛膝12g，桑寄生10g，炒香附12g，焦三仙各10g，番泻叶6g(后下)，得泻后停用此药。水煎服，3剂。

3月31日二诊：服药后得微汗，身痛见轻，大便通畅，饮食有增，唯感胸胁闷滞，口干欲饮，乳水不畅。再按上方加减。药用：海桐皮10g，威灵仙10g，络石藤10g，鸡血藤12g，汉防己9g，桑寄生12g，佩兰6g，炒香附12g，炒神曲10g，王不留行15g，天花粉10g，佛手10g。水煎服，6剂。

4月7日三诊：上方连服6剂，身痛已止，胸闷消除，食便均可，乳汁增多。唯感倦怠乏力，夜寐不实，舌淡、苔白，脉沉细弱。此乃邪去正虚，以补气养血，两顾心脾法。药用：潞党参15g，当归身10g，炒白术10g，茯苓10g，鸡血藤12g，川续断10g，炙黄芪10g，远志肉9g，炒酸枣仁12g，炒神曲12g，络石藤10g，木香6g。水煎服，6剂。服药后诸症消失而痊愈。

按语： 本患者产后32天，肢体窜痛，按揉不减，转侧艰难，无汗恶风。乃因风寒湿邪和瘀血痹阻脉络，不通则痛，其与身痛绵绵，抚之可减，正虚邪微者迥然不同。此邪气扩展之际，骤予滋补，必致闭门留寇，淹缠不解。故先以海桐皮、追地风、威灵仙、汉防己、北细辛等疏风胜湿，散寒止痛；络石藤、片姜黄、怀牛膝、香附等舒筋通络，行气活血；后又加桑寄生滋补肝肾，濡养筋脉。使邪气得去，疼痛渐止，始予归脾汤加川续断等两补气血，调养筋骨，滑利关节。

（十七）产后恶露不净

（1）白某某，女，32岁，1998年5月22日初诊。

病史：产后40天恶露淋沥，经月不净，潮热，四肢酸软，头痛、腹痛喜按，诊其舌淡、苔白，脉缓。

辨证：气血俱虚，风邪侵袭。

治则：补益气血，散风止露。

方药：荆芥穗炭10g，当归10g，生地炭10g，炒白芍10g，艾叶炭10g，黄芪15g，阿胶珠12g，炙甘草6g，川芎6g，桂枝2g，生姜3片，大枣3枚。水煎服，3剂。

5月25日二诊：服药3剂后恶露及月经干净，其余诸症均消失，而获得痊愈。

按语： 产后恶露淋沥，月经不净，以致血不归经。本方以胶艾四物汤加味，养血活血，加入阿胶养血滋阴；黄芪、桂枝、艾叶、炙甘草、生姜、大枣益气温阳；荆芥穗炭入血散风止露。但因其发病具体原因不同，证候各异，临证须详细分辨，方能达到药到病除的治疗效果。

（2）孟某某，女，26岁，1990年7月24日初诊。

病史：怀孕5个月，不慎堕胎，产褥期中，因天气炎热而饮用冷水，后即恶露淋沥，迄已1个多月不止，量少、色紫黑有块、小腹疼痛拒按，伴有腰酸、胸闷、纳呆等症。舌质紫暗、舌苔薄白，脉象弦涩。

辨证：寒凝胞脉，瘀血内阻，冲任失畅，血不归经。

治则：活血化瘀，温经止血。

方药：当归身 10g，川芎 6g，益母草 12g，炒桃仁 6g，焦山楂 10g，炮干姜 3g，生蒲黄 6g，五灵脂 10g，炒枳壳 6g，刘寄奴 10g，桑寄生 12g，炒杜仲 10g。水煎服，3 剂。

7 月 27 日二诊：服用上方 3 剂后，血量略增加，色已转红，曾有少量血块，腹痛遂止，胸闷好转。舌转淡红，脉见沉弦，但仍有腰酸，纳呆，再用养肝行血，和中调胃之法进行治疗。药用：当归 9g，川芎 6g，桑寄生 12g，炒杜仲 10g，益母草 12g，焦山楂 10g，炮干姜 3g，陈皮 10g，炒枳壳 6g。水煎服，3 剂。

7 月 30 日三诊：服上方 3 剂血止，腹不再痛，腰酸亦除，纳谷有增，舌淡红、苔薄白，脉弦细，瘀滞已消，患者不想再喝中药，改用八珍益母丸和归芍地黄丸，每日早晚各服 1 丸，连服半个月。停药后于 8 月 20 日月经来潮，色量正常，腰腹未再疼痛。

按语：本例患者因自然流产后，因贪凉饮冷，寒邪乘虚入客胞中，与血相搏，阻于胞脉，以致血不归经，淋沥日久。方用：当归、桃仁、蒲黄、山楂、五灵脂、益母草、刘寄奴等活血行血，破瘀生新；炮姜、川芎温经散寒，行气活血；又因下血日久，肝肾已亏损，遂有腰部酸痛，故方中复加桑寄生、杜仲补益肝肾，养血止血。二诊瘀血已下，血虚待补，故原方易活血化瘀之品，为和胃畅中之焦山楂、陈皮、枳壳等，使饮食增加，滋其后天。三诊血止，继用丸剂缓调，补肝肾，益气血，达到彻底康复的治疗效果。

（3）何某某，女，30 岁，2000 年 4 月 18 日初诊。

病史：产后 3 日，喂奶不慎新生儿夭折。悲恸抽泣悔恨，日夜不已，以致恶露增多，胁腹作胀，今已过月仍下血不止，量多色红、质稠臭秽，并见烦热口干，面色潮红，便秘溲黄。舌边红、苔薄黄，脉细数。

辨证：五志化火，迫血妄行，阴血耗伤，虚热不宁。

治则：清热养阴，凉血止血，舒肝和营。

方药：当归 10g，杭白芍 12g，生地黄 12g，醋柴胡 6g，川续断 12g，怀山药 10g，粉牡丹皮 10g，炒黄芩 9g，东阿胶 12g（烊化冲服），女贞子 10g，墨旱莲 12g，炒地榆 15g，地骨皮 9g，淡青蒿 9g。水煎服，3 剂。

4 月 21 日二诊：服用 3 剂后血量已减，烦热亦轻，腑气得行，仍口渴。舌红、苔薄黄，脉细略数。已获效机，原法再进。药用：当归 10g，白芍 12g，生地黄 12g，炒牡丹皮 10g，炒白术 10g，醋柴胡 6g，白薇 10g，女贞子 10g，墨旱莲 15g，炒地榆 15g，麦冬 12g，东阿胶 12g（烊化冲服），淡青蒿 6g。水煎服，3 剂。

4 月 24 日三诊：药后下血已止，诸症消失。舌质淡红、舌苔薄白，脉细弦。嘱每日早上服用加味逍遥丸 6g，晚饭后服归芍地黄丸 1 丸，连服 7 天，以滋补肝肾，舒肝和营。

按语：本例因喂奶不慎而丧子，日夜懊悔悲恸抽泣，致郁火动肝，藏血失职，而见恶露增多，胁腹作胀。又因淋沥日久，冲任不固，而致营阴耗损，虚热内生，故见血多色鲜，烦热口干，面色潮红，便秘溲黄等症。治用丹栀逍遥散与保阴煎合方化裁，以舒肝和营，清热养阴，凉血止血，而固冲任。方中当归、白芍、阿胶补血和血以柔肝，柴胡解郁以散火；生地黄、牡丹皮、地骨皮、青蒿等养阴清热以除蒸，女贞子、墨旱莲、川续断等益肾固冲以止血，并加炒地榆、炒黄芩凉血止血，使阴血得充，郁热得解，血海安宁，冲任内固，而血不妄溢。后用丸剂补肝肾，和营凉血，巩固疗效。

（4）刘某某，女，32 岁，2004 年 3 月 21 日初诊。

病史：产后第二天，因言语不顺而使胸中郁闷不舒，导致恶露不畅，三天即止。孰知数日后，骤又阴道下血，淋沥不已三十多天势不收敛。量或多或少，色或紫或淡，时夹有血块，少腹胀痛，腰酸背痛，下肢无力，胸脘痞闷、饮食无味、大便不实、面色晦滞。舌淡、苔薄，按脉沉细。

辨证：气血不和，冲任失约。

治则：补肾养血，化瘀止血。

方药：狗脊 12g（去毛），桑寄生 12g，川续断 12g，当归 12g，金樱子 10g，炒杜仲 10g，刘寄奴 10g，赤芍 9g，益母草 12g，炒地榆 12g，祁艾叶炭 10g，醋柴胡 6g，炒枳壳 10g，炒香附 10g。水煎服，7 剂。

3 月 28 日二诊：上方连服 7 剂下血已止，腹不再痛，饮食好转，脘痞略畅。唯仍腰酸腹胀，噫气不爽，大便不实，再拟健脾益肾，调胃和中。药用：炒杜仲 12g，桑寄生 12g，女贞子 15g，川续断 12g，炒白术 10g，茯苓 12g，怀山药 15g，陈皮 6g，醋柴胡 6g，川厚朴 6g，炒香附 10g，炒枳壳 10g，焦神曲 10g。水煎服，7 剂。

4 月 5 日三诊：药后腰痛腹胀已消，饮食增加，脘痞舒畅，二便如常。舌淡、少苔，脉仍沉细，但气血瘀滞已消，宜用气血双补之法，以善其后。用十全大补丸，每日早晚各服 1 丸，连服 10 天，而后康复。

按语：本例患者因产后言语不顺，心胸不舒导致恶露收涩过早，继而漏下量多不止，色深有块，伴有少腹胀痛，面色晦滞。乃因瘀血内积，血不循经所致。《胎产心法》谓："或因恶露未尽，固涩太速，以致停留，一旦经血大来如血多色紫有块，乃当去败血积滞，其少腹必胀满，按之而痛。"所述病机与本例符合。但本例产后气血本虚，又复漏下日久，致肾精亏损，脾虚难复，肝木乘之，故又见腰酸胫软，纳少便溏，脘痞不舒等症。证为虚实夹杂，治当补泻兼顾。方以狗脊、川续断、炒杜仲等补肾益精；当归、桑寄生等养血收涩，诸药同用固冲任，以复其损；金樱子、炒地榆、艾叶炭温凉并济，固涩止血；刘寄奴、赤芍、益母草、柴胡、香附等疏肝理气，活血化瘀，诸药化瘀止血，以澄其源。全方补虚不碍实，逐瘀不伤血。最后以十全大补丸调胃气，补气血，以善其后。

（十八）不孕症

（1）郭某某，女，31 岁，1992 年 3 月 28 日初诊。

病史：结婚 4 年一直未孕。近 1 年来经量过多，色紫有块，常有组织物排出。经前伴有双乳腹作胀、腰酸及腹泻，末次月经3月2日，曾经妇科检查，除发现宫颈轻度糜烂外，无他症发现。近期经期将临，乳房作胀，脘胁满闷。舌苔薄腻，脉象细弦。

辨证：肝郁气滞，瘀血阻络。

治则：疏肝理气，活血化瘀。

方药：当归10g，泽兰9g，制香附12g，柴胡6g，木香6g，青皮9g，黄芩9g，炒枳壳10g，郁金9g，焦麦芽10g。水煎服，3剂。

4月1日二诊：服完药后，月经今天来潮，经量较上次稍有减少，余症同前。按前方加赤芍6g、川芎6g、益母草15g、丹参12g、刘寄奴10g、川续断9g、陈皮6g。水煎服，5剂。

4月6日三诊：药后月经已止，余症消失。另嘱经患者每次月经来前三天，服用补肾健脾，养血调经之方6剂。药用：淫羊藿12g，仙茅10g，续断9g，桑寄生10g，菟丝子12g，枸杞子10g，覆盆子10g，山药12g，茯苓10g，黄芪12g，白芍12g，炒酸枣仁10g，钩藤9g，丹参10g，赤芍10g，鸡血藤15g，益母草10g，醋香附9g。水煎服，6剂。

9月12日来诊，已停经1个多月，经B超检查已确定怀孕。

按语：患者结婚3年未孕。经前乳胀腹痛腰酸，经来量多、色紫、有块。妇科检查无器质性病变。根据辨证，属肝气郁滞。选用疏肝理气、活血祛瘀方剂调治1周余，月经经量转为正常，其余症状消失。后每月以调经、补肾健脾之法，按月经周期服药3个月后，怀孕。

（2）杨某某，女，28岁，1994年3月20日初诊。

病史：结婚后3年未孕，月经量少色淡，间或有血块。经前两乳作胀，腰酸小腹冷痛，平时食少便稀，四末发凉，下肢畏寒，体倦乏力，白带量多，质稀，小腹阵痛，关节疼痛。（经妇科检查：宫颈轻度糜烂，宫体前位，子宫发育略小，输卵管通畅。诊断为无排卵性月经、原发不孕。）舌质淡、苔薄白，脉沉迟。

辨证：脾肾阳虚，寒湿阻胞，肝郁血滞。

治则：温补脾肾，散寒通络。

方药：狗脊 15g，淫羊藿 12g，桑寄生 15g，炙黄芪 15g，仙茅 15g，巴戟天 15g，茯苓 12g，炒白术 12g，海桐皮 12g，威灵仙 10g，泽兰 10g，茜草 10g，炒香附 10g，油肉桂 6g。水煎服，6 剂。

3 月 26 日二诊：药后腰痛，关节痛均减，白带已少，食纳略增。唯仍少腹胀痛，大便不实，脘痛，偶或泛恶。仍守前法，兼予和胃，养血通经。药用：淫羊藿 12g，巴戟天 12g，补骨脂 15g，覆盆子 12g，当归 15g，熟地黄 12g，太子参 15g，炒白术 10g，清半夏 9g，仙茅 10g，炒香附 10g，陈皮 6g，刘寄奴 12g，净苏木 6g。水煎服，6 剂。

4 月 1 日三诊：药后月事如期而至，量少色淡红，腰酸腹痛，大便稀薄，日一二次。此经血下趋，肝木失滋，乘侮脾土，再拟温补脾肾，养血调经为治。药用：巴戟天 15g，补骨脂 15g，覆盆子 12g，淫羊藿 15g，菟丝子 12g，怀山药 12g，炒白术 10g，桑寄生 12g，狗脊 12g，仙茅 10g，醋香附 10g，泽兰 10g，粉甘草 6g。水煎服，6 剂。

4 月 7 日四诊：带经 5 天而止，此次量中色可，仍有小血块。现腰酸腹痛诸症比以前转轻，均较既往为轻。拟用中成药丸剂"调经促孕丸"，每次 6g，每日 2 次。缓调。每月在月经来前 1 周服用 10 天。

10 月 26 日五诊：本月初该来月经，现已超过半个月，月经没有来潮。嘱做妊娠试验，结果为阳性，遂予益肾保胎、理气和胃之剂，调理数剂。来年 8 月份顺产一男婴，母子均安。

按语： 本患者为原发性不孕，证属脾肾阳虚，化源不足，寒凝胞宫，经脉不畅。故见月经后期，量少色淡，腰酸腹痛，肢冷畏寒，白带质稀等症。治以温补脾肾、理气通经之剂，药用狗脊、仙茅、淫羊藿、巴戟天、覆盆子、肉桂等温肾散寒、补肾填精；当归、桑寄生、熟地黄等滋补肝肾、养血调经；太子参、炙黄芪、炒白术、茯苓、山药等健脾益气，以滋化源，使肾阳得温，精血得养，则系胞有力、冲任旺盛；脾运健旺，则气血自充、血海得盈。兼以香附、刘寄奴、茜草、泽兰等理气活血、疏利经脉，使气血畅行，则月经自调。此后经期服汤剂，补脾肾、和气血，补而兼疏；平时服丸剂，温肾阳、调经血，生中有化。使冲任通盛，月事循常，则必能孕育。

（3）张某某，女，28岁，1995年3月11日初诊。

病史：患者结婚5年一直未孕，月经不准，经常往后错，有时2个月1次，后来3个月，月经不来，经西医诊断为子宫小。现已接近4个月月经未至，头晕、胸胁胀痛，食少，四肢无力，面色淡黄，舌苔薄白，脉两尺沉细弱、关细弦。

辨证：脾肾两弱，肝郁血虚。

治则：健脾和中，疏肝养血，佐以补肾。

方药：拟用八味汤加减。当归10g，潞党参10g，茯苓10g，法半夏9g，陈皮6g，川芎6g，炒白芍10g，炒菟丝子10g，制香附12g，泽兰10g，柴胡4g。水煎服，7剂。

3月19日二诊：服药后微有小腹胀痛，其他身体没有变化，上方加炒小茴香10g，红花10g，益母草15g，川牛膝12g，小青皮9g，焦山楂10g，焦神曲10g，焦麦芽10g。连续服药1月余，月经按期来潮，量多有小血块，色暗，时有腹痛。舌苔薄白，脉沉弦有力。

5月2日三诊：改用调经种玉汤加减，药用：当归12g，川芎9g，生地黄12g，炒白芍12g，制香附12g，延胡索10g，牡丹皮12g，茯苓15g，泽兰10g，益母草12g，炒菟丝子10g，川楝子6g，陈皮6g。水煎服，日1剂。本次月经干净后停药。后来追访已生育一子。

按语：现代医学认为，婚后2年以上，男方健康，女不孕者属原发不孕症。由于不孕症多数可见月经不调，所以祖国医学将其列入妇科孕育门中，如《妇科切要》云："妇人无子皆由经水不调，所以经水不调者，皆由内有七情之伤，外有六淫之感，或气血偏盛，阴阳相乘所致。"其病因一般多由虚寒、虚热、气郁、血瘀、湿痰所致。如《巢氏病源补养宣导法》云："妇人挟痰无子，子脏寒冷无子，带下结积无子。"治疗应先查其病因，分别虚实寒热，随症施治。月经不调者，先调其月经；偏于虚寒者应补虚温宫；血虚有热者应滋阴清热；湿痰者应燥湿化痰；气郁者应理气解郁。病愈后自能受孕。本例婚后5年未孕，西医诊断为幼稚子宫。谭老根据其脉证，认为子宫发育在于脾肾，因脾胃为后天之本、生化之源，能化生精血；肾为先天之本，能助生长发育。脾肾之间，是以后天营养先天。患者素体脾肾虚弱，化源不足，冲任失养，故子宫发育迟缓，婚后多年不孕，情志不遂，导致肝郁血虚，冲任受损，故经闭不调。《素问·阴阳别论》云："二阳之病发心脾，有不得隐曲，女子不月。"谭老认为，本证治法重在脾胃，先补其胃气，滋其化源，用药别与一般，重用党参、茯苓、半夏、陈皮健脾和中；佐以当归、川芎、白芍、泽兰养血调经；菟丝子补肾益精；柴胡、香附行气舒郁。药虽寥寥几味，但随症加减，竟可使月经畅行，乘机改方，调经种子，终于受孕。由此可见，临床上辨病机的所在、证的虚实寒热、用药的主次、配伍贵精不贵多，都非常重要。

（4）宋某某，女，33岁，2008年6月18日初诊。

病史：婚后6年，一直未孕育。月经期每月都后错，天数不等，量中色暗紫，有血块，经前两乳作胀，头晕泛恶，带下色黄，秽臭，头疼，两胁胀痛、日晡低热，西医诊为原发性不孕、双侧输卵管粘连。舌暗、苔黄略腻，按脉沉弦。

辨证：气滞血瘀，湿热蕴结。

治则：理气化瘀，清解湿毒。

方药：当归10g，赤芍10g，醋柴胡6g，香附12g，郁金9g，白芷6g，丹参15g，紫苏6g，三棱10g，莪术10g，制乳香3g，制没药3g，穿山甲6g，败酱草15g，山慈姑12g。水煎服，7剂。

6月25日二诊：药后两胁胀痛轻减，带下已少，头疼泛恶已除。已获效果，原法更进。前方去紫苏、山慈姑、赤芍，加煅瓦楞子10g，白芍10g。水煎服，7剂。药后月经按月而至，色量均可，血块减少，经前亦未见乳胀、腹痛等症。以调经促孕丸缓调。每日2次，分早、晚服用1次，连续服用 20 天。并嘱下次经前 1 周服调经促孕丸 1 周。9 月份又经妇科检查"双侧输卵管已通畅",而后每月经前服用丸剂,后即受孕。

按语: 本例患者结婚 6 年不孕,经期后错,色紫有血块,经前两乳胁作胀,少腹隐痛,乃气滞不舒、经脉瘀阻之象;头晕泛恶,日晡低热,带下黄臭,乃湿蕴化热,熏蒸胃府,清阳不开,结于下焦,损及带脉所致。方用当归、白芍、柴胡、香附、制乳、没等理气止痛;郁金、丹参、三棱、莪术、赤芍、穿山甲、瓦楞子等活血化瘀;败酱草、山慈姑等清热解毒,化湿止带;佐以紫苏理气和中;白芷辛香透窍,遂使诸症递减,月经如期来潮。二诊加瓦楞子、白芍养血调经,并以丸剂缓图其功,终得输卵管畅通摄精受孕。

(十九)缺乳

(1)张某某,女,26 岁,1997 年 4 月 26 日初诊。

病史: 患者分娩后 4 天,乳房绵软不胀,乳汁缺少,不能供养婴儿,神疲体倦,头晕心悸,面色㿠白。舌淡,脉虚细。

辨证: 气血虚弱,乳汁不行。

治则: 补气养血通乳。

方药: 黄芪 18g,当归 12g,川芎 9g,党参 12g,炒王不留行 18g,漏芦 12g,瓜蒌 25g,天花粉 12g,老鹿角片 12g,山甲珠 6g,通草 9g,青皮 10g,熟地黄 15g,路路通 6g。水煎服,3 剂。

4 月 29 日二诊:服药 3 剂已生乳汁,家人担心乳汁不足要求再服用 3 剂。

按语: 由于产妇平素体弱,产后气血更虚,化源不足,血无以生为乳汁,故见乳少;血不养心则惊悸;气虚血少则不能营运全身而见神疲体倦、头晕等证;面色㿠白,舌淡,脉虚细。其气血不足之象,不能生化乳汁。谭老用黄芪、党参、当归、熟地黄益气补血;鹿角、山甲珠、川芎、漏芦、通草、瓜蒌、天花粉、青皮、路路通以活血益气，佐以通乳之剂，气旺则血生，血充则化乳。乳行病除，再用 3 剂乳汁增多。

（2）李某某，女，29 岁，2006 年 2 月 22 日初诊。

病史：患者身体健壮，求子心切，月初分娩一女婴，心情不悦。产后泌乳甚少，胸闷纳呆，口苦而腻。舌苔较浊，脉弦。

辨证：肝气怫郁，气滞湿阻。

治则：疏肝解郁，通络催乳。

方药：柴胡 6g，白芍 10g，香附 10g，当归 9g，青皮 6g，郁金 9g，炒王不留行 12g，鹿角霜 10g，炮甲珠 6g，路路通 10g，通草 6g，漏芦 9g。水煎服，3 剂。嘱服药期间不能急躁、生气。

2 月 25 日二诊：药后乳汁通畅，余症亦减，唯感口干口黏，舌脉同前。按以上方去鹿角霜、炮甲珠、当归，加丹参 10g、黄芩 3g、香附改用 6g。服用 3 剂而告愈。

按语：《三因极一病证方论》云："产妇有二种乳脉不行。有气血盛而壅闭不行者；有血虚气弱，涩而不行者。虚当补之；盛当疏之。"本例缺乳系七情伤感，肝气怫郁，脉络涩滞，阻碍乳汁运行所致。经疏肝解郁，通络催乳；二诊时口干不适，舌脉同前，考虑初诊药性偏温燥，故减香附用量，当归改用丹参，稍加黄芩泻火燥湿。服药 3 剂，乳汁畅通，诸症消失。

（二十）乳痈（急性乳腺炎）

（1）刘某某，女，25 岁，1995 年 2 月 12 日初诊。

病史：患者产后半月，3 天前开始见寒热往来，在某医院门诊，按伤风治疗，经服中药其症未减。现已发生微寒高热，汗出，头痛身疼，乳汁分泌锐减，不思纳食，勉强进食则心下痞闷，小便短赤，大便如常。舌苔黄根浊，脉象浮数。观其面色正赤，两乳硬结，大如核桃，按之疼痛，乳头内缩污秽。

辨证：肝胃气浊，热乳凝结。

治则：清热解毒，散结消痈。

方药：金银花 20g，炒牛蒡子 15g，天花粉 15g，全瓜蒌 15g，黄芩 10g，栀子 10g，连翘 15g，白芷 12g，蒲公英 30g，宣木瓜 15g，皂角刺 9g，炮甲珠 3g（研末冲服），柴胡 6g，香附 6g，川厚朴 6g，陈皮 6g，石膏 20g（先煎），甘草 6g。水煎服，3 剂。嘱进清淡饮食，注意乳房卫生，以吸乳器吸出乳头并吸空乳汁。

2 月 15 日二诊：寒热已去，两乳局部转软，结块消散，但感觉乳部稍胀，大便 2 日未通。舌苔薄黄，脉转缓和。按上方再服 3 剂。症状消失，双乳松软而告愈。

（2）陈某某，女，30 岁，1999 年 4 月 16 日初诊。

病史：产后 1 周，因情绪不佳，继而发生双乳红肿、胀痛，昨日起继见寒热，经服用西药不见效果。现发热，腋下体温 39.2℃。伴头痛身疼，不欲饮食，小腹胀痛，恶露甚少，色晦黯。舌质红、苔薄，脉象弦数。

辨证：内伤七情，邪气蕴结。

治则：疏风清热、理气和血。

方药：金银花 25g，蒲公英 30g，鱼腥草 20g，桔梗 10g，荆芥 9g，柴胡 9g，连翘 15g，香附 6g，黄芩 9g，当归 9g，赤芍 10g，延胡索 6g，乌药 9g，甘草 3g。水煎服，3 剂。嘱患者避免情绪波动。

4 月 19 日二诊：服用 3 剂后发热锐减，体温腋下 37.5℃，以乳红肿、结痛基本消失，局部仅感微胀，腹痛已解，恶露较畅。舌苔如旧，脉转弦缓。以上方加益母草 15g、青皮 9g，赤芍改为白芍 10g，继续服用 3 剂。热退肿消而痊愈。

按语：产后气血两虚，易感外邪。以上两例均系外感风热伤及厥阴、阳明二经，迫及两乳，导致外感而恶寒发热，内见两乳结痛。治以荆防牛蒡汤加减，取发散表邪、疏肝清热法。例（1），兼见不思纳食，中脘痞胀，舌苔根浊等湿阻见证，故加川厚朴苦温燥湿，运中散满，并嘱注意饮食；例（2），有七情伤感史，表现为小腹胀痛，恶露量少色黯，脉弦等肝气郁滞、血行不畅见症，所以治疗上比较注重于疏肝解郁、理气和血，在荆防牛蒡汤加柴胡、香附两药基础上，加乌药、延胡索、当归、益母草行气止痛、活血祛瘀，并嘱避免七情刺激。在局部症状方面，例（1），以双乳硬结为主，故用皂角刺，加炮甲珠通经脉、软坚散结；例（2），以双乳红肿为主，故易皂角刺，以鱼腥草清热解毒。

（3）牛某某，女，29 岁，2002 年 7 月 11 日初诊。

病史：产后 25 天，乳房红肿而胀，内有硬结，乳汁不通焮热疼痛，恶寒发热，口干渴，便干。舌苔黄厚，脉弦数。

辨证：肝郁气滞，胃热壅滞。

治则：清热解毒，理气消肿。

方药：金银花 30g，蒲公英 20g，全瓜蒌 30g，木瓜 15g，连翘 12g，青皮 10g，当归 10g，赤芍 12g，桔梗 10g，漏芦 10g，天花粉 12g，甘草 6g。水煎服，7 剂。再配合以下外敷方：用生土豆适量捣成泥，外敷乳房红肿处约 2～4 小时左右更换 1 次。

7 月 18 日二诊：服药 7 剂，换药 6 次，热退，痛止，乳汁畅通，大便得行。

按语：对于乳痈，《冯氏锦囊》言治法："凡初起寒热焮痛，即发散表邪，疏肝清胃，速下乳汁，导其壅滞。"本病例，病情与前贤所云甚为合拍，故用清热解毒，理气消肿之法。金银花、连翘、蒲公英以清热解毒消肿；当归、赤芍以散瘀活血；青皮舒肝理气；漏芦清热下乳；瓜蒌利胸膈而止痛；天花粉清热生津；甘草和诸药而解毒。以上诸药有活血疏肝、散结清热解毒之功，配合外用生土豆泥外敷，药虽平淡而能霍然收效，药证相符，病可速愈。

（二十一）乳癖

（1）白某某，女，26岁，1994年6月17日初诊。

病史：双乳房胀痛1月余，触之内有结块，如核桃大、活动，按之疼痛，皮色正常，善太息，疲乏，腰腹腿困，行经时诸症加重，经行不畅，量少。舌苔薄白，脉弦细。

辨证：肝气郁结，气滞痰凝。

治则：疏肝解郁，软坚消痰，活血散结。

方药：金银花20g，宣木瓜18g，全瓜蒌30g，海藻15g，昆布15g，生牡蛎20g（先煎），香附12g，青皮10g，蒲公英20g，紫花地丁20g，炮甲珠6g（研末冲服），当归10g，川芎10g，川续断10g。水煎服，12剂。嘱患者服药期间忌生气、郁闷及不开心之事。

6月30日二诊：服上方12剂，乳房硬块逐渐变软而且缩小，腰痛减轻。继服上方12剂。

7月13日三诊：乳房硬块基本消失，触之已不明显。其他无不适感觉。嘱按原方再服7剂。药后随访3个月情况良好。

按语：本病多由肝脾两伤，气郁痰凝而成。陈实功《外科正宗》谓："忧郁伤肝，思虑伤脾，积想在心，所愿不得志者，致经络痞涩，聚结成核。"本例乳癖由嗔怒伤肝，气滞痰凝而成，疏肝散结乃是要点。由于郁结日久，势必酿成热毒，故解郁之外尚须清热解毒，此乃治未病之意也。方中瓜蒌清热化痰，宽胸散结；香附、青皮疏肝解郁；昆布、海藻消痰结，散瘿瘤；当归、川芎、炮甲珠以和血通络，散结止痛；金银花、蒲公英、紫花地丁消肿败毒；生牡蛎咸能软坚；川续断强肾，主腰膝痛。以上各药伍用，有软坚散结、活血消痰之功。在治疗本病时，切忌用峻剂攻破，必用之时，亦当慎之。若操之过急，势必伤其气血，难以病愈。故当察其病因，因势利导，疏通滞气，令病者清心涤虑，怡情悦性，然后服药，缓缓收功可也。

（2）焦某某，女，30岁，1999年3月21日初诊。

病史：左侧乳房胀硬，内有结块如红枣大，按压不痛，推之活动，皮色不变，已经1个多月，来月经时喜叹气，腰腿酸痛，血量不多，经行不畅，二便调。舌苔薄白，脉细弦。

辨证：肝郁不舒，气滞痰凝。

治则：疏肝理气，行血散结。

方药：选用加减舒肝散。当归10g，赤芍10g，制香附12g，浙贝母9g，炒杜仲10g，橘核15g，丝瓜络12g，川牛膝12g，小青皮6g，白芷3g，通草6g，夏枯草10g。水煎服，7剂。

3月28日二诊：服药7剂，乳胀减，月经已净，舌脉同前，按上方去牛膝，加桔梗9g、生牡蛎20g（先煎）。水煎服。继服7剂。

4月4日三诊：服药后，月经已净、腰痛除，乳胀消，乳中硬块基本消散，按之已不明显，眠食均好，舌脉正常，为了巩固疗效，嘱按原方再服7剂。

按语：乳中结核，包括乳痈、乳癖、乳劳、乳岩，乳中都有结核。乳病多由冲任不调、气滞痰郁所致；乳癖多由思虑伤脾、郁怒伤肝、气滞痰凝而成；乳痨（又名乳痰）多由体弱气滞、痰浊凝结所致；乳岩则为经络枯涩、痰气交凝、坚硬如石，病情险恶。谭老治癖观其脉证，审其病因，常用开郁化痰、通络散结法立方用药。此例乳癖，适逢经期，经行不畅，先调其血，佐以通络，乳胀、腰痛均愈；二诊加用生牡蛎、桔梗软坚散结之品，结块遂消。谭老治疗此类疾病，很少使用峻剂攻破，非常重视因势利导，先行气活血、散结通络、缓消癥结。如果操之过急，往往伤其气血，事与愿违。此例用药不过10余剂，而乳癖消除，可见药力平和而取效更快。

（3）吕某某，女，51岁，2002年4月15日初诊。

病史：近两月来，发现乳部胀痛难耐，两侧触有条索状肿块，表面光滑，质地较硬，推之可移动，妇科诊断为乳腺增生，经多处中西药治疗不见好转，遂找谭老诊治。腹胀纳少，大便不畅，夜寐不实诸症，并已断经2年。诊见舌红、苔白，脉象弦细。

辨证：肝肾阴虚，气郁络阻。

治则：疏肝理气，凉营养血，通络散结。

方药：全当归12g，白芍12g，醋柴胡10g，茯苓10g，炒香附12g，炒桔梗15g，炒王不留行12g，粉牡丹皮10g，小青皮6g，焦栀子6g，生龙骨20g（先煎），生牡蛎20g（先煎），鹿角片10g，桑寄生15g，粉甘草6g。水煎服，7剂。另用生土豆捣泥外敷乳腺胀痛处。

4月22日二诊：前方服后乳痛轻减，肿块略有缩小，浮肿渐消，出现牙龈及咽部红肿疼痛，口干欲饮，头晕腰酸，胸闷痞满，脉弦细数。此虚火上炎，阴虚血燥之象，以泻热平肝，滋阴凉血为法治之。药用：生地黄15g，玄参15g，知母10g，麦冬12g，牡丹皮9g，黄芩9g，栀子9g，菊花9g，炒枳壳9g，桔梗6g，忍冬藤20g，桑寄生15g，青皮6g。水煎服，7剂。

4月29日三诊：乳痛消失，肿块变小，齿龈及咽痛已消除。热势已去，再予平肝养阴，软坚散结之剂。药用：夏枯草15g，粉牡丹皮10g，橘核15g，炒栀子9g，菊花10g，麦冬12g，钩藤12g，生牡蛎20g（先煎），荔枝核10g，白芍10g，玄参12g，桑寄生15g。水煎服，7剂。外治法同前。服后停药，观察月余乳腺肿块消失。

按语：本例年已五旬，冲任已衰，症见头晕腰酸、烦热少寐、两手震颤、自汗心悸，诸症皆属肝肾阴虚、阳失潜降、水不涵木、筋脉失养所致。肝脉布两胁，循行乳部，若肝肾阴虚、肝木失荣，则肝之疏泄失常，气血循经上逆，瘀滞络中，故乳部胀痛，生有肿块；肝郁犯脾，脾失健运，则纳少腹胀、便下不爽、下肢浮肿。初用丹栀逍遥散加味，疏肝理气、凉营养血、通络散结，并加鹿角、桑寄生温补肝肾以调冲任。二诊乳痛虽减，应予平肝泻热、滋阴凉血之法，并始终配合外治法，活络止痛，获得效果。

（二十二）癥瘕（子宫肌瘤、卵巢囊肿）

1. 子宫肌瘤

（1）薛某某，女，30岁，1991年10月21日初诊。

病史：患者近几个月来经期过长，行经腹痛，量中色紫，夹有血块。伴有腰背酸沉，带下黏浊，胸胁胀闷不舒，纳谷不香，大便不畅等症。曾经妇科B超检查：子宫底部3.4mm×3.2mm实性肿物，诊为子宫肌瘤。诊舌苔白、舌边瘀紫，脉细弦。

辨证：气滞血瘀，冲任失调。

治则：理气活血、化瘀消瘤（现值经期）。

方药：当归15g，赤芍15g，土茯苓30g，怀牛膝12g，苦参30g，泽兰18g，生牡蛎30g（先煎），香附12g，海藻9g，益母草25g，炒桃仁10g，红花15g，三棱15g，桔梗9g。水煎服，7剂。

10月28日二诊：上方服后，血块下量增多，腹痛大减，腰背酸沉已去，行经7天而止。大便仍然不畅，脘腹隐痛，胸胁痞满，按前方加木香6g、炒枳壳9g、黄柏9g、大黄6g。水煎服，7剂。

11月4日三诊：药后大便顺畅，脘腹不再隐痛，胸胁痞满消失，腹坠已轻，有少量白带。此乃月事来潮之象，前方去木香、枳壳，加鸡血藤30g。水煎服，7剂。

11月11日四诊：上方服用2剂，月经来潮，量中色可，偶有小血块，腹痛未作，月经5天而止。月经净后B超检查示：肌瘤2.1cm×1.1cm。按上方去鸡血藤，加白花蛇舌草30g、半枝莲18g、夏枯草15g。水煎服，

15剂。

11月27日五诊：服完药后B超检查未发现肌瘤，其他正常而痊愈。

按语： 本例子宫肌瘤属中医"癥瘕"范畴。以其经期延后，色紫有块，行经腹痛，舌有瘀紫，胸胁痞闷，诊为气滞血瘀。《证治准绳》云："推之不移名曰癥，言其病形可征验也。""瘕者假也，其结聚浮假而动，推移乃动也。"说明癥为有形可征，推之不移、痛有定处；瘕则聚散无常，推之可移、痛无定所。

癥瘕的发生多因经期或产后内伤生冷，或感受风寒，或七情所伤，以致气逆血涩、留滞经络，闭塞隧道而引起。但瘕属无形，治疗多以理气止痛为主，不宜峻利破瘀以伤元气；癥为有形之实，治疗多需活血化瘀、软坚破积为主。癥瘕每与痰湿宿食夹杂，证候又有虚实寒热之异，治疗中又须审慎而行。如武叔卿《济阴纲目》云："痞气之中，未尝无饮，而血症食症之内，未尝无痰，故消积之中，当兼行气消痰消瘀之药为是。"《医宗金鉴》也言："凡治诸症积，宜先审身形之壮弱，病势之缓急而治之。如人虚则气血衰弱，不任攻伐，病势虽盛，当先扶正；若形证俱实，当先攻病也。"如上述病例中，气滞血瘀，冲任失调，故谭老以活血化瘀，调和冲任之法，攻病为主。消补兼施，祛邪扶正，治疗月余，遂使子宫肌瘤消除，而达治愈目的。

（2）张某某，女，25岁，1992年5月18日初诊。

病史：患者结婚3年一直未孕，近几个月月经不准，量少、色暗，去医院B超检查子宫右下方7.2cm×6.8cm大小的瘤体，表面光滑，诊为肌瘤。医院预予实行子宫切除术，患者不同意。随请谭老诊治。诊查：体形消瘦、面黄、纳呆便溏，小腹坠胀，带下量多，且有异味。舌边瘀紫、苔白薄腻，脉弦细。

辨证：气滞血瘀，冲任失调。

治则：理气活血，化瘀消瘤。

方药：当归 15g，赤芍 15g，白芍 10g，川厚朴 10g，土茯苓 20g，怀牛膝 12g，泽兰 15g，香附 12g，炒桃仁 12g，红花 12g，桔梗 10g，苦参 20g，生牡蛎 20g，益母草 20g，薏苡仁 20g，甘草 6g。水煎服，7 剂。

5 月 25 日二诊：服药 7 天后，小腹不再坠胀，饮食好转，带下量少。其他无变化。上方加焦白术 15g、生山药 20g。水煎服，7 剂。

6 月 1 日三诊：服后上述症状基本消失，大便正常，再予破瘀通经，软坚散结。药用：当归 15g，赤芍 15g，醋香附 12g，怀牛膝 12g，土茯苓 30g，苦参 30g，泽兰 18g，海藻 10g，生牡蛎 30g，炒桃仁 10g，红花 12g，薏苡仁 20g，益母草 20g。水煎服，15 剂。

6 月 17 日四诊：服药 6 剂月经来潮，量大色红。月经净后，B 超检查：瘤体为 6.2cm×5.4cm，比开始已有缩小，继续前方加夏枯草 15g、半枝莲 18g、白花蛇舌草 30g、三棱 12g、大黄 6g。水煎服，15 剂。

7 月 2 日五诊：药后无变化，最近两天感觉两乳房发胀，小腹稍有坠感月经来潮之象，按照上方继服 7 剂。嘱月经过后再做 B 超检查。

7 月 8 日六诊：上药服用 2 剂月经来潮，量大，有块状物，5 天经停。后 B 超检查肌瘤 2.5cm×2.2cm。继续按上方服用 1 月肌瘤消失。

1993 年 12 月顺产一女。后随访又生育两胎。

按语：《黄帝内经》谓："任脉为病，女子带下腹聚。"本例患者结婚 3 年一直未孕，近几个月月经不准，量少、色黯，B 超检查为子宫肌瘤，中医属于"带下瘕聚""癥瘕"范畴，乃因气滞血瘀，冲任失调所致。其病理变化，寒湿客于肠外，积久化热成瘀，郁滞脉络，气血受阻，则痰湿瘀血，抟结成块。初诊以当归、赤芍、桃仁、红花、益母草、泽兰、薏苡仁等利湿、活血化瘀；再诊加入焦白术、生山药健脾，调理带下；后用海藻、生牡蛎、夏枯草、半枝莲、白花蛇舌草等软坚散结，化瘀消瘤。经过近 4 个月的治疗终获痊愈。

2. 卵巢囊肿（1 例）

刘某某，女，34 岁，1998 年 5 月 16 日初诊。

病史：患者年后以来少腹胀痛，触压小腹有硬块，两乳微有胀痛，腰骶酸楚，月经期提前，色紫有块。月经前后，带下量多，绵绵不断，气味腥臭，伴见头晕目眩，口苦咽干，小便赤热，偶或阴痒。婚后 3 年一直未孕。妇科检查：子宫后倾，大小正常，左右两侧各有 5.6cm×5.1cm 及 4.2cm×3.5cm 的囊性肿块活动受限，诊为左侧卵巢囊肿，右侧输卵管积液，因拒绝手术。遂求诊于谭老。诊：苔色略黄、厚腻少津、舌质暗紫，脉沉弦略数。

辨证：肝经湿热下注，痰瘀阻滞胞脉。

治则：泻厥阴湿热，兼以燥湿化痰。

方药：土茯苓 30g，黄柏 15g，夏枯草 15g，炮山甲 10g，海藻 15g，生牡蛎 30g，醋香附 15g，当归 15g，丹参 15g，泽泻 10g，怀牛膝 10g。水煎服，6 剂。

5 月 22 日二诊：小腹胀痛减轻，小腹按压稍软，带下减少，色转淡黄、头晕、目眩、口苦均较前为轻，按上方继续服用 10 剂。

6 月 3 日三诊：药后带下已减八九，胁痛已除，少腹胀痛按压已不明显，头晕、目眩、口苦已去。前方加泽兰 15g、车前子 15g、白花蛇舌草 25g。水煎服，10 剂。

6 月 14 日四诊：药后正感月经来潮，净后 B 超检查右侧输卵管积液已消失，左侧卵巢囊肿为 2.3cm×2.1cm，其他症状皆已消失。上方去车前草，再服半个月。等月经过后检查，囊肿消失而获痊愈。

按语：本例少腹胀痛、触之有块不移，带下量多，深黄气秽。B 超诊为卵巢囊肿、输卵管积液，当属于中医"带下瘕聚"范畴，乃因湿热下注，痰瘀络阻，冲任失调所致。其病理变化与《灵枢·水胀》所述"肠覃"的形成极为类似。如云："寒气客于肠外，与卫气相持，气不得荣，因有所系，痕而内著，恶气乃起，瘜肉乃生。久者离岁，按之则坚，推之则移，月事以时下。"由于寒湿客于肠外，积久化热，湿热下注而为带，郁滞脉络，气血受阻，则痰湿瘀血，治以清热利湿、引邪下行，诸药针对病机共奏清热利湿、溃坚破积之功。《医学汇海》谓："血瘕者，妇人行经，及产后，或伤风冷，或伤饮食，以致内瘀血抟凝滞不散，久则成块作痛。"故投以软坚散结、化瘀消肿、清热利湿之剂，使卵巢囊肿及输卵管积液，终获痊愈。

（二十三）宫颈炎、附件炎

姜某某，女，33岁，2002年7月19日初诊。

病史：患者自今年2月起，白带增多，经后明显，质稠腥臭，黄白混杂，小腹胀痛。近两月来，病情加重。外阴湿痒，行走不便。经妇科检查为宫颈炎、双侧附件炎，用消炎药内服、外洗，不见好转。求诊于谭老用中药治疗，见口干舌苦，小便黄少。舌苔白黄厚腻，脉细滑而数。

辨证：脾失健运，湿浊不化，蕴结中焦，注入胞宫所致。

治则：燥湿健脾，清利湿热。

方药：炒苍术10g，萆薢12g，茯苓12g，猪苓12g，泽泻10g，车前子10（包煎），茵陈15g，苦参15g，黄柏10g，薏苡仁30g。水煎服，7剂。

7月27日二诊：上方服至3剂后，黄白带下注更多，外阴湿痒，更难忍受。服完7剂，带下显著减少，腥臭减轻。余症好转。继续进原方7剂。

8月3日三诊：药后带下少许，清稀无臭，外阴湿痒消失，下腹痛胀亦除，神疲乏力，纳少便溏。舌苔转薄白，脉弦细。此湿热已退，脾虚尚存，改投健脾化湿之法。药用：潞党参12g，焦白术10g，法半夏10g，茯苓12g，山药15g，海螵蛸9g，芡实12g，薏苡仁30g，陈皮6g，甘草6g。水煎服，7剂。

8月11日四诊：药后诸症消失，仍按上方继服7剂，以巩固疗效。

按语： 健康妇女少量白色无臭之带能滑润阴道黏膜，是为体内一种阴液，受脾之运化，肾之闭藏，冲、任二脉之约束，使阴液布润胞中，所谓"津津常润，本非病也"，此为正常生理性带下。

本例带下质稠，黄白杂下，量多腥臭，病情严重，当属病理性带下。乃因脾失健运，湿蕴成热，湿热胶结，倾注而下。以二妙散加茵陈、苦参，清热化湿；用苍术四苓散加薏苡仁、车前子、萆薢渗湿清热。因势利导，湿热分化，初服3剂，带下反而增多，是湿出于下，随之减少。继以六君子汤加味，健脾化湿，其炎症尽消，带下自止而痊愈。

四、五官科

（一）耳鸣

（1）刘某某，男，56岁，2002年3月23日初诊。

病史：近3年两耳经常如蝉鸣不息，经数次检查，两耳内无异常变化，血压偏高，头晕、失眠，形体不瘦，肢体无力，时有梦中遗泄。舌苔白腻，脉象弦滑、按之无力。

辨证：肝肾不足，阴虚阳浮。

治则：滋肾补肝，育阴潜阳。

方药：用金匮肾气丸加减。熟地黄24g，煅磁石粉12g，煅龙骨粉15g，煅牡蛎15g，山茱萸12g，制龟甲12g，制鳖甲12g，泽泻12g，车前子10g，南沙参10g，黄芪12g，女贞子15g，胡芦巴12g，茯苓10g，山药12g，玉竹12g，牡丹皮9g。水煎服，7剂。

3月30日二诊：服药后耳鸣比前有所减轻，失眠好转，唯有血压头晕未减。上方加夏枯草10g、石决明24g（先煎）、决明子12g。水煎服，7剂。

4月7日三诊：药后耳鸣、头晕、失眠基本消失，血压接近正常。按照上方继续服用 7 剂而痊愈。

按语： 肝肾精气充足则耳目聪明，不足则发生耳鸣。耳鸣原因不同，本例患者属肾虚耳鸣。故用补真阴、填骨髓、聪耳明目之熟地黄为主药；佐以安五脏、通九窍、秘气固精之山茱萸；治虚损劳伤、益肾强阴之山药；宁心益气、补脾助阳之茯苓；泻血中伏火之牡丹皮；泻肾中伏火、聪耳明目之泽泻以上六味地黄丸方；再加益肾养肝、固精止脱之龙骨、牡蛎、女贞子；补心益肾、滋阴平肝之龟甲、鳖甲；温三焦、壮脾胃、补益元气之黄芪；补肺气、养肝阴、兼益脾肾之南沙参；暖丹田、壮元阳、引火归元之胡芦巴；滋肾水、益精气、通耳明目之磁石；补中益气、可代参芪治一切不足之证之玉竹；强阴益精、泻膀胱湿热、利小便而不走气之车前子；调肝肾、治头晕降压之夏枯草、石决明、决明子。使数年的头晕、耳鸣、血压高获得痊愈。

（2）许某某，男，62 岁，2009 年 6 月 24 日初诊。

病史：患者两耳如蝉鸣，头晕目眩，口苦咽干，阴囊湿痒，便干已半月余，经多处治疗方案不见好转。诊见舌质红、苔黄，脉弦细有力。

辨证：肝胆郁遏，湿热下注。

治则：清肝胆，利湿热。

方药：用龙胆泻肝汤加减，炒龙胆草 9g，炒栀子 9g，炒黄芩 6g，当归 9g，柴胡 6g，车前子 10g（包煎），生地黄 12g，泽泻 10g，车前草 10g，木通 3g，大黄 6g，甘草 6g。水煎服，3 剂。

6 月 27 日二诊：服药 3 剂后耳鸣减轻，头晕、口干、口苦、阴囊湿痒均有好转。上方加菊花 10g，继续服用 10 余剂，而痊愈。

按语： 龙胆泻肝汤主要作用是清肝胆、利湿热。用于肝胆湿热、头晕目赤、耳鸣耳聋、胁痛口苦、尿赤、湿热带下等症。龙胆泻肝汤出自《医方集解》，其方中龙胆草、黄芩、栀子、当归、柴胡、车前、泽泻、木通等入肝归胆，既能泻肝胆实火，又能清下焦湿热；大黄通瘀泻热，再以菊花清肝明目。全方泻肝火利湿热为主，凡属肝胆湿热为病的耳鸣、头晕目眩、口苦口干、阴囊潮湿等证均可以用此方。谭老选方理法明确，用药轻灵，泻火而不伤正，利湿而不伤阴，故是治疗肝经实火挟湿的稳健之法。

（二）眼痛

1. 风火眼痛

张某某，男，34岁。2012年4月18日初诊。

病史：两眼球作痛已3个月之久，眼睑不肿，自觉头部烘热，状如火燎，鼻塞涕清，头目胀痛。述平素喜酒，病因饮酒过多而引发，口唇焦干。舌红、苔白，脉浮大弦数。

辨证：肝火内盛，风邪相抟。

治则：清肝泻热，散风化火。

方药：龙胆草10g，羌活6g，柴胡6g，生地黄12g，牡丹皮10g，菊花10g，防风10g，栀子9g，连翘9g，霜桑叶10g，金银花12g，车前草10g，甘草6g。水煎服，3剂。

4月21日二诊：服用3剂后眼球痛及其他症状全部减轻。按照上方继服7剂而痊愈。

按语：本证由火邪内盛、风邪外加而引起。故用龙胆草、牡丹皮、生地黄泻火滋阴；栀子、车前草引火下行；羌活、防风、柴胡祛风散火；金银花、连翘、桑叶、菊花、甘草平肝息风。因肝属风木，开窍于目，今风火相抟，发生两眼球痛、头面烘热，鼻塞涕清。按"木郁达之""火郁发之"之法治疗，以疏通经络、泻火疏风，则取效更佳，更加快捷。服药3剂感觉头目痛胀立见减轻，继续服7剂病即痊愈。

2. 虚寒眼痛

李某某，女，26岁，2014年4月21日初诊。

病史：近半年来两眼一直作痛，日夜不休，夜间痛更剧，经多处治疗不见效果。两眼无翳障，不红肿，怕光亮，终日戴着墨镜。由于月经期浇地，双脚侵入寒水而引起两足冰冷。舌质淡、苔薄白，脉沉缓细、尺脉弱无力。

辨证：气血亏损，入水受凉，阴寒于下，虚火上炎。

治则：温补肝肾，引热下行。

方药：方用金匮肾气丸加减引火归元。肉桂3g，熟地黄15g，山药15g，细辛1g，玄参15g，山茱萸10g，泽泻10g，枸杞子12g，当归10g，茯苓10g，牡丹皮9g，制附子10g（先煎），车前子10g（包煎），牛膝10g。水煎服，6剂。

2月27日二诊：服用6剂后诸症见轻，只有双足还凉。上方加夏枯草18g，再服6剂，获得痊愈。

按语：本例眼痛畏光经半年不愈，尺弱无力。因目为肝窍，肾之精为瞳子，病由肝肾俱虚，阴寒盛于下，虚火浮于上。故用熟地黄补肾；山茱萸温肝；牡丹皮泻火；山药补脾；茯苓渗湿；泽泻利水；肉桂补火；附子祛寒；当归养血；牛膝温补肝肾、引热下行；枸杞子清肝、滋肾、明目；玄参散无根浮游之火；车前子引邪热下行膀胱而出；细辛为足少阴肾经本药，温肾散寒。组合成方能养血脉、滋肝肾、润肾燥、散浮火。重用治眼球夜痛、气禀纯阳之夏枯草，以冀引火归元而获痊愈。

下篇　临证验方

（一）治高热方

方药：西洋参 15g，生石膏 100g，青蒿 25g，柴胡 15g，生地黄 20g，沙参 15g，玄参 15g，麦冬 15g，黄芩 12g，金银花 20g，鱼腥草 30g，桑白皮 12g，桔梗 12g，甘草 10g。水煎服，1 日 1 剂。

主治：体温持续发热 39℃以上，其他正常，服用他药无效者。

方歌：高热不退洋参蒿，柴地沙玄麦芩膏，

　　　金鱼白皮桔梗草，煎汤服下即退烧。

（二）治外感急性发热方

方药：金银花 20g，连翘 15g，柴胡 12g，黄芩 15g，羌活 12g，知母 15g，葛根 20g，大青叶 20g，生石膏 30g（先煎），青蒿 20g，鲜芦根 60g。水煎服，1 日 1 剂。

主治：外感发热及各种炎症和邪毒内侵引起的发热。

方歌：柴芩银翘退热汤，葛根知母青叶羌，

　　　青蒿石膏鲜芦根，感染发热服之康。

（三）治寒热往来发热方

方药：金银花 20g，银柴胡 10g，青蒿 15g，黄芩 9g，连翘 9g，桔梗 9g。水煎服，1 日 1 剂。

主治：适用于各种发热。

方歌：蒿芩连梗金银柴。专治寒热又往来。

（四）治鼻炎方

1. 桔梗元参汤：桔梗 9g，玄参 9g，炒苦杏仁 9g，陈皮 9g，法半夏 9g，茯苓 9g，生姜 9g，甘草 6g。水煎服，1 日 1 剂。

主治：鼻炎经常流清涕者。

2. 五味石膏汤：五味子 3g，生石膏 9g，炒苦杏仁 9g，法半夏 9g，玄参 9g，桔梗 9g，生姜 9g。水煎服，1 日 1 剂。

主治：鼻炎经常流黄涕者。

3. 藁本白芷杏仁汤：藁本 9g，白芷 9g，炒苦杏仁 9g，玄参 9g，法半夏 9g，桔梗 9g，生姜 9g。水煎服，1 日 1 剂。

主治：鼻塞不通伴有头痛者。

方歌：鼻炎玄杏桔夏姜，清涕陈苓甘草尝，

黄涕五味石膏入，鼻塞藁本白芷忙。

（五）治久嗽方

方药：姜半夏 9g，紫菀 6g，车前草 10g，桔梗 12g，麻黄 3g，柴胡 9g，紫苏叶 10g，霜桑叶 10g，炒苦杏仁 9g，陈皮 9g，射干 9g，北豆根 6g，甘草 6g，生姜 6g。水煎服，1 日 1 剂。

主治：久嗽不愈，咳痰。

方歌：久嗽夏菀车梗黄，柴苏桑杏陈草姜，

射干豆根一同煎，久嗽服之定安康。

（六）咳喘方

方药：柴胡 12g，麻黄 3g，黄芩 10g，清半夏 12g，莱菔子 15g，石膏

20g，苍术 15g，茯苓 10g，猪苓 10g，泽泻 15g，炙甘草 10g，桂枝 10g，干姜 10g。水煎服，1 日 1 剂，分 2 次温服。

主治：咳喘（咳嗽变异性哮喘）。

方歌：变异咳喘柴麻黄，芩夏莱菔石膏苍，

茯苓猪苓泽泻草，姜桂温痰能安康。

（七）气管炎、肺气肿、慢性哮喘方

方药：菟丝子 20g，莲子肉 20g，太子参 15g，炒白术 15g，炒山药 20g，补骨脂 12g，乌梅 12g，五味子 10g。水煎服，1 日 1 剂。

主治：气管炎、肺气肿及各种慢性哮喘。

方歌：哮喘菟丝莲肉山，太子白术乌梅干，

骨脂五味一同煎，哮喘服后保平安。

（八）温胃汤

方药：当归 10g，白芍 10g，乌药 9g，高良姜 6g，甘松 9g，炒槟榔 9g，炒香附 10g，炒枳实 9g，川厚朴 9g，陈皮 9g，木香 6g，砂仁 6g，延胡索 6g，枇杷叶 6g，海螵蛸 12g，甘草 6g。水煎服，1 日 1 剂。

主治：寒性胃脘痛，胃炎。

方歌：温胃当归白芍乌，良姜甘松槟香附，

延胡厚朴枳杷叶，砂仁海蛸草煎服。

（九）温胆汤

方药：半夏 12g，橘皮 12g，茯苓 12g，枳实 9g，竹茹 12g，生姜 5 片。

主治：和胃利胆，理气化痰，清热除烦，胃气不和，胆热内生，湿痰停阻，痰热阻胃，胃气上逆，呕吐干哕，虚烦不眠等。

温胆汤临床化裁

1. 参芪温胆汤：以温胆汤加党参、黄芪而名。功能益气健脾，化湿除痰。用于冠心病、心房纤颤、脑血管意外后遗症等病。见胸闷疼痛，心慌短气，或半身不遂，伴面色不华、纳差乏力，舌质淡、苔白有齿印，脉沉细滑或结代等症，属脾气虚弱、湿聚生痰的患者。

2. 生脉温胆汤：以温胆汤加党参、麦冬、五味子而名。功能益气养阴，除湿清热。用于冠心病、心律失常，心源性休克、呼吸道感染等病，症见胸闷胸痛，头晕心慌、短气自汗，肢体倦怠，或咳嗽痰多，大便干结，舌尖红、苔黄腻，脉弦细数或虚弱结代等症，属痰湿化热、津气两伤的患者。

3. 四君温胆汤：以其加党参、白术而名。功能健脾燥湿，理气和胃。用于慢性胃炎、慢性结肠炎等病见面色萎白或萎黄，语声低微，四肢无力，食后腹胀，胸脘痞满，或吐或泻，或脘腹胀痛，舌质淡、苔白腻，脉缓等症，属脾虚湿聚，升降失常的患者。

4. 建中温胆汤：以温胆汤加黄芪、桂枝、白芍而名。功能温中散寒，燥湿化痰。用于胃及十二指肠球部溃疡、肠痉挛、冠心病等病见脘腹时痛，得温则舒，按之痛减，大便溏薄，或心中悸动，虚烦不宁，胸中痞满，伴面色无华，舌质淡、苔白微腻，脉沉细或沉弦等症，属中阳不适，水饮停聚的患者。

5. 左金温胆汤：以温胆汤加黄连、吴茱萸、白芍、延胡索而名。功能疏肝和脾，清胃化痰。用于慢性胃炎、慢性结肠炎、溃疡病等病见胃脘胁肋胀痛，嘈杂吞酸，腹痛泄泻，口苦、苔黄，脉弦滑数等症，属肝胃不和，痰热内扰的患者。

6. 芩连温胆汤：以温胆汤加黄芩、黄连而名。功能清热化痰。用于急、慢性胃炎、胆囊炎等病见胃脘及胁肋灼热胀痛，嘈杂泛酸，及高血压病，神经官能症等病见头痛眩晕，心悸失眠，耳聋耳鸣，伴口苦心烦，便干尿赤，舌苔黄腻，脉弦滑等症，属肝胆心胃热甚，痰热内扰的患者。

7. 硝黄温胆汤：以温胆汤加大黄、芒硝、黄连而名。功能清化痰热、泻浊通便。用于温热病、急性胰腺炎、胆囊炎、习惯性便秘、泌尿系感染、尿毒症等病见腹胀便秘，烦躁发热，口有浊味、恶心呕吐、小便不利，舌质红、苔黄，脉滑数或濡数等症，属热结肠腑，痰火内盛的患者。

8. 四逆温胆汤：以温胆汤加柴胡、赤芍、郁金等而名。功能疏肝解郁、清化痰热。用于急慢性肝炎、胆囊炎、胃炎等病见胁肋胀痛、胸脘闷痛，以及神经官能症、痫病等病见失眠多梦，噩梦易惊，伴口苦咽干，头晕头痛，舌红、苔腻，脉弦等症，属肝胆气滞，胃失和降，痰火内郁的患者。

9. 桃红温胆汤：以温胆汤加桃仁、红花而名。功能活血通络，理气化痰。用于神经性头痛、脑动脉硬化、脑血栓形成、末梢神经炎、雷诺氏症等病见头痛目眩，半身不遂，或四肢麻木震颤、纳差呕恶，舌质暗或紫，或有瘀斑瘀点、苔腻，脉弦细，或弦滑，或沉涩，属痰瘀阻滞经络的患者。

10. 三子温胆汤：以温胆汤加紫苏子、白芥子、莱菔子而名。功能理气降逆，燥湿化痰。用于支气管炎、支气管哮喘、肺源性心病等病见咳嗽气喘，痰多黏稠，胸脘痞闷，舌质淡、苔腻，脉滑等症，属痰浊阻肺，肺失肃降的患者。

11. 桑蒺温胆汤：以温胆汤加桑叶、白蒺藜、菊花、钩藤等而名。功能平肝阳，化痰热。用于高血压病、脑血管意外、耳源性眩晕、甲亢等病见头昏目眩，头痛且胀，面红目赤，急躁易怒，舌红、苔黄，脉弦滑等症，属风阳上扰、痰火偏盛的患者。

12. 蒌贝温胆汤：以温胆汤加全瓜蒌、浙贝母、黛蛤散、火麻仁而名。功能化痰清热，润肠通便。用于脑血管意外、急性热病恢复期等病见胸胁痞满或痛，口苦便结，咳嗽痰多黄稠时带血，舌红少津、苔黄，脉弦滑数等症，属痰热未清，肠腑燥结的患者。

13. 栀豉温胆汤：以温胆汤加栀子、淡豆豉、炒苦杏仁、合欢皮而名。功能清郁热、化痰热、宁心神。用于神经官能症、自主神经功能紊乱等病见胸中烦热，虚烦不眠，心悸怔忡，自汗盗汗，口苦苔黄等症，属痰火内郁、心神失宁的患者。

14. 藤皮温胆汤：以温胆汤加夜交藤、合欢皮、炙远志而名。用于神经官能症等病见烦躁，失眠，多梦，苔黄腻等症，属痰火内盛、心神受扰的患者。

15. 白金温胆汤：以温胆汤加白矾、郁金、胆南星、石菖蒲、僵蚕、全蝎等而名。功能理气化痰，开窍宁神。用于精神分裂症、癫痫等病见情志抑郁，表情痴呆，或语无伦次，哭笑无常，或猝然昏倒，口吐白沫，苔薄腻，脉弦滑等症，属气郁痰火，心窍受蒙的患者。

16. 十味温胆汤：由半夏、橘红、枳实、茯苓、甘草、人参、远志、酸枣仁、北五味、熟地黄组成，煎时加生姜、大枣。功能益气养血、化痰安神。用于神经系统、心血管系统等症，见心虚胆怯，短气乏力，心烦不眠，惊悸或癫狂，或四肢浮肿，为痰邪上扰者。

17. 涤痰汤：由半夏、橘红、茯苓、甘草、枳实、竹茹、南星、石菖蒲、人参、生姜组成。功能祛痰开窍。用于脑血管意外等病见舌强不能言，属痰迷心窍者。

18. 蒿芩清胆汤：由青蒿、黄芩、半夏、枳壳、竹茹、茯苓、陈皮及碧玉散组成。功能清胆泄热、和胃化湿。用于急性热病、疟疾等病见微恶寒而发热，头重肢倦，胸脘痞闷，呕恶口苦，口干或渴不欲饮，尿赤或便秘，舌苔白腻或黄腻，脉濡数。属邪热郁于阳经，痰湿阻于中焦者。

方歌：难病奇方温胆汤，夏桔苓实竹草姜。

心脑病患加参芪，晕慌喘虚麦味尝。

胃炎溃疡参术芍，桂芋连苓诸疾降。

肝胆湿热柴赤金，热结肠腑黄硝黄。

头痛血栓加桃红，肺心哮喘三子尝。

高压意外耳眩晕，桑菊蒺藜双钩忙。

神癫呆笑卒语乱，郁矾胆星菖蝎僵。

神经紊乱胸烦热，栀杏欢藤豉志邦。

蒌贝黛蛤火麻仁，化痰清热润大肠。

涤痰开窍星蒲参，急热蒿芩壳茹尝。

参志五味枣枣熟，虚病诸症定安康。

（此节参考杜少辉"难病奇方温胆汤"编写）

（十）清上蠲痛汤

方药：麦冬 5g，黄芩 4g，羌活 3g，独活 3g，苍术 3g，防风 3g，当归 3g，川芎 3g，菊花 2g，白芷 3g，蔓荆子 2g，细辛 1g，甘草 1g，干姜 1g。水煎服，1 日 1 剂。

主治：一切头痛，不论偏正皆效。

加减：左边头痛者上方加红花 2g，柴胡 3g，龙胆草 2g，生地黄 2g；右边头痛者加黄芪 2g，葛根 3g；前额眉骨疼痛剧烈者加天麻 2g，半夏 3g，山楂 3g，枳实 2g；头顶痛者加藁本 3g，大黄 1g；风入脑髓而痛者加苍耳子 3g，宣木瓜 2g，荆芥 2g；气血两虚常有自汗而痛者加人参 2g，黄芪 3g，白芍 3g，生地黄 3g。水煎服，1 日 1 剂。

方歌：清上蠲痛用麦冬，黄芩羌独苍防风；

归芎菊芷蔓荆子，细辛甘草干姜同；

左痛红花柴龙地，右痛黄芪葛根增；

前额天半山楂实，头顶藁本大黄攻；

苍耳木瓜荆芥骨，两虚参芪芍地生。

（十一）治肾虚耳鸣方

方药：熟地黄 30g，泽泻 12g，茯苓 10g，山茱萸 12g，山药 15g，牡丹皮 10g，枸杞子 12g，红花 10g，当归 10g，川芎 10g，炒桃仁 10g，菊花 9g。水煎服，1 日 1 剂。

主治：肾虚血瘀耳鸣。

方歌：肾虚耳鸣地泽苓，山萸山药杞丹红，

　　　归芎桃仁菊花煎，肾壮血活耳鸣停。

（十二）治面神经痉挛方

方药：玄参 10g，白芍 10g，怀牛膝 12g，代赭石 12g，炙龟甲 20g，生龙骨 20g，生牡蛎 20g，天冬 10g，炒麦芽 12g，明天麻 20g，炒僵虫 20g，炒全蝎 6g，金头大蜈蚣 1 条，钩藤 15g，甘草 6g。水煎服，1 日 1 剂。

主治：面神经痉挛，头面掣动者。

方歌：面肌痉挛玄芍藤，牛赭麦草龟牡龙，

　　　天麻蝎僵蜈天冬，煎汤服之抽搐停。

（十三）兴阳汤

方药：菟丝子 20g，熟地黄 20g，枸杞子 15g，巴戟天 15g，仙茅 10g，羊藿叶 15g，怀牛膝 15g，柴胡 12g，当归 12g，白芍 12g，黄芪 15g，潞党参 12g，生白术 12g，车前子 12g（包煎）。水煎服，1 日 1 剂。

主治：阳痿。

方歌：兴阳菟丝熟地黄，枸杞巴戟仙茅羊，

　　　牛膝柴胡归芍芪，参术车前起痿良。

（十四）益肾生精方

方药：熟地黄 15g，山茱萸 10g，枸杞子 15g，韭菜子 12g，鹿角片 10g，紫河车 6g，淫羊藿 10g，菟丝子 15g，肉苁蓉 10g，巴戟天 10g，仙茅

10g，黄芪 25g，当归 10g。水煎服，1 日 1 剂。

主治：男性精子异常，精子少不育症。

方歌：精少鹿枸茅菟仙，韭子河车苁蓉天，

熟地山萸黄芪归，精生育子乐无边。

（十五）颈椎病方

方药：当归 12g，白芍 15g，黄芩 10g，清半夏 9g，川牛膝 10g，白芥子 10g，鸡血藤 20g，桂枝 10g，葛根 30g，炒桃仁 10g，威灵仙 15g，宣木瓜 15g，陈皮 10g，甘草 6g，生姜 10g。水煎服，1 日 1 剂。

主治：颈椎病，颈肩麻沉疼痛者。

方歌：颈椎归芍芩夏川，芥鸡桂葛草桃仙，

木瓜陈皮生姜煮，颈肩麻沉一并蠲。

（十六）治麻木方

方药：宣木瓜 15g，杜仲 12g，菟丝子 20g，金毛狗脊 12g，补骨脂 12g，川续断 10g，独活 10g，当归 20g，炒白术 10g，女贞子 10g，桑寄生 10g，桂枝 6g，川牛膝 6g。水煎服，1 日 1 剂。

主治：各种疾病引起的麻木。

方歌：麻木仲菟脊骨断，独归术女桑桂川，

补肝益肾舒筋脉，一切麻木都能蠲。

（十七）强心汤

方药：红参 10g（另煎冲），黄芪 30g，麦冬 15g，丹参 15g，川芎 15g，炙五味子 10g，制附片 10g，桂枝 10g，泽泻 15g，炒地龙 12g，车前子 20g（包煎），三七粉 3g（冲服），炙甘草 12g。水煎服，1 日 1 剂。

主治：风湿性心脏病，心功能不全，有胸痛心悸，畏寒乏力，唇舌发绀，喘息不能平卧，下肢肿胀者。

方歌：强心汤用参芪冬，五味丹参桂附芎，

泽泻车前三七粉，地龙甘草服之轻。

（十八）齐心汤

方药：当归 10g，白芍 10g，枳壳 10g，丹参 15g，郁金 12g，黄芪 15g，麦冬 12g，瓜蒌 10g，薤白 6g，香附 12g，五味子 10g，炙甘草 6g。水煎服，1 日 1 剂。

主治：心悸、气短、自汗、胸闷、心前区痛，面白，四肢发凉，舌淡或暗红，脉弱结代者。

方歌：齐心参芪芍壳当，金麦蒌薤草味香，

心悸气短胸闷痛，脉弱结代服之康。

（十九）降转氨酶方

方药：柴胡 20g，茵陈 20g，生栀子 20g，重楼 20g，泽泻 20g，大青叶 20g，大黄 12g，郁金 15g，鸡内金 10g，猪苓 20g，茯苓 15g，炒山药 15g，五味子 15g，木香 9g，炒白术 20g，川楝子 12g。水煎服，1 日 1 剂。

主治：转氨酶高症。

方歌：柴茵栀休泻青黄，金金苓苓药味香，

白术川楝一同煎，氨酶下降定安康。

（二十）愈痤汤

方药：当归 15g，白芍 30g，黄芩 20g，马尾连 20g，大黄 15g，升麻 6g，槟榔 15g，茯苓 15g，白芷 10g，生石膏 30g，牡丹皮 15g，木香 20g，肉桂 6g，生甘草 15g。水煎服，1 日 1 剂。

主治：湿热蕴结胃肠，气血凝寒引起的面部痤疮。

方歌：痤疮归芍芩连黄，榔榔苓芷膏丹香，

　　　　肉桂甘草一同煎，气血调和面自光。

（二十一）痛风汤

方药：忍冬藤 30g，薏苡仁 30g，生石膏 30g，山慈姑 15g，海藻 15g，知母 10g，炒黄柏 6g，苍术 10g，白术 10g，姜黄 10g，白芥子 10g，豨莶草 10g，地龙 10g。水煎服，1 日 1 剂。

主治：痛风，高尿酸血症。

方歌：痛风忍冬薏膏姑，海藻知柏苍白术，

　　　　姜黄芥子豨莶草，地龙煎服风自出。

（二十二）喉痈速愈汤

方药：金银花 24g，白芷 15g，蒲公英 30g，黄芩 15g，大黄 9g，射干 9g，防风 12g，桔梗 12g，泽泻 15g，板蓝根 15g，皂角刺 12g。水煎服，中病即止。

主治：喉关痈，急性喉咙痛。

方歌：喉痈银花芷公英，黄芩大黄射防风，

　　　　桔梗泽泻板蓝根，皂刺煎服中病停。

（二十三）甲状腺瘤方

方药：夏枯草 15g，生牡蛎 20g，马勃 10g，北豆根 15g，黄药子 15g，紫苏梗 10g，橘核 12g，炒王不留行 12g，山甲珠 10g，壁虎 6g（研末冲服），射干 9g。水煎服，1 日 1 剂。也可打粉装入胶囊服用。每次 2g，1 日 2 次。

主治：甲状腺瘤，甲状腺囊肿。

方歌：甲瘤夏枯牡蛎勃，豆根黄药苏橘核，

不留甲珠壁虎射，服后甲瘤寻不着。

（二十四）治卵巢囊肿方

方药：土茯苓 30g，黄柏 15g，夏枯草 15g，牡蛎 30g，海藻 15g，炮山甲 10g，当归 15g，丹参 15g，泽泻 10，香附 15g，泽兰 15g，怀牛膝 10g，白花蛇舌草 30g。水煎服，1 日 1 剂。

主治：卵巢囊肿。

方歌：愈卵土茯柏枯草，牡蛎海藻山甲炒，

参归泽泻附兰膝，煎加舌草囊肿消。

（二十五）治盆腔炎、盆腔积液方

方药：薏苡仁 30g，败酱草 30g，丝瓜络 30g，苦参 12g，丹参 18g，怀牛膝 10g，车前草 12g，苍术 12g，栀子 15g，土茯苓 15g，秦皮 15g。水煎服，1 日 1 剂。

主治：盆腔炎，盆腔积液。

方歌：盆腔薏败丝苦参，牛车苍栀土苓秦，

炎症积液均可消，煎汤服之效如神。

（二十六）治宫底实性肿物方

方药：益母草 25g，当归 15g，赤芍 15g，怀牛膝 12g，土茯苓 30g，薏苡仁 20g，泽兰 18g，香附 12g，苦参 30g，牡蛎 30g，桃仁 10g，红花 15g，桔梗 9g，三棱 15g，白花蛇舌草 30g，半枝莲 18g，黄柏 6g，夏枯草 15g，大黄 6g。水煎服，1 日 1 剂。

主治：子宫底实性肿物，子宫肌瘤，腺肌症，囊肿。

方歌：宫内肿物益母当，赤牛土苓薏兰香，

苦参牡蛎桃红桔，棱舌半枝柏枯黄，

肌瘤肿物皆可除，宫底诸疾全消光。

（二十七）止崩汤

方药：党参 15g，炒白术 10g，黄芪 15g，当归 10g，白芍 12g，棕炭 15g，炒艾叶 10g，山茱萸 10g，五倍子 10g，海螵蛸 15g，三七粉 3g（冲服），阿胶 10g，益母草 10g，炒芥穗 10g，生龙骨 15g，生牡蛎 15g。水煎服，1 日 1 剂。

主治：崩漏。

方歌：止崩汤用参术芪，归芍棕炭艾山萸，

五倍海蛸三七胶，益母荆芥龙牡蛎。

（二十八）治消渴方

方药：黄芪 12g，麦冬 10g，白僵蚕 12g，金石斛 9g，天花粉 9g，葛根 15g，佩兰叶 20g，丹参 15g，肉桂 3g，熟地黄 15g，川黄连 3g。水煎服，1 日 2 次；或做丸每次 6～9g，1 日 2 次。

主治：消渴（糖尿病）。

方歌：消渴黄芪麦僵蚕，石斛花粉葛佩兰，

丹参肉桂熟地黄，煎服再加川黄连。

（二十九）面瘫方（口眼歪斜）

方药：黄芪15g，炒僵虫12g，炒全虫6g，制白附子6g，防风9g，白菊花9g，天麻10g，钩藤12g，当归12g，赤芍12g，川芎6g，白芷9g，石菖蒲9g，川牛膝9g，茯神9g，乌药9g，麻黄5g，首乌藤12g。水煎服，1日1剂。

主治：面瘫（口眼歪斜）。

方歌：面瘫黄芪僵全虫，白附防菊天钩藤，

归芍芎芷菖牛膝，茯神乌麻首乌藤。

（三十）大败毒汤

方药：皂角刺12g，猪牙皂6g，威灵仙15～30g，刺蒺藜15～30g，全虫6g，炒槐花15～30g，黄柏15g，水牛角30g，白鲜皮15g。水煎服，1日1剂。

主治：顽癣。

方歌：大败毒汤治顽癣，皂刺牙皂威灵仙，

蒺藜全虫槐花炒，黄柏水牛角白鲜。

（三十一）治眩晕方

方药：黄芪15g，黄芩6g，黄连5g，石决明20g，石斛10g，石菖蒲10g，生地黄12g，郁金9g，菊花6g，茯苓12g，清半夏6g，丹参15g，五味子 6g，川芎 6g，天麻 10g，钩藤 15g，当归 10g，白芍 10g，甘草 6g。水煎服，每日 1 剂。

主治：血压偏高，多发性脑梗死引起的眩晕，没精神。

方歌：眩晕三黄三石生，金菊苓夏参味芎，

天麻钩藤归芍草，头晕服下立见轻。

（三十二）治刺瘊、肉瘊方

方法：皂矾、鸭蛋子仁各适量，研泥，将刺瘊根处，用三棱针刺破出血，将研好的皂矾和鸭蛋子仁按在刺瘊上，一般用两次刺瘊即脱掉。

主治：刺瘊。

方药：用蜘蛛丝一根，来回双起，缠在肉瘊根处，肉瘊会在不知不觉中掉下。

主治：肉瘊。

（三十三）治脚鸡眼方

方药：骨碎补 50g，95% 的酒精浸泡 7 天即可。把有鸡眼处洗净，去除鸡眼处的僵皮，将浸泡好的药液蘸棉球置鸡眼上，待干后换下，连用三四次。

主治：脚鸡眼。

（三十四）治带状疱疹方

方药：老鹳草适量炒黑研细备用。用时芝麻油调糊，涂抹疱诊处。

主治：带状疱疹。

（三十五）黄蜂蜇伤方

方药：用阴凉处青苔擦试蜂蜇处。

主治：黄蜂蜇伤。

（三十六）治嗓子哑方

方药：老白洋树皮（去外面的老皮，用里面的白皮晾干）炒黄，臭椿皮（臭椿树子晒干）炒黄，各 6～9g，煎水服用。

主治：声音嘶哑。

（三十七）急性肠梗阻方

方药：用黄豆油四两加热，待温后 1 次服下。

主治：急性肠梗阻。本方服后腹部肠鸣、肠蠕动不止，泻下几次后肠道自通。